DIETA CETOGÉNICA

Editorial Edaf, S.L.U.
Jorge Juan, 68,
28009 Madrid, España
Teléf.: (34) 91 435 82 60
www.edaf.net
edaf@edaf.net

Ediciones Algaba, S.A. de C.V.
Calle 21, Poniente 3323 - Entre la 33 sur y la 35 sur
Colonia Belisario Domínguez
Puebla 72180 México
Telf.: 52 22 22 11 13 87
jaime.breton@edaf.com.mx

Edaf del Plata, S.A.
Chile, 2222
1227 Buenos Aires (Argentina)
edaf4@speedy.com.ar

Edaf Chile, S.A.
Coyancura, 2270, oficina 914, Providencia
Santiago - Chile
comercialedafchile@edafchile.cl

Mayo de 2019

ISBN: 978-84-414-3942-9
Depósito legal: M-9876-2019

PRINTED IN SPAIN   IMPRESO EN ESPAÑA

COFÁS

Dieta Cetogénica:

Tu gran aliada contra el Cáncer

Recetas cetogénicas *gourmet*
adaptadas a la cocina mediterránea

Alicia Artigas
Dr. Santos Martín

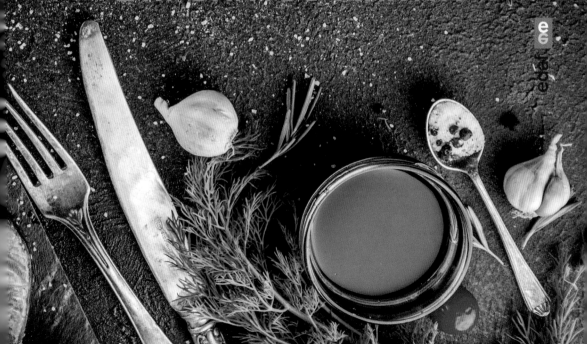

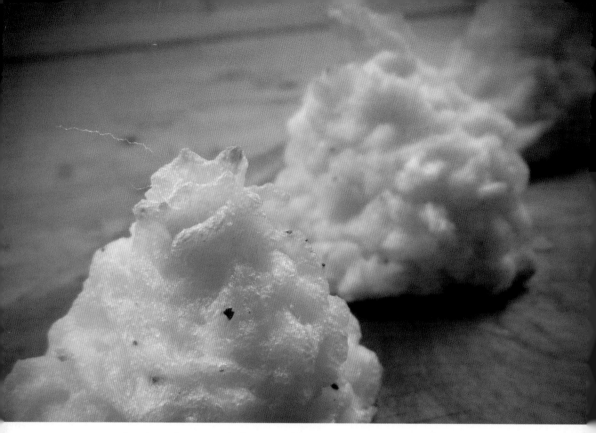

A mis padres, que me han querido tanto, pero en especial a mi madre Rosa Artigas, la que me enseñó a jugar entre ollas, sartenes y fogones, y que seguro que desde donde esté estará muy orgullosa de este libro.

A mi familia y amigos, que me apoyaron y que respetaron mis decisiones.

A Marta Cabal, por confiar en mí y presentarme a los editores de Edaf.

Al Dr. Santos Martín, por su gran ayuda y por cuidarme en mi camino a la sanación, por ser mi maestro, y porque sin él no hubiese escrito este libro que tanto ha costado. ¡¡Gracias Santos!!

Y especial mención a Jonathan Perret, mi compañero de vida y amigo, por todo su apoyo y paciencia en momentos duros y difíciles. Por la implicación y el trabajo en la creación de este libro, ya que él ha sido una parte fundamental.

Jonathan, desde aquí te doy las gracias por toda tu ayuda y por seguir a mi lado.

Índice

✿ Carne y casquería

✿ Florroz®

✿ Pan, cocas y galletas

✿ Postres

❀ Glosario

Prefacio

S oy cocinera profesional, nutricionista y maestra de cocina especializada en la dieta cetogénica para el cáncer.

En marzo del 2010 me diagnosticaron un cáncer de mama. Fue entonces cuando empecé a investigar y a estudiar la nutrición para el cáncer. En el fondo sentía que la nutrición debía de ser una parte muy importante en mi camino hacia una buena salud, y hacia mi sanación, pero en el hospital, además de los tratamientos que hubiera tenido que seguir, no me propusieron ninguna opción relacionada con la nutrición y el cambio de estilo de vida. Les pregunté sobre ello, pero la respuesta fue: «¡Puedes comer todo lo que quieras!», respuesta que me sorprendió bastante.

En aquel momento decidí rechazar los tratamientos oficiales o convencionales, decisión muy personal y meditada. Repito: MUY PERSONAL, y busqué soluciones alternativas por otros lados y diferentes tratamientos. Me concentré, sobre todo, en la alimentación. Gran parte de la información que obtuve sobre cáncer y nutrición estaba basada en la alimentación vegetariana, vegana y crudivegana.

Estuve aplicando la dieta vegana durante un año y durante este tiempo descubrí la dieta macrobiótica y sus efectos sobre el cáncer. La puse en práctica muy estrictamente durante dos años; mucho cereal integral, arroz, verduras cocidas, miso, etc. Hice todo al pie de la letra, pero después de tres años sentía que algo no iba bien, volvía a tener inflamación. Debo decir que aprendí mucho de todas ellas, pero reconozco que no están hechas para mí, pues necesito comer carne y pescado.

Fue entonces, en marzo del 2013, cuando por recomendación de la doctora Ana Alesón, a quien desde aquí le agradezco toda la ayuda y el apoyo que me brindó desde el principio de mi diagnóstico, por el respeto que tuvo conmigo por la decisión que tomé, y porque todos los cambios que llevé a cabo fueron gracias a ella, acudí a la clínica del doctor Santos Martín, médico oncólogo especializado en medicina integrativa, y quien me visitó por primera vez entonces. Salí de su clínica con la recomendación basada en la teoría metabólica del cáncer llamada *dieta cetogénica*.

No me podía creer que gran parte de mi ingesta calórica diaria sería en forma de grasa, y pensé: «¿Cómo voy a manejar esto?». La grasa, considerada una enemiga para nuestra salud, acusada de provocar enfermedad cardiovascular y obesidad… De verdad, no me lo podía creer. «No podré, no podré»… pensé.

Pues sí que pude… la dieta cetogénica me fascinó inmediatamente, y lo mejor de todo es que después de seis años, me sigue fascinando. Ya no siento que estoy haciendo una dieta, para mí la alimentación cetogénica es mi estilo de vida.

Me siento muy afortunada de poder dar orientación y apoyo a las personas que necesitan empezar, habituarse y mantener este estilo de vida cetogénico, en beneficio de una buena salud y camino hacía su sanación, y ofrecer un poco de mi experiencia a ayudar en todo lo que me sea posible.

Aprovecho esta oportunidad para reivindicar la unión de la medicina tradicional u oficial y la medicina integrativa, así como para pedir y demandar también más atención a la nutrición, porque parece ser que no haya relación entre enfermedad y alimentación. ¿Cuándo se darán cuenta? Llegará un momento en el que una medicina no podrá estar sin la otra, y espero que esto llegue muy pronto para beneficio de todos, aunque hoy en día hay intereses individuales y colectivos que se empeñan en que esto no sea así.

¿Estáis preparados para cocinar para beneficiar vuestra salud? Entonces, manos a la obra, y buen provecho!!!

ALICIA ARTIGAS

....

«COQUINA MEDICINAE FAMULATRIX EST»
La cocina es la doncella de la medicina
Terencio, 190-150 a. C.

....

ADVERTENCIA:

La dieta cetogénica es una terapia médica y solo debe usarse
con la supervisión de un profesional de la salud

Introducción culinaria

para la dieta cetogénica: la exquisita deliciosa terapia

Si estás leyendo este título, te habrás sorprendido, ¿verdad? Y te preguntarás: ¿cómo puede ser que las palabras *exquisita* y *deliciosa* puedan ir ligadas a las palabras *dieta* y *cáncer*, o cualquier otra enfermedad? ¡¡¡Pues porque verdaderamente es así!!!

Como cocinera y practicante muy activa de la dieta cetogénica, he de confesar que me entusiasmó desde el primer momento. Llevo ahora seis años de estudio, y me doy cuenta de cómo han sido criminalizadas las grasas. Yo misma me sorprendo del cambio que he hecho. Antes, también estaba obsesionada: ¡¡GRASAS NO!!… Mis grandes ensaladas terminaban aliñadas con solo un poco de aceite de oliva, me negaba a comer mantequilla, aunque sabía que me gustaba mucho; no usaba la manteca de cerdo como hicieron mi abuela y mi madre con sus maravillosos guisos, ¡¡pues esto también era pecado!! Que los huevos, mejor restringirlos, y como máximo, uno a la semana, porque todo esto acidificaba el cuerpo, que era perjudicial para el coles-

terol, para el hígado, etc. Me doy cuenta de que estaba totalmente equivocada, y ahora es muy diferente: ¡a comer jamón ibérico con su grasa! ¡A comer un trozo de carne (ecológica) con su grasa! Respeto a todas las personas que siguen su camino con una dieta elegida, porque no hay nada absoluto. Yo he elegido este estilo de vida cetogénico por todos los beneficios científicamente probados que tiene, porque mi salud ha mejorado muchísimo, y lo defiendo encarecidamente, porque, de no haber sido así, no habría escrito este libro.

Me gusta, y defiendo, la cocina tradicional, la de antaño, en la que se usaban cantidades importantes de aceite de oliva, de manteca de cerdo, de mantequilla… y no mucha proteína, porque escaseaba, muchos huevos y los vegetales de temporada. Os animo a que empecéis a investigar por vosotros mismos y a no tener miedo… Más miedo debería dar la mala información o «desinformación» que nos proporcionan.

He descubierto y experimentado en mí misma que al hacer este cambio de alimentación, mi cuerpo no ha sufrido, porque he comprendido que lo reconoce como su estado natural. Nuestros ancestros se alimentaban con muy pocos carbohidratos «vegetales», y sí con mucha grasa proveniente de la carne «no magra» y del pescado. He de puntualizar que llevo seis años en estado cetogénico y *bajo control médico*.

A continuación os voy a dar una introducción y unas pautas a tomar para hacer el cambio a un estilo de vida cetogénico, ya que este es el cometido de mi libro *Dieta cetogénica. Tu gran aliada contra el cáncer.* Es un libro de recetas *gourmet*, para que las personas que estéis siguiendo la dieta por una enfermedad, donde el día a día es muy estricto, podáis elaborar platos ligados a nuestra cultura gastronómica, calculados nutricionalmente, sin sentiros apartados de una vida social. Aún mejor, se trata de platos que podréis compartir con la familia y con los amigos, quienes os aseguro van a quedar muy sorprendidos. En realidad, todas las recetas las podréis incorporar a vuestra nueva forma de vida sin esperar a que llegue un domingo o día de fiesta, y por esto no he querido que este libro fuese un recetario de menús semanales, sino un «exquisito recetario cetogénico» .

Al principio parece complicado, pero estoy segura de que con un poco de práctica acabaréis siendo unos expertos, y pienso que vale la pena la finalidad con la que vamos a empezar esta dieta.

Tengo clientes que al principio se desesperan con este cambio, pero os aseguro que esta dieta os va a sorprender, porque la cetogénica es, y vuelvo a repetir, «exquisita». Y este es mi trabajo: el de ilusionaros, enseñaros platos muy ricos y, sobre todo, convenceros de que esta dieta funciona.

Cocinar en casa es la norma número uno, y no vale la excusa de «No tengo tiempo». Hay que buscar este tiempo, ya que la cocina cetogénica del día a día debe ser simple (como podréis ver en el menú de siete días que os presento al final del libro), pero sí de alta calidad, con productos frescos y, a ser posible, ecológicos si el bolsillo lo permite. Desafortunadamente, comer ecológico no está al alcance de todos, pero he de decir que en la dieta cetogénica no se come tanto y sé por experiencia que muchos productores de verdura, de carne, y aquí incluyo todas las carnes, de huevos, tan importantes en cetogénica, tratan sus productos naturalmente sin tener un sello, y esto abarata los costes. Un ejemplo son los agricultores locales que podéis encontrar en los mercados de nuestros pueblos y ciudades. Esto será un trabajo vuestro: el de encontrar estos puestos, porque los hay, y cada vez más. Es una buena manera de dar soporte a un movimiento que crece en favor de la sostenibilidad de nuestro planeta tan injustamente machacado.

No es verdad lo que dicen algunos, de que puedes comer lo que quieras. ¡¡NO!! A mí me lo dijeron en el hospital en las fases iniciales de mi enfermedad. ¡Qué buena recomendación, verdad? Se supone que la alimentación no va ayudar a curarte. A mí, lectores, esto en vez de darme risa me da muchas ganas de llorar, y sobre todo mucha tristeza. Repito, no es verdad que podamos comer lo que queramos, especialmente con el cáncer, cuando se sabe perfectamente que las células cancerosas se alimentan de azúcar, porque ellas están vivas y quieren sobrevivir a costa de lo que sea.

La alimentación tiene mucho poder, y si no, por qué hay tanta cantidad de obesidad, muy alarmante ya con los niños, el cáncer, la diabetes, los síndromes metabólicos, el Alzheimer, la demencia… Lectores, esto no viene así como así, esto da mucho que pensar, ¿verdad? ¿O a lo mejor viene del aire? Yo no soy científica, pero tampoco me considero ignorante. En fin… ¡¡¡Entremos en la cocina!!!

El objetivo principal de una dieta cetogénica es eliminar todo tipo de azúcar y almidón. La meta es aprender nuevas técnicas culinarias y sustituir las tradicionales por estas.

Por ejemplo: para un estofado de ternera normalmente se utiliza harina para espesar (pondríamos harina en la carne para sofreír), pero en cocina cetogénica vamos a tener que eliminar completamente la harina, y para espesar utilizaremos una parte de los vegetales que tomaremos al final de la cocción, con los cuales haremos un puré con un tenedor, y lo volveremos a añadir al guiso dejándolo cocer un poco más. Este será nuestro espesante, ¡¡¡así de fácil!!! Otra opción será la de utilizar una majada de almendras y avellanas, o la yema de un huevo duro. Incluso una más sería la de espesar los estofados con una cocción más larga para eliminar el exceso de líquido, ¿os acordáis del famoso chup-chup? Como podéis ver, a este plato o estofado le hemos eliminado un carbohidrato con alto índice glucémico (la harina), sin tener que dejar de comer un gran estofado tan arraigado a nuestra cultura culinaria.

ALIMENTOS PERMITIDOS Y NO PERMITIDOS EN LA DIETA CETOGÉNICA

En la dieta cetogénica todos los macronutrientes como grasas, proteínas e hidratos de carbono están presentes. La diferencia está en que las proporciones, que son muy diferentes a una dieta normal, por lo que nuestros platos cetogénicos tendrán que estar basados en:

- Un alto contenido en grasas de alta calidad, entre el 70 % y el 80 %, y hasta un 90 %
- Un contenido moderado de proteína, entre el 15 % y el 20 %
- Un bajo contenido en hidratos de carbono, entre el 5 % y el 10 %

Antes de adentrarnos en la cocina cetogénica, tenéis que saber la cantidad de calorías que contiene cada uno de los tres macronutrientes de un alimento, y que son la principal fuente de energía y nutrientes que necesita el cuerpo humano. Esta información os la tenéis que aprender de memoria.

- 1 g de grasa = 9 calorías
- 1 g de proteína = 4 calorías
- 1 g de carbohidrato = 4 calorías

Por tanto, si tomas 20 g de aceite de oliva estarás consumiendo 180 calorías, y si tomas la misma cantidad en gramos de proteína o de hidratos de carbono, estarás consumiendo 80 calorías. Como podéis ver, la diferencia entre la dieta cetogénica y la estándar es su alto contenido en grasa, a la que denomino «la reina de mi cocina», mi gran aliada.

QUÉ SE PUEDE COMER

Esta es la gran preocupación que tienen las personas que empiezan una dieta cetogénica, sobre todo cuando se les informa de que van a tener que dejar de comer ciertos alimentos como el pan, las legumbres, los cereales, la pasta, las frutas, los postres, el azúcar, las bebidas azucaradas, los pasteles…

Automáticamente imaginan que no lo van a poder soportar, que pasarán hambre, que ya no podrán ir a un restaurante, etcétera, etcétera. Si tú eres una de estas personas, te voy a dar una buena noticia: nada de todo esto te va a suceder.

Sé por experiencia propia que los cambios alimenticios no son fáciles, pero no imposibles, y te aseguro que este cambio a un nuevo estilo de vida cetogénico te va a sorprender.

Es muy importante, por no decir obligatorio, que la dieta cetogénica esté prescrita y controlada por un médico especialista, porque esta dieta es una terapia médica. Vuestro médico es el que os va a marcar la pauta a seguir, y esto va a depender del problema o tipo de enfermedad que tengáis, porque no es lo mismo tratar una obesidad que tratar un cáncer.

Lo más importante es que creáis en la dieta, y que disfrutéis cocinando y creando vuestros platos. Cuando preparo los menús a mis clientes, siempre se sorprenden, y cuando doy mis clases de cocina cetogénica siempre dicen que no esperaban que fuese tan rica. Desde mi punto de vista, mi «medicina» entra por mi boca, y es lo único que hemos de tener

en cuenta en el camino a «mi» sanación, vuestra sanación. Para empezar, reorganizaremos nuestra despensa y eliminaremos los alimentos que no están permitidos en la dieta cetogénica, y que no nos convienen.

ALIMENTOS A ELIMINAR

AZÚCAR

Hay que alejarse de todo tipo de comida que contenga azúcar blanco, azúcar moreno, azúcar de caña, fructosa, sirope de agave, de arce, de miel, o de glucosa. También alejarse de mermeladas, zumos de frutas, bebidas como la tónica, o las Coca-Colas, etc. Y claro está, alejarse de todo tipo de pastelería, salsas preparadas, y sopas y purés elaborados. En la comida desecada y congelada hay azúcar añadido en casi todas ellas.

El azúcar siempre está presente en las comidas procesadas. Si alguna vez coméis algún alimento procesado, leed bien el contenido de la etiqueta antes. Cuando os acostumbréis a hacerlo, os vais a sorprender de la cantidad de aditivos y azúcares añadidos que contienen, sin olvidar el contenido excesivo de sal. Después de un tiempo de practicar la dieta cetogénica, os daréis cuenta de que ya no tendréis la necesidad del azúcar. Vuestro paladar se va a acostumbrar tanto, que el día que probéis algo dulce no os va a gustar, y esto sucede incluso a las personas que son adictas a los dulces.

Lo que os puedo asegurar después de seis años de práctica es que al mantener la cetosis vuestra sensación de necesidad de azúcar se reducirá drásticamente.

LEGUMBRES

Eliminad las legumbres de vuestros estantes, ya que no están permitidas por su alto contenido en almidón. Los alimentos son: los garbanzos, todo tipo de judías secas, todo tipo de lentejas, habas, habas de soja, cacahuetes… Las judías verdes tiernas y guisantes son aceptables en pequeñas porciones, en un máximo de 30 g por comida.

CEREALES

Hay que eliminar todos los cereales, porque son muy ricos en carbohidratos. Los principales son: cualquier tipo de arroz, trigo, espelta, avena, maíz, centeno, trigo sarraceno, pan, pasta, etc., sin olvidar los cereales del desayuno, todas las harinas, galletas, barritas energéticas, bizcochos…

ALGUNOS VEGETALES

Hay algunos vegetales que en la dieta cetogénica hemos de restringir totalmente como las patatas, los boniatos, la remolacha, la chirivía, la zanahoria, la cebolla seca y el ajo seco. Aunque estos dos últimos los podríamos usar con mucha moderación, y sustituirlos por las cebolletas y los ajetes, ya que su contenido en carbohidrato es muy bajo.

Conviene eliminar por completo el consumo de patatas chips, maíz, patatas fritas en la sartén y cualquier aperitivo empaquetado, ya que está procesado y cargado de azúcar y sal, y lo peor es que están elaborados con aceites de mala calidad como los aceites vegetales refinados.

FRUTAS

Hay que descartar todas las frutas por su alto contenido en azúcar. Están permitidas las bayas, las fresas, las moras, las frambuesas y los arándanos.

¡¡DIGAMOS «HOLA» A LAS GRASAS!!

Como sabéis, la dieta cetogénica está basada en un alto contenido en grasas. Hay que elegir las mejores grasas e incorporarlas en nuestra cocina, y no voy a diferenciar entre las grasas insaturadas, consideradas buenas para la salud, las saturadas, a las que se consideran no aptas para una buena salud, y las grasas, de procedencia animal. En realidad, creo que todas las grasas son buenas si elegimos bien, y si son de animal, pues que provengan de animales de producción ecológica. Pero: totalmente prohibidas las grasas refinadas y trans.

GRASAS A INCORPORAR Y QUE YO UTILIZO EN MI COCINA

ACEITE DE COCO VIRGEN

La grasa reina de la cocina cetogénica es el aceite de coco. Se trata de un aceite ideal para freír a temperaturas altas, porque seguirá manteniendo todas sus propiedades y no se oxida. Si lo utilizáis para hacer alguna fritura, tendréis que esperar a que el aceite esté bien caliente, sin preocuparos si humea mucho, y de esta forma tendréis un resultado muy crujiente.

El punto de humo 230 ºC. No hay que guardarlo en la nevera; en invierno se solidifica (a menos de 25 ºC), y en verano se transforma en líquido. Cuando se solidifica, se deshace perfectamente al baño maría.

En cocina lo podéis usar de todas las formas que más os apetezcan, porque es muy versátil. Por ejemplo, con un huevo frito es riquísimo, también para pastelería, en ensalada, etc.

ACEITE DE OLIVA EXTRA VIRGEN (AOVE)

Con el aceite de oliva el punto de humo es más crítico. Cuando el aceite empiece a humear, significa que está empezando a quemarse, así que es en este punto cuando se va a convertir en tóxico, y esto hay que evitarlo. Si esto os sucede cuando queráis cocinar un alimento, habría que deshacerse del aceite.

El punto de humo es más bajo cuanto más puro es el aceite. En mi cocina nunca reutilizo el aceite, y no hay nada peor que tener estos tarros especiales para colar los aceites y guardarlos para reutilizarlos una o dos veces más. Os aseguro que es una costumbre muy dañina. Por desgracia, esto ocurre en muchas casas, y en muchos restaurantes.

Punto de humo: AOVE 1ª presión en frío, 130 ºC; AOVE, 160 ºC; aceite de oliva virgen, 215 ºC.

Recomiendo almacenar el aceite de oliva en un lugar oscuro y bien tapado para evitar su oxidación, y a ser posible en botellas oscuras. Una manera de conservarlo es guardándolas en el congelador. Gastronómicamente hablando, los usos del aceite de oliva virgen son muchos. Pero señalamos los más importantes: *en crudo,* para conservar, aliñar, adobar y emulsionar; *cocinado,* para estofar, saltear, freír, asar, confitar, escabechar y rehogar.

MANTEQUILLA

La mantequilla es la segunda fuente de TCM (triglicéridos de cadena media) después del aceite de coco. Es igualmente rica en ácidos grasos saturados e insaturados. Recomiendo consumir mantequilla ecológica, porque está elaborada con leche procedente de vacas alimentadas con pasto y que viven al aire libre. Otra de las ventajas es que también es mucho más sabrosa, rica en vitaminas, y más equilibrada en ácidos grasos omega 3 y 6.

En la cocina es muy versátil y muy recomendable para cocina cetogénica, ya que se puede utilizar en todos los platos, dando un sabor excelente. Expresándome de forma culinaria, la prefiero a todas las grasas. El sabor es extraordinario, ¡¡mi favorita!! La podemos utilizar tanto salada como dulce, dependiendo del plato que vayamos a elaborar. La mantequilla es para los franceses su grasa estrella (y no me extraña), donde está presente tanto en platos clásicos y tradicionales, como en los más modernos.

Punto de humo: entre 120 ºC y 150 ºC.

GHEE O MANTEQUILLA CLARIFICADA

Muy recomendable para las personas intolerantes a la lactosa. Al Ghee se le elimina la caseína (proteína de la leche) y la lactosa. No es susceptible de oxigenación, por lo que la duración es prolongada, y no hay que guardarlo en el frigorífico. Es ideal para introducirla en la cocina cetogénica, utilizarla en pastelería en sustitución a la mantequilla, así como en todas las recetas que deseemos, sobre todo en guisos y tortillas.

Punto de humo: 250 ºC.

MANTECA DE PATO O DE OCA

La grasa de pato o de oca tiene un sabor muy sabroso, con un color blanco o grisáceo, dependiendo del animal del que ha sido extraída. Su olor tiene que ser limpio, desechando el olor picante o rancio.

En la cocina, su capacidad para resistir al calor es muy alta, y debido a su sabor tan particular hace que sea un excelente aceite para cocinar.

Se recomienda para las preparaciones de carnes, guisos, verduras salteadas, o tortillas, y también para hornear y sobre todo para confitar (muy arraigada en la cocina francesa). Se conserva durante mucho tiempo en el frigorífico, e incluso se puede congelar.

Punto de humo: 190 ºC.

MANTECA DE CERDO

La manteca de cerdo es una grasa muy saludable, versátil para cocinar, y muy estable a la hora de calentarla. La manteca de cerdo tiene un sabor muy neutro, lo que la hace excelente para estofados, salteado de verduras, almendras horneadas, cocas, frituras, pastelería, etc.

Es aconsejable adquirir la manteca de cerdo, ya también disponible de cerdo ibérico, en una tienda de confianza, ya que algunas marcas provienen de cerdos cargados de antibióticos, mal alimentados, y que viven en cautividad, y por tanto estos se deben de evitar.

Punto de humo: 182 ºC.

ACEITE DE AGUACATE

Los aguacates son una excelente fuente de grasas saludables. Su aceite es ideal para freír, guisar y conviene utilizarlo en frío. El inconveniente es que no es económico, por lo que podemos limitarnos a un uso más esporádico, en una ensalada, o para cocinar algún alimento a la plancha en el que no se necesita demasiada cantidad.

Punto de humo: 271ºC.

ACEITE DE NUEZ DE MACADAMIA

El aceite de nuez de macadamia tiene un sabor ligeramente dulce. En cocina podemos incorporarlo a una ensalada, usar para saltear, o cocinar a la plancha. Debido a su alto punto de humo nos permitirá cocinar a altas temperaturas, por lo que lo podemos usarlo para freír.

No necesita estar en la nevera, pero, al igual que el aceite de oliva, recomiendo almacenarlo en un lugar fresco, oscuro y alejado del calor.

Punto de humo: 210 ºC.

ACEITE DE LINO

El aceite de lino se obtiene de la semilla de lino. El lino se utiliza como fuente de fibra, de aceite y para usos medicinales. Sus propiedades son múltiples debido a su alto contenido en ácidos grasos Omega-3, proteínas, vitaminas y fibra soluble e insoluble.

Una advertencia muy importante es que habrá que almacenarlo en la nevera, porque tiende a oxidarse muy rápidamente, y hay que consumirlo dentro del año después de abrir la botella.

Personalmente no uso el aceite de lino para cocinar, su punto de humo es muy bajo, y el sabor no es muy agradable. Pero sí lo utilizo agregándolo a batidos del desayuno.

Punto de humo: 107 ºC.

MATERIAS GRASAS PROCEDENTES DE PROTEÍNAS Y CARBOHIDRATOS

Muchas personas, al iniciarse con la dieta cetogénica, se asustan mucho, y piensan que van a tener que tomar mucho aceite a diario (como pensé yo), y no es así. Hay muchos alimentos que son una buena fuente inherente de grasas como:

LAS CARNES

Como el buey, el cerdo, el cordero, el pollo o el pavo y sobre todo el pato y la oca. Hay que escoger las partes más grasas: por ejemplo, el muslo, contramuslo o alas, ya que la pechuga está exenta de grasa. Si consumimos 100 g de muslo de pollo con piel (si es ecológico), obtendremos 13,5 g de grasa.

LOS PESCADOS

En particular los más grasos, que son a los cuales hemos de dar prioridad, tales como las sardinas, los boquerones, los arenques, la caballa, el bonito o el salmón salvaje. Deberíamos limitar el atún y el pez espada, ya que acumulan mucho mercurio.

LOS HUEVOS

Los huevos son uno de los alimentos «estrella» de la dieta cetogénica, saludables por su alto contenido en nutrientes y muy versátiles en la cocina. Por desgracia, hay personas que son intolerantes a los huevos, pero si no tenemos ningún problema de tolerancia, deberían formar parte de nuestra dieta.

Son muy pobres en carbohidratos, pero muy ricos en grasas y proteínas.

Contienen 10 g de grasa / 100 g.

LAS SEMILLAS

La semillas son unas aliadas de la cocina cetogénica, y sobre todo las almendras y las macadamias que son las reinas de la cocina cetogénica. Pero sin olvidar las nueces de Brasil, de lino, las avellanas, las nueces, y las nueces pecanas… Todas estas contienen una gran fuente de grasa.

Atención a las semillas de sésamo, que contienen una gran cantidad de carbohidratos (12 g/100 g), y aunque tengan mucha grasa hay que limitar su consumo. Una cucharadita de café, o como mucho dos. «Oído cocina». Lo usaremos al mínimo, como, por ejemplo, para decorar galletas, panes o cremas de verdura. Lo menciono, porque hay muchas recetas circulando por internet elaboradas con harina de sésamo, y quizá resulten aconsejables para personas sin ninguna enfermedad o deportistas, pero no para las que tienen su salud comprometida, y tengan que limitar la cantidad de carbohidratos.

LOS VEGETALES

El aguacate, el coco en forma de pulpa fresca, o en leche, o rallado (el agua de coco no está permitida por su alto contenido en carbohidratos), las espinacas y el cacao.

CARBOHIDRATOS PERMITIDOS

En mis clases, cuando empezamos a hablar de los carbohidratos, siempre digo: «Todo lo que no anda contiene hidratos de carbono». Y es que normalmente se cree que los carbohidratos solo son los cereales, las legumbres, los panes, la pastelería, y la pasta... ¡Pues no!: La pimienta también contiene carbohidrato (2 g = 1 g), y el orégano, la lechuga, el pepino, la manzana, etc.

Dentro de la dieta cetogénica la mayoría de los carbohidratos provienen de las verduras, pero hay algunas que no están permitidas por ser altas en este macronutriente. Las mejores serían las que tienen menos de *5 g de carbohidratos por 100 g* de peso, entre las que cabe citar: el pepino, el apio, todas las crucíferas (familia de las coles), los espárragos blancos y verdes, el calabacín, las espinacas, las acelgas, todo tipo de lechugas, el apionabo, el hinojo, las alcachofas, los nabos, las endivias, los tomates cereza, el pimiento verde, los champiñones, las cebolletas, los ajetes, los rábanos.

Entre 5 y 7 g de carbohidratos por 100 g, deberíamos consumirlos con moderación: el pimiento rojo, la zanahoria, los coles de bruselas, la calabaza, la cebolla, la berenjena, los brotes de soja, los ajos secos, los tomates maduros y la judía tierna.

Más de 7 g de carbohidratos por 100 g, deberíamos excluirlas de nuestra dieta: las patatas, los boniatos, la cebolla, el maíz dulce, los guisantes, y mucho cuidado con las setas Shitake.

La mejor verdura que podéis consumir es la de hoja verde, las crucíferas, y todas las verduras ricas en agua. Pero quiero mencionaros la gran estrella de la cetogénica baja en carbohidratos: ¡¡¡la coliflor!!!

La coliflor nos va a servir para reemplazar al arroz, no permitido en cetogénica, por ser un grano que tiene una cantidad de carbohidrato muy alto, y que puede interferir en la cetosis. Pero también la utilizaremos para elaborar pizzas, cocas, purés, croquetas, etc., en sustitución de la patata.

Es muy fácil de elaborar y nos dará un resultado increíble tanto de sabor como de textura. Es muy importante la manera en que lo cortamos para darle la forma de grano de arroz, a la que denominamos FLORROZ®.

FRUTA

Como ya he comentado anteriormente, en una dieta cetogénica estricta solo están permitidas las bayas: fresas, moras, frambuesas y arándanos. En la cocina las podéis utilizar de diferentes maneras: son perfectas para un desayuno como batido con leche de coco, con yogur, o con kefir, para la elaboración de helados, o de la mejor manera, que es con nata o con queso mascarpone. Excelentes y deliciosas. En una dieta cetogénica no estricta, por ejemplo, en el tratamiento de una obesidad donde los carbohidratos no están tan restringidos como en el tratamiento de un cáncer, se podría consumir en pequeñas porciones: kiwi, ciruela o sandía.

EL COCO

El coco se puede tomar en todas sus formas, pero sin el agua que contiene. Es muy versátil a la hora de cocinar, sobre todo la harina de coco, que funciona muy bien en horneados, ya que absorbe mucho líquido, y las magdalenas hechas con esta harina quedan muy ricas. Del coco debemos destacar la cantidad de fibra, minerales, potasio, hierro, selenio y zinc que contiene.

Su sabor es muy delicado. Repito: atención con el agua de coco por el alto contenido en carbohidrato, que es de 5 g por 100 ml, y es una lástima, porque a nivel hidratación es perfecta por su alto contenido en potasio. Así que hay que tenerlo muy en cuenta a la hora de contabilizar nuestros macros.

LÁCTEOS

Los lácteos son una excelente fuente de grasas y proteínas, y escogeremos los más grasos posibles para la dieta cetogénica. Por ejemplo, la crema de nata que podéis usar en vuestros platos como batidos, crema de verduras, postres, café, etc. La nata es la mejor opción a la leche por su alto contenido en grasa y su bajo contenido en carbohidratos. Os doy un truco, por si no os podéis resistir a un vaso de leche: ¼ de vaso de crema de leche, y el resto de agua filtrada. Os dejará muy satisfechos y con la ventaja de consumir menos carbohidratos.

La leche no es un alimento muy adecuado para la dieta cetogénica, por su alto contenido en azúcar, pero, si no os podéis resistir, y el médico os lo permite, lo más recomendable es que sea de cabra o de oveja.

El queso mascarpone también es una de las mejores opciones, ya que contiene 40 g de grasa por cada 100 g de peso, y es muy pobre en proteínas y carbohidratos. El yogur debería ser tipo griego de cabra o de oveja. Son excelentes: los quesos suizos Gruyère, Emmental y Raclette, libres de lactosa debido a su proceso de elaboración; los quesos madurados como el manchego, el mahón y el Idiazábal, por supuesto los quesos azules como el cabrales, y los quesos blandos como el brie o el camembert.

Una buena noticia: ¡¡¡Podéis comer una Raclette!!! «¿Y la patata?» Os preguntaréis... Pues vamos a sustituirla por nabo, cortado en rodajas gruesas de aproximadamente ½ cm, y asado al horno. No os podéis imaginar lo rico que está.

ATENCIÓN A LA CALIDAD: Escoged los productos lácteos que sean ecológicos, o bien que sepáis que los animales se hayan alimentado de pasto y lo más naturales posible.

Los quesos son un buen tentempié que podéis acompañar con unas nueces o almendras. No olvidéis que los quesos son muy ricos en grasa, pero también en proteína, así que hay que ir con cuidado con los ratios de un plato para no pasarnos.

ALTERNATIVA PARA LA INTOLERANCIA A LA LACTOSA

La leche de coco es una buena opción siempre y cuando sea sin azúcares añadidos, y la de lata también es excelente combinada con nuestro batidos, guisos o postres, y es una mejor opción por su alto contenido en grasa. Por otro lado, también tenemos la leche vegetal de almendra, de avellana, o de nueces, que igualmente hay que escoger sin azúcar. Como os he comentado al principio, hay que acostumbrarse a leer las etiquetas. Sin embargo, la mejor opción es la de elaboración casera que es muy fácil de hacer, y en el mercado ya se encuentran robots de cocina especiales para este propósito.

Para sustituir la mantequilla tradicional, una buena opción sería la mantequilla de almendra, de macadamia, de avellanas, de nueces, o de pistachos, que se pueden encontrar en cualquier tienda de dietética. El pequeño inconveniente es de tipo económico, y recomiendo hacerla casera, porque es muy fácil de elaborar, sobre todo para las personas que tienen Thermomix. Pero, si no es así, bastará con un procesador de alimentos. Solo hay que trabajar las semillas hasta convertirlas en mantequilla, así de fácil. Os quedará deliciosa y vuestro bolsillo lo agradecerá. Además, se conserva muy bien en un tarro de cristal. Recordad que también tenéis que disfrutar cuando cocináis, al ver los buenos resultados de hacerlo uno mismo.

PROTEÍNAS

Existe un malentendido con relación a la cantidad de proteína que se consume en la dieta cetogénica, que la mayoría de las personas confunden con la dieta Paleo, donde muchos seguidores no ponen límite a la cantidad de proteína que comen. En la dieta cetogénica sí que está limitada, y lo normal sería de 1 g de proteína por kilo de peso corporal. Pero si el paciente tiene su salud muy comprometida y estuviéramos hablando de cáncer, entonces habría que limitar la proteína a entre 0,6 g y 0,8 g por kilo de peso corporal. Como podéis ver, la proteína tiene que ser moderada, la suficiente para mantener nuestra masa muscular y mantener un buen sistema inmunitario. Un exceso puede afectar a nuestros niveles de azúcar, pero por otro lado no la podemos eliminar porque es un nutriente esencial.

Vuestro médico os indicará qué cantidad deberíais tomar, en especial si el paciente está perdiendo peso a causa de una enfermedad, o en caso de desnutrición, en caso de fatiga, o en caso de caquexia...

Al igual que os digo que los carbohidratos no son solo legumbres o cereales, pues la proteína no solo procede de los animales, sino también de las semillas, y los vegetales tales como las espinacas. Entonces, cuando se tiene que elaborar un menú que pueda contener, por ejemplo, tanto carne como verdura, hay que tener en cuenta el contenido en proteína de los dos nutrientes.

Todas las carnes están permitidas, pero recomiendo escoger las más grasas, como, por ejemplo, el cordero, el cerdo ibérico y el confit de pato.

El pescado es una muy buena fuente de proteína y en España tenemos la gran suerte de tener una gran variedad de excelente calidad, sin olvidar el bacalao salado, tan arraigado a nuestra cultura gastronómica, y por supuesto el marisco.

La charcutería también está permitida en la dieta cetogénica, pero tenéis que escoger la más artesanal posible y con la condición de que tengan la menor cantidad de azúcar posible, y sin conservantes como el E-320 y el E-321.

Advertencia: Hay que leer etiquetas, y esta app, por ejemplo, es muy valiosa a nivel de información: E-Codes Free

Además, hay unas opciones excelentes: el jamón sin eliminar su grasa, los chicharrones, el salchichón, la morcilla, mientras no esté elaborada con arroz, el beicon, la panceta fresca, la sobrasada (por su alto contenido en grasa, pero recordad que sea de buena calidad)...

EDULCORANTES

Para elaborar cualquier postre, batido, o repostería, estos son los edulcorantes que podéis utilizar en la dieta cetogénica:

ERYTHRITOL

El Erythritol es un polialcohol que se produce de una forma natural a partir de frutas, vegetales y ciertos alimentos fermentados.

El Erythritol contiene muy pocas calorías: 0,25 g por 1 g de peso, frente a las 4 calorías del azúcar normal.

Con un índice glucémico de 0 frente a los 60 del azúcar, nuestras papilas gustativas detectan a este polialcohol como un sabor dulce. No es un alcohol, de forma que el hígado no lo metaboliza como un azúcar que sería transformado en glucosa para ser utilizado como combustible por las células. El sabor dulce de este polialcohol se caracteriza por no activar el páncreas para que produzca insulina como ocurre con la glucosa. El inconveniente es que en España es muy difícil de encontrarlo en tiendas y solo lo podréis comprar vía internet.

ERYTHRITOL + STEVIA

Otra opción de usar el erythritol es combinado con la stevia, que podéis encontrar en el mercado *online*. Dependiendo de lo que cocinéis, los gránulos de este edulcorante se disuelven más rápidamente en las mezclas frías.

MONKFRUIT + ERYTHRITOL

El Monkfruit (fruta del monje) también llamada Lo Han es una fruta perteneciente a las cucurbitáceas, muy parecida al melón, y originaria de China, donde se cultiva y se consume desde hace cientos de años. Muy similar a la stevia, este edulcorante contiene unos compuestos de sabor dulce llamados magrosides, que son 300 veces más dulces que el azúcar, y proporcionan el mismo sabor sin todos los inconvenientes de un retrogusto artificial.

SIROPE DE YACÓN

El yacón es un tubérculo muy apreciado desde hace muchos años por las culturas nativas del Perú, parecido en su forma al moniato y con sabor de manzana, y el sirope se extrae de las raíces del yacón.

Es un edulcorante de muy bajo índice glucémico con la mitad de las calorías que el azúcar, y una alta cantidad de inulina, de sabor parecido a la melaza. La inulina es un azúcar complejo que se descompone lentamente en fructo OligoSacáridos FOS. Los efectos saludables atribuidos a los FOS son la capacidad que tienen para modificar la composición de la microflora del colon, por lo cual también se denominan prebióticos.

El yacón es un edulcorante muy indicado para las personas con diabetes, y para aquellos que quieren reducir el consumo de azúcar, y es un buen amigo de la dieta cetogénica. Su sabor dulce no afecta los niveles de azúcar en sangre. Resulta ideal para endulzar todo tipo de postres, pero siempre en pequeñas cantidades.

XILITOL

El xilitol es otro azúcar procedente del alcohol y muy utilizado con las personas que llevan una vida cetogénica o *low carb*. Personalmente, he tenido una respuesta negativa al incorporarlo en alguno de mis postres, porque mis niveles de glucosa subieron y perdí parte de mi cetosis. Yo no lo consumo. Es un comentario personal, pero creo que habrá que tenerlo en cuenta. Deberéis probarlo, y ver cómo reaccionáis, porque cada persona es diferente, así que aconsejo que verifiquéis vuestro nivel de cetosis y glucosa dos horas después de haber consumido el xilitol. De todas formas, recomiendo a los que empecéis con la dieta cetogénica, poner un límite a este edulcorante, y colocar preferentemente los edulcorantes antes mencionados en vuestra despensa.

PARA FINALIZAR

Esto ha sido una pequeña introducción, ya que la idea es la de presentaros un libro de recetas mediterráneas *gourmet* adaptadas a la dieta cetogénica, para los que ya estáis practicando, y para los principiantes. Al final de este libro encontraréis un ejemplo de menú-tipo de 7 días que suelo elaborar para mis clientes, y que es personalizado. Es un menú para una persona que requiere, por orden del médico, 1.600 calorías diarias compuesto de 50 g de proteínas, 20 g hidratos de carbono, y el resto de grasas.

Como podréis ver, la comida del día a día se compone de recetas fáciles de elaborar, pues se trata de un tipo de cocina que hace todo el mundo. Las recetas de este libro están pensadas para cubrir las necesidades nutricionales de las comidas más básicas, para un día de fiesta, o para darse un gusto. ¿Por qué no?

Alicia Artigas

NOTA:

Quisiera explicar por qué en todos las recetas las cantidades, en gramos, de cada macronutriente, o sea grasas, hidratos de carbono y proteínas, están redondeadas a la unidad, en lugar de contener centésimas, como aparecen en casi todas las publicaciones. Para empezar, las típicas balanzas de cocina no tienen una precisión suficiente como para trabajar correctamente con décimas de gramos. Por otro lado, los datos nutricionales no son exactos a este nivel, ya que sus valores cambian según la organización y país que hace las medidas.

Dar resultados en décimas de gramo sería como medir la distancia de Madrid a Segovia con un metro… No es necesario esa precisión, ya que la cetosis no cambiará si en lugar de 12,1 g de proteínas, uno come 12,9 g!

Consideraciones, razones básicas y científicas de la dieta cetogénica

La evolución del *homo* a lo largo de los millones de años ha estado directamente condicionada a la manera de como se ha podido alimentar. De esta forma, cuando hace tres millones de años empieza el *homo* a usar útiles de piedra, se puede atrever a buscar alimentos distintos, pues la caza se hace más «sencilla» y con menos posibilidades de que, en lugar de ser cazador se convirtiera en cazado. Hasta ese momento se tenía que conformar con ser un vegetariano obligado, que comía carroña cada vez que tenía la oportunidad (como otros muchos animales). Cierto es que hubo otros grupos, los que se situaban cerca de los ríos y del mar, que tomaban el pescado y los moluscos de manera constante y posiblemente estas colonias fueron las cunas de la mayoría de focos de progreso, pues la alimentación la tenían mejor asegurada y pudiera ser que por la cantidad de ácidos grasos del pescado que ellos ingerían, alimentaron mejor sus cerebros.

Un millón de años después, es decir, hace dos millones de años, empieza a usar el fuego para preparar los alimentos, factor que supuso un sinfín de ventajas pues, no solo pudo empezar a metabolizar nutrientes que antes, sin el proceso de calor no lo podía hacer, ya que no era factible su digestión (calentar los alimentos es una forma de realizar una predigestión). Cocinar con fuego le permitió mejorar la cantidad de nutrientes que podía tomar y, de paso, acabó con muchos problemas de parásitos que ingería con la carne.

Según iba adaptando el *homo* su alimentación a las circunstancias del entorno, esta adaptación comenzó a hacerse notar también en sus intestinos. Los animales herbívoros suelen tener un estómago con múltiples cámaras (rumiantes), o bien fermentadores en porciones posteriores del intestino delgado, que es largo (10 x el tamaño del cuerpo), y el intestino grueso, muy largo, en relación con el tamaño del cuerpo y con un apéndice muy desarrollado. Al contrario, los carnívoros poseen un estómago amplio y muy ácido, un intestino delgado largo y un intestino grueso corto. En general, el intestino del carnívoro es corto frente al tamaño del cuerpo. El *homo* se sitúa a mitad del camino entre el carnívoro y el herbívoro.

A nivel enzimático, las sustancias capaces de «atacar» una estructura química para hacerla asimilable, en este caso en el intestino, también han sufrido unas adaptaciones: las plantas aportan fundamentalmente celulosa y hemicelulosa, contra ambas sustancias no disponen los carnívoros de enzimas que las degraden y por ello, para poder obtener energía de estos azúcares, sitúan en el interior de su intestino bacterias, endosimbiontes, en alguna de las cámaras que se forman a nivel del estómago, para que allí se realice la parte de la digestión que ellos, sin enzimas, no pueden. Los homos ni tienen las enzimas ni los endosimbiontes. Este hecho habla bastante en contra de que la alimentación de nuestros antepasados fuera vegetariana, pues, a pesar de la variada flora intestinal que poseemos, ninguna de estas bacterias es capaz de llevar a cabo esta función enzimática, sí los rumiantes.

Con estos datos mencionados deducimos que la alimentación de nuestros ancestros nunca fue vegetariana, sino todo lo contrario, se adaptó a comer proteínas y grasas animales. Piense el lector que dos grasas esenciales (aquellas que necesitamos, pero no podemos sintetizar en nuestro organismo), el DHA y EPA, solo se obtienen de grasas animales y que vitaminas esenciales, como la B_{12}, solo se logra con la ingesta de carne. La evolución del cerebro se fue acelerando (crecía), según lográbamos mayor cantidad y calidad de nutrientes; tiene por tanto una relación directa con nuestro intestino.

Con toda seguridad hoy hay razones éticas y ecológicas para prescindir de la carne, ¡sin duda! Pero este hecho no limita la validez biológica de los datos que tenemos sobre la evidencia de que el *homo* fue omnívoro/carroñero.

El proceso llamado Paleolítico se prolongó hasta hace unos 10 o 12.000 años[1], en donde los cazadores recolectores, que se habían alimentado de lo que encontraban en función del lugar de hábitat y la época de año, hacen un cambio radical al empezar a convertirse en agricultores. La alimentación del Paleolítico, traducida en términos actuales, sería: carne/pescado/insectos, de manera más o menos permanente, algún tubérculo, fruta y verduras (cuando las había por la estación del año y, si encontraba un panal de abejas, miel mientras le durara). En la dieta paleolítica la composición de nutrientes creemos que era aproximadamente la siguiente: proteínas: 40-65 %; grasas: 20-25 % y carbohidratos o azúcares: 15-25 %. Esta forma de alimentación estaba unida a un esfuerzo físico importante, pues precisaba hacer muchos kilómetros generalmente para obtenerla. Por todo ello la alimentación era bastante variada, gastaba mucha energía, pues los desplazamientos que cada día realizaba no eran nada despreciables y tenía un espacio vital muy aceptable, en términos de no hacinamiento, pues los grupos de homos no fueron nunca demasiado numerosos.

Con la aparición del agricultor (que decide abandonar la vida nómada pensando que con la agricultura lo tendría una existencia

---

[1] Esta cantidad de años, comparada con la evolución de 4 millones del *homo*, de quien poseemos actualmente la información genética, es una mínima cantidad de tiempo en donde apenas se han producido cambios genéticos, así que tenga el lector claro que su dotación genética es del cazador/recolector y no la del campesino.

más sencilla) y muy posteriormente el ganadero, la forma de alimentación se modificó de manera significativa: al pasar a ser agricultores, los cereales se convirtieron en la base de la alimentación. La agricultura obliga a cambios importantes en la forma de vida, pues, convertirse en cultivador, «lo ata» a la tierra, la cual ya no puede trasladar y que la trabaja con idea de futuro —la cosecha— y el beneficio de producir más de lo que puede consumir le hace tener un cambio importante de conciencia, pues ya está obligado a pensar en el futuro y para ello construye graneros, ¡que tampoco puede trasladar! El cazador/recolector viajó con «lo puesto» toda su existencia y sin ayuda de ningún animal en el transporte; como mucho, los perros, que fueron los primeros en asociarse con los hombres, pues les proporcionaron cierta seguridad en la alimentación y a cambio ellos les advertían de los peligros y colaboraban en la defensa. El recolector vivía en el ahora y confiaba en su instinto y en el conocer la naturaleza (de hecho, el cerebro del agricultor se encoge frente al del recolector). El agricultor fundamentó su dieta con los cereales, las verduras, hortalizas y fruta que, al no tener ya una vida nómada, podían cultivar y conservar con mejor o peor suerte. El hecho es que los millones de años de un tipo de alimentación se modificaron en un «instante» evolutivo (unos miles de años no significan nada para la evolución que los cuenta por millones) y se pasó de una alimentación basada en lo que se encontraba, a otro tipo, que se aproxima, por la cantidad de cereales que ingiere, bastante más a la actual. Los carbohidratos pasaron de un 15-25 % a un 50-55 % ¡casi triplicaron su consumo! Las proteínas, que significaban el 40-65 % pasan a un 15 %, ¡la cuarta parte! y las grasas permanecieron más estables, cambiando de un 20-25 % a un 30 %. En definitiva, los cambios han sido muy significativos. Con seguridad, los esfuerzos que hacían los agricultores preparando y cultivando la tierra no dejaron de ser también importantes que los llevaba también a un consumo alto de calorías, pero ya empieza a aparecer toda una clase social que deja de vivir del esfuerzo físico y lo hace más desde el intelectual.

Si miramos más detalladamente lo que significa esta forma de comer, con esta nueva forma de vida: que ya no precisa salir a cazar para comer, ni tiene que soportar de la misma manera las inclemencias del tiempo, pues vivimos en casas mucho mejor aisladas y con ropa más eficiente, podría pensarse que todo debería significar una mejora importante en la salud, pero si hacemos una mínima evaluación de las consecuencias de esta forma de alimentación y nuestra forma de vida, vemos unos datos inquietantes que son importantes de señalar.

Las caries, que habían sido casi desconocidas en el Paleolítico, se presentan ya en el Neolítico, y las encontramos, curiosamente, en personas bien alimentadas como son las momias de los faraones.

La *obesidad* era inédita en el Paleolítico, cosa normal, pues quien no podía correr lo suficiente y trepar como el que más, posiblemente no tardaría en ser comido y la obesidad supone un hándicap importante para la huida y/o la lucha.

Los primeros escritos que mencionan la obesidad los encontramos en la literatura antigua egipcia, s. xx al xvii a. C. Hay un libro de instrucciones, el *Kagemm,* en que se recogen las virtudes y las normas morales, y se menciona por primera vez la asociación o combinación de la glotonería y la obesidad, e incluso con una censura muy dura a los obesos: «es despreciable aquel cuyo vientre sigue codiciando después que pasó la hora de comer» o «la glotonería es grosera y censurable». En Egipto la obesidad estaba en relación directa con la clase social a la que se pertenecía. Dejo al lector que, haciendo uso del sentido común, averigüe en queé grupo social estaban los obesos.

Hipócrates (siglo v a. C) ya hace una observación de *la muerte súbita* —posiblemente los infartos— en donde comenta que es más fácil que la padezcan personas obesas antes que las delgadas. Efectúa una interesante recomendación a los que desean adelgazar: pasear desnudos antes de comer, tanto como posible. Hoy esta recomendación sería perfectamente válida (bueno, ¡no es preciso lo de ir desnudo!).

Galeno (siglo ii a. C) menciona ya dos tipos de obesidad: la moderada y la mórbida. Critica la obesidad y también da recetas de cómo combatirla, y, al igual que los egipcios e Hipócrates, condena a los obesos y los hace responsables de su exceso de peso.

Los espartanos fueron mucho más lejos, pues no solo no permitían la obesidad, sino que desterraban al obeso. Así de sencillo: ¡Fuera!

En la medicina árabe su más conocido representante, Avicena (siglos x-xi), critica la obesidad y dice de ella que los hombres obesos producen poco semen y son infértiles y a las mujeres les cuesta quedarse embarazadas (debía tener muy claro que la especie solo se mantiene si hay descendencia). Además, insiste en la idea hipocrática de la muerte súbita.

Con la llegada del cristianismo la gula se convierte en uno de los siete pecados capitales, pero, para tranquilidad de los obesos, que casualmente solían pertenecer, 8.000 años más tarde de los egipcios, a una clase social muy concreta, venga ¡os dejo probar tres veces esta vez! Sí, justo, eso que habéis pensado, pues la glotonería era/es ¡solo un pecado venial! (vamos, con pocas consecuencias para el alma).

Si avanzamos en el tiempo y llegamos hasta el comienzo de la Edad Moderna, y a pesar de que se sigue entendiendo la obesidad como un problema, la imagen del obeso/a no deja de ser admirada. Si hay alguna duda al respecto, veamos lo que eran las figuras, sobre todo las femeninas, de Rubens. ¡Frondosidad en todo su esplendor! Y curiosamente, esta tipología también se asociaba a salud y bienestar.

Sigamos, ya en nuestra época, el siglo xx, la clase médica se mantiene siempre a favor de la contención del peso. Gregorio Marañón, en su libro *Gordos y flacos*, defiende a los flacos como la forma más saludable. Incluso la moda tiende ya, con el contorno de la figura, a expresarse a favor de los delgados. Posiblemente por el bienestar: más nutrientes y menos trabajo físico, la sociedad se hace paulatinamente más y más gorda. Las penurias de las dos guerras mundiales, seguro que también colaboraron para que la compensación con la comida estuviera, transcurridas estas dramáticas épocas, muy presente, sobre todo por la época de bonanza que se sucede. Hay que reseñar que durante las guerras, épocas de privación y limitación de la comida, evolucionaron y mejoraron ya mucho algunas enfermedades como la diabetes, artritis, reuma y un largo etcétera, todas relacionadas con la moderación en el comer, aunque, como este fuese el caso, fuera por la fuerza. Pero es a mediados del siglo XX cuando se empieza a entender realmente lo que es la diabetes y la obesidad, enfermedades que ya se relacionan de manera directa con las enfermedades cardiovasculares. Fruto de aquellos conocimientos se generaron dos teorías frente a estas patologías tan relacionadas:

- La *teoría lipostática*, defendida por el doctor G. Kennedy, quien entiende que la regulación del comer se encuentra en los adipocitos, las células grasas que cuando están llenas envían señales al cuerpo para indicarle que ya no debe comer más y, por el contrario, el déficit de energía en estos adipocitos estimula el apetito. No explica por qué un obeso sigue comiendo sin parar y tiene apetito a cualquier hora.
- La *teoría glucostática,* defendida por un científico importante, el doctor Mayer, el cual opina que será la cantidad de azúcar que hay en sangre, fundamentalmente, y que le llega al cerebro, la que decide en nosotros seguir comiendo o no. Una serie de mediadores bioquímicos, no conocidos entonces, serían los encargados de enviar estas señales de la periferia al cerebro. Esta teoría tampoco explicaba cómo un diabético, con niveles de azúcar elevados, quería seguir comiendo carbohidratos.

De esta confrontación, sin embargo, salió algo muy bueno: el obeso dejó de ser un sujeto sin voluntad que solo desea satisfacer su gula, para entender que había una serie de condicionamientos bioquímicos que lo justificaban. Bueno, se debió aceptar que la obesidad ¡no es si quiera un pecado venial! La ciencia corregía a la religión.

La «guerra» científica de estas dos posturas la ganaron los que hicieron responsables de los problemas cardiovasculares y del peso a las grasas. Claro, ¡el colesterol maligno! Evidentemente, las piezas parecen encajar todas con mucho sentido. Eso significó que se bendijo la dieta en donde la mitad o más de las calorías procedían de los carbohidratos. Sé que el lector no se lo podrá imaginar, pero, aquí también, los intereses de la industria del azúcar y del maíz, entre otras, estaban presentes en la declaración de culpabilidad de las grasas. Al fin y al cabo, el colesterol, «culpable» de la mayoría de enfermedades cardiovasculares, ¡es una grasa! (bueno, ¡el cerebro también!) y al parecer está, con frecuencia, elevado en estas enfermedades del corazón. De esta manera y desde la década de los años 70 del pasado siglo hasta nuestros días, todo el mundo occidental —el primer mundo— sufrió la gran avalancha de productos *light* (con pocas grasas). Los alimentos podían contener cualquier cantidad de azúcar, pero que no llevaran, pues esto era lo peor de lo peor, grasa alguna.

Después de estar décadas con esta filosofía, bendecida por la clase médica y, por supuesto, la industria, los estudios epidemiológicos empiezan a señalar un desajuste de la teoría, pues, en ese primer mundo dos patologías empiezan a destacar por encima de todas las demás: la obesidad y la diabetes y para mayor escarnio las enfermedades cardiovasculares, consecuencias de estas primeras, no disminuyen, como esperaban los epidemiólogos, sino todo lo contrario: ¡Aumentan de forma espeluznante! La «solución» no se hizo esperar: ¡bajemos aún más los niveles de colesterol! No creo que haya un solo lector que no haya vivido ese descenso en los valores «normales» del colesterol. Y como «a río revuelto ganancia de pescadores», este suceso hace que otra industria, en este caso la farmacéutica, esté feliz (no olvides «nunca», querido lector, que la felicidad de la industria farmacéutica es inversamente proporcional a la salud de los individuos). Si los sujetos están sanos y felices no consumen medicamentos, entonces, las farmacéuticas están infelices. ¿Qué venden? Hemos visto, con el tiempo, que a la industria del medicamento no le falta imaginación y de esta guisa no tienen problemas para «descubrir» un síndrome, por ejemplo, el postvacacional, que algún profesor universitario presenta en algún renombrado congreso, y cuya solución es un fármaco preciso y concreto. Con inusitada frecuencia dichos «descubrimientos» van de la mano de una sustanciosa beca de investigación para dicho profesor/Universidad. El mundo al revés; antes, se buscaban medicamentos para las enfermedades y ahora ¡buscamos enfermedades para los medicamentos! Con la obesidad y la diabetes como una consecuencia clara de la misma, la industria farmacéutica tuvo un auténtico tesoro, pues fueron múltiples los campos en los que podían trabajar y buscar soluciones: disminuir el apetito, limitar la absorción de grasas por el intestino (una perversidad como otra cualquiera: ¡coma lo que quiera que no lo absorbe! En las bacanales romanas, al menos, vomitaban para poder seguir comiendo), incrementar el metabolismo y un largo, etcétera. Los médicos, partícipes y ejecutores de todos estos «adelantos», no nos quedamos atrás, pues no solo apoyábamos y… apoyamos dichas medidas farmacológicas y así, del tirón, además intervenimos quirúrgicamente y reducimos el estómago con una operación o con un balón intragástrico y con ello los pacientes no pueden comer tanto.

Paralelamente a esto, grupos de científicos de diferentes lugares del mundo, pero fundamentalmente América, empiezan a poner en duda ciertas premisas, consideradas verdad inamovible, como que el colesterol lo produzcan las grasas y que además este sea el origen de las enfermedades cardiovasculares. La incoherencia de los presupuestos del origen de estos problemas se confirma tanto en laboratorio como en estudios clínicos y en la epidemia que se está produciendo en los países emergentes como África y China, quienes empiezan a tener una enorme cantidad de obesos y diabéticos, sobre todo en los grupos de población que modifican sus tradiciones alimentarias para asumir las occidentales. Menos conocido que el problema de los países emergentes, pero de alto interés epidemiológico, son casos como el de las tribus del ártico, los Inuit, que sin tomar casi carbohidratos (allí no los hay casi) ni vitamina C ¡no tienen enfermedades cardiovasculares, ni diabetes, no padecen escorbuto ni… cáncer! Su dieta se basa en ¡las grasas y proteínas! Con la llegada del hombre blanco y con él sus formas de alimentación, las enfermedades «nuestras» se han cebado en ellos de manera significativa haciendo estragos en dichas sociedades.

En los estudios de laboratorio comprueban que los animales desarrollan colesterol cuando comen azúcares y no cuando comen las grasas. Evidentemente, cuando se come de las dos y, además, con un nivel de calorías superior a las del gasto energético, el colesterol no se hace esperar demasiado, pues la manera más efectiva de «almacenar» nuestra energía sobrante, es en forma de grasa, que ofrece la posibilidad de conservar muchas calorías ocupando poco espacio. Como durante millones de años no sabíamos si comeríamos ese día, los mecanismos de conservación de la energía están perfectamente activos hoy y no disponemos de sistemas de liberación de energía sobrante.

A los datos anteriores se le unen, a principios del siglo xx, los que llegan de los pacientes que empiezan la dieta cetogénica (DC) (rica en grasas y pobre en carbohidratos). Esta forma de alimentación se había empezado a utilizar en pacientes con epilepsia y que además supuso un éxito, pues se mostró muy eficaz, no produce incrementos significativos, por lo general, de las grasas «malas» en la sangre (colesterol, LDL y triglicéridos) y, por el contrario, las buenas (HDL) suben. Además, los niveles de azúcar se normalizan. La DC lograba un control importante de las crisis epilépticas y mejoraba la función cognitiva de los pacientes, sobre todo en los niños. La llegada de un fármaco, la fenitoína, que controlaba relativamente bien las crisis convulsivas, hizo que las dietas, que suponían un importante esfuerzo para quien las realiza, aunque también de marcados beneficios, quedaran relegadas a los casos en los que los fármacos no funcionaban. La DC sigue hoy como opción para los pacientes epilépticos refractarios a los tratamientos farmacológicos. Miles de niños tratados con esta forma de dieta corroboran, junto a los beneficios contra la epilepsia, los efectos metabólicos sobre las grasas, el azúcar y el peso. Para mayor escarnio, con el uso de esta dieta en los adultos se comprueba que, además, la masa muscular y la masa ósea no se altera, o incluso mejora en los pacientes que hacían la DC. ¡El mundo al revés!

El Dr. Atkins en América y más adelante el Dr. Dukan en Europa, popularizan la dieta cetogénica, en la que los carbohidratos se limitan de manera muy significativa y se incrementan los niveles de grasas y en algunos casos las proteínas también. Ambos médicos fueron atacados por un sector muy influyente de la medicina y se intentó desprestigiar, al precio que fuera, las propuestas que ambos médicos hacen. Evidentemente, no había solo un problema de concepto. Los intereses de la industria relacionada con el azúcar y sus derivados (aquí se puede incluir a los productores de zumos, panaderos y pasteleros, edulcorantes y un sinfín de empresas que viven de esto) se vieron cuestionadas. Todas estas compañías se jugaban y juegan mucho y por ello apuestan fuerte para que nada cambie. Si además tenemos presente que a la fuerza económica (publicidad) que estas ejercen hay que sumarle que nuestro cerebro tiene unas tendencias adictivas al dulce muy importantes, cuando no le damos su ración de azúcar, protesta. Vamos, ¡tiene un auténtico mono por la falta del carbohidrato! Dos detalles importantes para comprobar los enormes problemas que suponen cambiar ciertos hábitos y criterios a nivel de la sociedad.

UNAS CONSIDERACIONES PREVIAS

Ahora es el momento de tener claras y presentes un par de nociones básicas sobre cómo se alimentan las células de nuestro cuerpo (siento decirte que, a pesar de nuestro concepto supremacista del actual *Homo sapiens* frente al resto de formas de vida, no tenemos diferencias con los gusanos o los monos, que lo hacen esencialmente igual). Los vegetales son muy distintos a los animales; ellos toman el agua del suelo y las sustancias inorgánicas que se encuentran disueltas en la tierra, la hacen llegar hasta las hojas y allí, por acción del sol, en los llamados cloroplastos, lo inorgánico se transforma en azúcar, sustancia orgánica (que en química son los elementos Carbono —C—, Oxígeno —O—, Hidrógeno —H— y Nitrógeno —N—) de la cual la planta y de paso nosotros, cuando nos las comemos, obtienen su energía. Este proceso es el que denominamos *fotosíntesis*. Los animales no podemos transformar lo inorgánico en orgánico. Esta capacidad es exclusiva de las plantas. Otra diferencia esencial de los vegetales y los animales; la planta toma el CO_2 de la atmósfera para realizar la fotosíntesis y cede a la misma O_2. Los animales lo hacemos al contrario: tomamos el O_2 de la atmósfera, que vamos a necesitar para la combustión en el interior de la mitocondria (como cualquier motor de explosión) y espiramos el producto de la combustión, el CO_2. Como se puede ver, vegetales y animales se encuentran en una fascinante armonía complementaria y dependemos los unos de los otros.

Cualquier animal puede extraer energía y usarla para permitir el funcionamiento del cuerpo, de tres elementos: los azúcares, las grasas y las proteínas. Todos son muy similares en sus componentes químicos, pues los elementos constantes en todos ellos son el C, H, O y N y las diferencias se localizan en la estructura química y en que lleven o no el nitrógeno. Cada uno de ellos tiene, junto a la posibilidad de ser un sustrato de energía, misiones diferentes y esenciales para la vida.

Las proteínas forman parte del material genético, del sistema inmune, de la comunicación celular y de la estructura de los músculos, entre otras muchas funciones; por ello es muy importante conservarlas y no usarlas como fuente de energía. Usarlas con esta intención sería algo parecido a utilizar el piano como leña para hacer una barbacoa. No parece sensato, ¿verdad? Cierto es que las proteínas se degradan y por ello precisamos comerlas (reponerlas) de manera regular, para sustituir aquellas que hemos eliminado. Las grasas y los azúcares no tienen estas misiones tan esenciales y por ello son las que siempre usa el cuerpo, en condiciones normales y mientras disponga de ellas, para obtener energía. Pero el orden de uso no será aleatorio. Está perfectamente previsto en nuestro programa genético que, mientras se pueda, los primeros que se consumirán serán los azúcares, luego, si estos se agotan, se emplearán las grasas y solo cuando estos dos ya estén extinguidos y las posibilidades de síntesis de los mismos, también exhaustas, se emplearán las proteínas. La razón de este orden no aleatorio es sencilla: de los carbohidratos obtenemos energía con poco gasto para ello. Las grasas exigen un mayor gasto de energía para poder obtener la energía que contienen. Por esta razón, a igualdad de energía, se adelgaza con las grasas más que con los azúcares. De las proteínas ya hemos mencionado la razón. Como vemos, para llegar a consumir proteínas, el déficit de energía debe ser muy intenso y largo, pues, en estados de deprivación importante, como en un ayuno, apenas las consumimos.

Los carbohidratos, que al ingerirlos nos ofrecen energía rápida con poco coste energético para su obtención, serán metabolizados de manera inmediata, para satisfacer las necesidades nutritivas del cuerpo. Pero los carbohidratos no pueden entrar sin más en el interior de las células que será el lugar en donde la energía se libera. Para hacerlo precisan de una hormona, la insulina, que se produce en las células β del páncreas. Una vez llegados los carbohidratos al interior de la célula, como glucosa o fructosa, en el citosol y las mitocondrias, el azúcar podrá liberar la energía que contiene para satisfacer los requerimientos de células y tejidos. Si la célula no precisa tanta energía, las moléculas de glucosa comenzarán a unirse entre sí, en un proceso anabólico (formador) para producir el glucógeno (*glucogenogénesis*), que son miles de moléculas de glucosa unidas que se almacenarán en el hígado, sobre todo, y en los músculos. Ante una situación de agotamiento de la energía y consecuente disminución de los niveles de glucosa en la sangre, deja de actuar la insulina y será otra enzima pancreática, producida por las células α, el glucagón, el que comienza a segregarse y con su acción liberará a la sangre (*glucogenolisis*) estas moléculas de glucosa almacenadas como glucógeno, que volverán a restaurar los niveles de glucemia deseados. Si las necesidades de energía no disminuyen y tampoco

se aporta carbohidrato del exterior, el glucógeno se consumirá y serán las grasas las que comiencen a ser el sustrato de energía por dos vías distintas: la primera, sintetizando azúcares desde las grasas en el hígado (este proceso recibe el nombre de gluconeogénesis) y la segunda usando los ácidos grasos, a los cuales tiene que oxidar, para obtener directamente de ellos energía. Millones de años con penurias para comer han dejado una información genética en nuestro cuerpo muy clara: aquí no se desperdicia ninguna caloría y las que no se usen se almacenan.

Ya hemos visto cómo se almacenan los azúcares sobrantes, como glucógeno. Cuando comemos no tomamos «solo» carbohidratos. Tomamos también proteínas y grasas, y estas últimas se usan cuando los azúcares se agotan. Mientras esto no se produzca las grasas no se queman o lo hacen de manera mínima y hay una razón importante para ello: niveles altos de glucemia en sangre, mantenidos de forma constante, lo que les sucede a los diabéticos, generan irremediablemente con el tiempo, daños en los tejidos, sobre todo los del nervioso y en los vasos sanguíneos. Para muestra un botón: la mitad de las cegueras y de las amputaciones de miembros que se hacen en el primer mundo, se deben a causas relacionadas con las lesiones vasculares de la diabetes. El cuerpo, consciente de que tener glucemias altas significa un proceso tóxico del que debe defenderse, intenta siempre mantener los niveles de glucemia dentro de unos niveles adecuados para evitar problemas. Las enzimas, ambas producidas por el páncreas, que mantienen estos niveles son, como hemos visto, la insulina, cuando la glucemia sube, que hace pasar el azúcar al interior de la célula, independientemente de que se precise o no la energía y el glucagón, cuando los niveles de glucemia están bajos. Pero la insulina no solo introduce la glucosa al interior de la célula, sino que además envía otra orden a las grasas para que estas desaparezcan de la sangre y no sean competidores del azúcar para proporcionar energía. El lugar donde estas desaparecen son los tejidos de almacén de grasas con sus adipocitos. Este tejido, de gran importancia y del que estamos conociendo en los últimos años muchas más propiedades y funciones de las que nos imaginábamos, intenta acoger toda la grasa que puede. Para ello, al principio y una vez que los adipocitos están llenos de grasa, lo primero que hace es incrementar su tamaño (hipertrofia) de dichas células de almacén, para poder guardar más cantidad de grasas (las grasas se almacenan en forma de triglicéridos, que son una molécula de glicerol unida a tres de ácidos grasos). Esta estructura química permite a las grasas ocupar poco espacio y contener, a la vez, el máximo de grasa. Si con esta acción de aumentar volumen logra almacenar las grasas libres, pues ya está solucionado el problema. Desgraciadamente, en el primer mundo, con la cantidad de calorías que comemos y lo poco que gastamos, este sistema pronto se hace insuficiente y por ello se pasa al segundo escalón de defensa: la hiperplasia o, lo que es lo mismo, incrementar el número de células que almacenan grasa. Esto es una solución parcial, pues, ya con la hipertrofia, pero también con la hiperplasia, se incrementan en el cuerpo importantes fenómenos inflamatorios debidos, primero, a las señales bioquímicas para producir la hipertrofia y la hiperplasia son de tipo inflamatorio y segundo, al incremento de otras

señales inmunes, que el tejido adiposo emite para que se le suministre más oxígeno, cosa que solo es posible creando más vasos sanguíneos. El tejido graso precisa de una gran cantidad de oxígeno que solo se le puede proporcionar con una tupida red de arterias y venas.

La grasa, creciendo por el interior de nuestro cuerpo, se va depositando en dos lugares: en los glúteos y las caderas, este tipo de constitución se denomina «ginoide» y corresponde a estas personas con forma de «pera» y la otra constitución es la de «manzana» o «androide», en donde la grasa se almacena en la barriga con el famoso flotador. Esta segunda constitución es muy problemática, pues la grasa no solo se deposita en el tejido cutáneo, sino que también lo hace, con el tiempo, en y entre las vísceras. Esa acumulación de grasa en los órganos va alterando su funcionalidad. Patologías como hígado graso no alcohólico, la resistencia insulínica, que concluye en la diabetes mellitus tipo II, trastornos menstruales o infertilidad, o el propio cáncer, no son más que manifestaciones parciales o totales de este problema. Cuando el tejido adiposo ya no sabe dónde meter las grasas, la deja en la sangre y ¡oh, sorpresa, tienes colesterol! ¡Con voz muy seria, y como si de una noticia apocalíptica se tratara, tu médico te dice mirándote a los ojos: «Tu colesterol está muy alto, tomarás estas pastillas de por vida y deja de tomar… ¡GRASAS!» Sí, sí, no es un error de tipografía ¡dice «grasas»! Las pobres grasas, que prácticamente nunca podrán ser digeridas por culpa de todos los carbohidratos que nos zampamos, con la consecuente liberación de insulina, ahora resulta que son las responsables. Bueno, ni qué decir tiene que la eficacia de dichas medidas terapéuticas nos ha llevado a que la obesidad haya crecido de forma espeluznante en los últimos 50 años, así como la diabetes tipo II. Las toneladas de productos para bajar el colesterol que están a la venta ¡y se venden! se cuentan por miles de millones (algo parecido a los beneficios de las empresas que los fabrican, a unos de bata blanca que les resulta más cómodo recetar una píldora que enseñar a comer y a los «otros» los enfermos, que les cuesta renunciar). Bueno, si veis lo que la clase médica permite con la comida que se sirve en los hospitales, ya podéis imaginar el interés por la nutrición y lo que saben los galenos —salvo excepciones muy honrosas— de esta ciencia.

Me vais a permitir que os dé unos datos de España del 2014: se venden muchos más fármacos para el colesterol que VIAGRA®. La primera causa de muerte se debe a las enfermedades cardiovasculares. Si, de estas que queríamos evitar y para ello ¡bajamos más y más las cifras de colesterol! El descenso de sus niveles en sangre con pastillas NO ha mejorado la mortalidad cardiovascular. Casi 6.000.000 de estancias hospitalarias y cerca de 8.000 millones de euros para tratar estas enfermedades. Ahora sentaos: mantener el colesterol bajo para evitar las enfermedades cardiovasculares cuesta en Europa más de 111.000 millones de euros y si contamos los costes totales: morbilidad, mortalidad y cuidados de los pacientes, podéis añadir 100.000 millones más. Pero no os preocupéis lectores. De la misma manera que los cirujanos que hacen reducciones de estómago (cirugía bariátrica) casi dan por escrito que los operados no padecerán nunca más diabetes o hipercolesterinemia, si haces una dieta cercana a la que aquí te sugerimos, lo más probable es que

tampoco tengas nunca colesterol y desayunarás huevos con beicon, pero… ¡sin pan!

Bueno, vamos a concluir este capítulo con algo muy importante que son las diferentes maneras de los diferentes metabolismos de los productos que generan energía en el cuerpo:

- Los *carbohidratos* tienen una primera fase metabólica, en el citosol celular, en donde realizan unas conversiones de las que se obtiene un poco de energía (2 ATP) con la transformación de la glucosa en piruvato. Este piruvato pasa al interior de la mitocondria, que precisa de O_2 para poder realizar las reacciones químicas pertinentes —ya sabes por qué necesitamos respirar— para formar Acetil Coenzima A (AcCoA), que es el producto que se integra en el ciclo de Krebs (auténtico productor de energía), y que junto con unos transportadores de electrones hacen que en la mitocondria se produzca la mayor parte de la energía (34 ATP), que se cederá a las células para que ellas hagan uso de ella para realizar sus funciones. Lo único que de allí sale como residuo es el CO_2, el H_2O y calor.

Hay otras vías del azúcar que se activan en las diferentes enfermedades, pero ahora lo que nos interesa es que se sepa lo que pasa en condiciones de normalidad.

- Las *grasas*, a pesar de su mala prensa, tienen unas misiones importantes y esenciales que nos mantienen:
  - Proporcionar energía y es la manera más eficaz de almacenar la misma de manera duradera.

- Aislar y proteger los órganos internos.
- Formar las membranas celulares: por medio de una combinación de ácidos grasos saturados e insaturados les da estabilidad y flexibilidad.
- Formar la mayoría de las hormonas, como los esteroides, los cuales son los reguladores de gran cantidad de ritmos en nuestro cuerpo como el sueño o el sistema inmune. También todas las hormonas sexuales.
- Aislar las neuronas. La mielina, la capa grasa que rodea a los nervios y les permite enviar sus impulsos, en enfermedades como la esclerosis múltiple, es atacada por el sistema inmune y altera negativamente su función.
- Sintetizar ácidos biliares, cuya síntesis tiene lugar en el hígado partiendo del colesterol. Curiosamente, será una grasa la que permita la absorción de las grasas al transformar grandes moléculas en pequeñas para poder ser absorbidas ayudando a otras enzimas intestinales.
- Absorber las vitaminas liposolubles. Las vitaminas A, D, E y K solo se absorben si están disueltas en grasa.
- Regular el hambre/la saciedad a través de mensajeros al cerebro.

La grasa se absorbe en el intestino delgado (junto a las proteínas, CH, vitaminas y minerales) y comienza un viaje por el cuerpo. Primero, por las vías linfáticas, luego por los vasos y, por último, llegan a las células junto a las vitaminas en ellas disueltas.

Cuando quemamos las grasas, ya hemos visto que para ello no debe haber demasiados CH ni insulina, se producen tres sustancias: el β-hidroxibutirato, el acetoacetato y la acetona. Los dos primeros se incorporan a la mitocondria directamente como AcCoA y sirven, como antes hemos aprendido de la glucosa, como sustrato de energía. Una pequeña parte no lo hace, circula por la sangre y se eliminan, pues ninguno de los cuerpos cetónicos pueden ser almacenados, tanto por la orina como por la respiración. Esta es la razón por la que podemos «oler» a los pacientes en cetosis, ya que tienen un aliento especial, igual que el que tienen los niños pequeños cuando pasan por un proceso febril y al consumir, por el incremento de temperatura, el azúcar, huelen a acetona. Por tanto, las grasas no han ejercido ningún efecto energético en el citosol celular, sino solo en la mitocondria.

De las grasas hemos escuchado hablar muchísimos de sus perjuicios y desventajas, pero, como seguro sospecháis, os voy a poner en antecedentes para que veáis a estas con otro punto de vista.

La revista *Nutrients* publicó a principios del 2018 un trabajo del Dr. Grasgruver P., donde analiza los riesgos cardiovasculares relacionados con la alimentación en 158 países y llega a la conclusión de que el origen de este tipo de enfermedades procede de los CH de los cereales (principalmente el trigo)[2] y en

———————

[2] *Nutrients* 2018, *10*(4), 411; doi: 10.3390/nu10040411 *Article* «Global Correlates of Cardiovascular Risk: A Comparison of 158 Countries».

Pavel Grasgruber*, Jan Cacek, Eduard Hrazdíra, Sylva Hřebíčková and Martin Sebera.

Faculty of Sports Studies, Masaryk University, Kamenice 5, 625 00 Brno, Czech Republic.

otro trabajo las relaciones del cáncer con las formas de alimentación[3].

Las *proteínas* representan un grupo amplio de sustancias formadas por un número mayor o menor de aminoácidos (AA). Estos AA pueden ser también fuente de energía y para ello algunos, el más abundante es la glutamina, al igual que las grasas, entra directamente en la mitocondria, formando el α-cetoglutarato. Otros AA se incorporan en otros puntos distintos dentro del ciclo de Krebs. Como hay muchos AA, la manera de cómo se incorporan para producir energía es variada y así otros AA, por el contrario, no entran directamente en el ciclo de Krebs, sino que lo hacen unos pasos antes como AcetoacetilCoA o como Acetil CoA pero, que luego sí servirán como fuente de energía, pues se incorporarán al ciclo del ácido tricarboxílico o ciclo de Krebs.

LA DIETA CETOGÉNICA

UN POCO DE HISTORIA

En el Nuevo Testamento (Marcos 9:14-29) aparece cómo Jesús cura a un niño endemoniado (bueno, a los epilépticos de antaño se les llamaba endemoniados) por medio del ayuno y la oración. El efecto de la oración no puedo valorarlo, pero el del ayuno sí. De igual manera, en la medicina hipocrática se recomienda el ayuno como única medida eficaz contra las convulsiones. No puedo precisar

si, partiendo de esta información o por otras razones, en la Francia del siglo XIX se recomendaba el ayuno a los epilépticos para controlar las convulsiones. Dos médicos franceses, muy a principios del siglo XX, Guelpa y Marie, reportan los efectos que sobre veinte niños epilépticos tuvo el ayuno y lo hacen con una buena valoración, pues las crisis disminuyeron en frecuencia y en intensidad. El tratamiento salta el charco y el médico osteópata Dr. Hugh W. Conklin concluye que los problemas de la epilepsia se localizan en el intestino y que una dieta vegetariana, pero, sobre todo, con el ayuno de 18 a 25 días, podría curar al 90 % de niños afectados de epilepsia. De forma interesante también reconoce que, según se hace el paciente mayor, las posibilidades de éxito son menores.

Hay un personaje muy peculiar, Bernarr Macfadden, culturista, editor, publicista y posiblemente un hombre cuya biografía merece la pena conocer, pues representa un caso de *self-made man* muy interesante y de voluntad férrea. Evangelista de la alimentación sana y mediático, quien afirmaba que se podrían curar casi todas las enfermedades si se hacían ayunos de 3 días por semana y hasta de tres semanas, se autodenominaba *kinistherapist,* concepto que él mismo reconoció no tenía significado alguno. Fue toda una institución y como tal tuvo admiradores y detractores (bueno, más bien enemigos); unos de ellos fueron los hermanos *Kelloggs.* Sí, los de los cereales que encontramos en todos los supermercados. Como buen genio trastornado, uno intentó llegar a ser secretario de Salud con el presidente Roosevelt y denunció a la clase médica por lo que enseñaban y dejaban de hacer. Sobre su vida privada, tan

[3] Grasgruber P, Hrazdira E, Sebera M, Kalina T. Cancer Incidence in Europe: An Ecological Analysis of Nutritional and Other Environmental Factors. *Frontiers in Oncology.* 2018;8:151. doi:10.3389/fonc.2018.00151.

alucinante como la pública, mejor no hablar, pues no fue del todo edificante.

Después de la Primera Guerra Mundial se empiezan a conocer más cosas sobre fisiología y empieza un debate sobre las causas por las cuales el ayuno ayuda en el control de las epilepsias. Sobre este hecho nadie medianamente informado pone dudas ni sobre su eficacia ni sobre la mejora cognitiva que tienen los pacientes cuando hacen la dieta. La pregunta era: ¿Qué hace el ayuno que ayuda en esta enfermedad?

En 1921 el Dr. Woodyatt resalta el hecho de que los pacientes que ayunan incrementan los niveles de β-hidroxibutirato y acetona, lo mismo que se produce cuando se hace una dieta pobre en azúcares y rica en grasas. Esto abre la puerta a proponer una dieta que produzca dichos efectos. Lo hace el Dr. Wilder de la clínica Mayo, quien, en lugar de los ayunos, más o menos prolongados y que exigían mucho al paciente, sobre todo al pediátrico, les propone lo que luego será la dieta cetogénica y cuyo nombre se debe a que con ella se producen cuerpos cetónicos. Su propuesta para los niños, muy similar a las que hoy empleamos proponía: 1 g de proteína por Kg de peso, entre 10-15 g de carbohidratos y el resto, hasta completar las calorías necesarias, grasas. Esta propuesta es seguida por diferentes centros y se publican trabajos de seguimiento de pacientes (Petermann en el 1925, McQuarrie y Keith de la clínica Mayo o el de Talbot y col. de la universidad de Harvard o Livingston del John Hopkins Hospital quien valora a más de 1 000 niños epilépticos en el año 1972). Con mayor o menor fuerza se constata la mejora de los pacientes y lo más interesante, que la mejoría continuaba después de dejar la dieta en un porcentaje alto de estos niños y la mejora cognitiva de los mismos.

Hasta 1938 el único fármaco contra la epilepsia era el sulfato de magnesio que, si bien tenía una cierta acción, dejaba muy dormidos a los pacientes. En ese año sale al mercado la Difenilhidantoina, fármaco que mejora de manera importante las crisis de la epilepsia; sin embargo, no hace nada sobre la mejora cognitiva y además está unida a efectos secundarios. No os lo creeréis, la clase médica determina que la dieta cetogénica, a pesar de estas ventajas, solo se debía usar en los pacientes en los que no funcionara la medicación, los denominados pacientes refractarios. Estoy seguro de que es más fácil tragarse una pastilla que hacer una dieta, pero, con las pastillas, junto al incremento de los efectos secundarios, se renuncia a otras ventajas esenciales, como es la mejora cognitiva. Hasta finales de los años treinta del pasado siglo la medicina y la industria farmacéutica no habían tenido una relación intensa. Fue, paralelo al proyecto Manhattan de la bomba atómica, cuando industria y médicos empiezan a tener una relación «más intensa» y así hasta el momento actual, en que el médico se ha convertido en esclavo de las farmacéuticas. Por ello, no es de extrañar que, a pesar de los beneficios de la dieta cetogénica, triunfaran las pastillas.

Una vez se supo que el beneficio de la DC procedía de los cuerpos cetónicos y estos se producían si no aportábamos carbohidratos, al obligar a las células —en este caso las neuronas— a usar las grasas como fuente de energía, se propusieron dietas con proporciones de 4 partes de grasas por 1 de CH y proteínas

(4:1). Otros centros médicos también usaron las dietas con otras proporciones como la 3:1. El tipo de grasas con las que se empezó, tenemos muchas y muy diferentes, fueron las grasas de cadena larga (llamamos cadena larga cuando el número de carbonos oscila entre 14 y 20). Estas grasas que poseen virtudes tienen dos inconvenientes importantes: la primera, que no tienen un sabor demasiado agradable y la segunda, que, para metabolizarlas, el organismo precisa tiempo y bastante energía. Esto hizo que el Dr. P. Huttenlocher, de la Universidad de Chicago, propusiera un cambio a principios de los años setenta del pasado siglo introduciendo las grasas de cadena media (entre 8 y 13 carbonos) y no siendo tan restrictivo con otros alimentos. La experiencia de todos estos años iba dando frutos en el sentido de dietas mucho más apetitosas y fáciles de realizar. Paralelamente a la mejora de la dieta, la industria farmacéutica también hacía progresos y fue entonces cuando lanzó por aquellos años un nuevo fármaco: el Valproato, del cual se esperaba tanto que la dieta cetogénica sería, nuevamente, poco menos que olvidada, pues, junto a la comodidad de tomar un fármaco frente a una dieta compleja, se juntaba otro problema importante: la escasez de médicos y nutricionistas que realmente manejaran la DC de manera adecuada.

De los años setenta hasta mediados de los noventa apenas si se publicaron trabajos científicos sobre esta dieta, pero, ¡un programa de televisión de la NBC llamó la atención sobre la misma! El impacto de la televisión hizo que en las revistas médicas se empezara de nuevo a hablar de la DC y, para colmo, una historia real, la de un niño de dos años, Charlie, que presentaba convulsiones generalizadas y que no se conseguían tratar con los fármacos, es llevado al hospital Johns Hopkins para ser tratado con la DC. Allí se encuentran el Dr. Freeman y la dietista M. Kelly, la cual había trabajado con el Dr. Livingston. La curación de los ataques epilépticos con la dieta causa la correspondiente sensación y como estamos en América (para lo bueno y lo malo) esta historia se lleva a la televisión con gran éxito. El padre de Charlie —director de cine— crea una fundación: la Fundación Charlie, la cual patrocina los primeros estudios prospectivos multicéntricos (un estudio prospectivo plantea una pregunta: por ejemplo, ¿sirve la DC en el tratamiento de la epilepsia? y asimismo busca una población, los niños epilépticos, para aplicar en este caso la dieta, y luego mira la eficacia que ha tenido comparando los resultados con los de otros grupos que no han hecho esto).

La DC fue además llevada al cine, por el propio padre de Charlie, en la película *First Do No Harm* (*Primero, no hacer daño*) y esto, junto con la ingente labor divulgativa de la fundación, aún hoy, hizo que la DC fuera conocida y reconocida por su eficacia demostrada en diferentes estudios. Sin embargo, aunque pueda parecer difícil creerlo, una encuesta realizada en EE UU y Europa entre los médicos neurólogos pediátricos señaló que la DC era la última o penúltima opción que ellos usaban. ¡Así están las cosas! Es interesante observar cómo las medidas dietéticas generan un rechazo y aversión tan intensos en la clase médica. Alguien, seguro, podrá explicar algún día, qué es lo que se mueve en las mentes de los galenos para justificar esto.

No sería justo seguir sin mencionar al Dr. Atkins (1930-2003), cardiólogo americano quien empieza a hacer uso de la DC. Él incorporaba muchas proteínas y se centra en otro tipo de patologías, como la obesidad y la diabetes fundamentalmente. Mucho se ha escrito sobre su muerte, diciendo que él era obeso y un sinfín de cosas más. A mí me interesa poco saber si él era obeso o no, o si quería hacer negocio con sus conocimientos (absolutamente legítimo). La cuestión importante es lo que él aportó, ¡que fue mucho! Años después de su muerte, su dieta y sus conceptos siguen teniendo seguidores, pues ayudó a mejorar la calidad de vida de muchos. De todos aquellos, médicos y no médicos, que lo denigraron, nadie conoce sus nombres. Del Dr. Atkins lo conocemos y respetamos, gordo o flaco, muchos.

Otro médico, también controvertido (la envidia tiene sus límites donde acaba la estupidez humana), y muy mediático, es el Dr. P Dukan. Con una dieta parecida a la que proponía el Dr. Atkins, con abundantes proteínas y limitando mucho los carbohidratos, se hace mundialmente famoso siendo su obra traducida a más de 25 idiomas. Muchos millones de personas han seguido su dieta, sin problema alguno y han mejorado su calidad de vida de manera significativa. Otro personaje que debe ser respetado, pero que no implica que se le pueda realizar cuidadosas críticas.

¿QUÉ HACE DISTINTA LA DIETA CETOGÉNICA DE LAS OTRAS DIETAS?

Como hemos visto, la naturaleza y la fisiología del *homo* no ha sido la de ser vegetariano. Para esto no tiene adaptada su boca, su estómago ni sus intestinos. Es un omnívoro y en sus inicios, un carroñero. Todo su sistema digestivo y dentición están preparado para ello. Con la transición —hace nada— del Paleolítico al Neolítico, se modificó la manera de alimentarnos; se pasa de cazador/recolector a agricultor/ganadero y esto conlleva grandes modificaciones, tanto en los nutrientes de la ingesta, como en la forma de vida que paulatinamente se hace más fácil, con menores exigencias de gasto energético y una cierta seguridad en los suministros. Pero este cambio, no me cansaré de repetirlo, se ha producido hace muy pocos años y genéticamente aún no están integrados. Nuestros genes son ¡los de hace 200 000 años! El tiempo que se precisa para una adaptación genética ¡es enorme! Una respuesta al estrés está unida a la preparación a la lucha o a la huida, con movilización de todas las hormonas que para ello disponemos, entre otras el glucagón y la adrenalina. Ambas nos preparan para tener un gasto de energía importante (correr detrás para cazar o delante, para no ser cazado, está unido a un gran gasto de energía) y este sistema, de hace cientos de miles de años, sigue siendo el que funciona en la actualidad cuando entramos en estrés, pero, sin correr, ni delante ni detrás. Esto el cuerpo ¡no lo sabe de antemano! Todo nuestro sistema está pensado para que podamos dar una respuesta óptima a los acontecimientos externos e internos. El hecho de que hayamos sobrevivido nos hace pensar que hemos sido capaces de adaptarnos bien a todos los cambios que a lo largo de estos siglos se han producido. No todas las especies pueden decir lo mismo. A esta capacidad adaptativa la llamamos *homeostasia*.

Si vemos lo que aporta una dieta vegana o vegetariana, podemos ver fácilmente que los ingredientes fundamentales de las mismas son: legumbres, cereales, hortalizas, frutos secos y frutas. Pues bien, todos estos grupos de alimentos tienen como componente fundamental los carbohidratos. En el caso de los veganos es más acusado al limitar, además, la ingesta de cualquier producto derivado de un animal, como los huevos o la leche. Las dietas convencionales actuales también tienen en el carbohidrato su fuente prioritaria de energía y por ello las grasas pasan a un segundo plano. En definitiva, cualquier dieta, salvo la de los esquimales (antes) y unos pocos más, tiene al carbohidrato como fuente principal de la energía. La DC tiene a las grasas.

No pretendo hacer crítica alguna a la dieta vegetariana, vegana o crudívora que, con absoluta seguridad, no es una mala forma de comer, pues, por lo general, quien así come, no toma una cantidad de calorías demasiado alta y esto es muy útil a la hora de mantener la salud. Sin embargo, la vía de cómo se obtiene la energía será desde los carbohidratos y por ello la insulina estará constantemente activa, pues cada comida aporta azúcares. Con estas dietas no se formarán nunca cuerpos cetónicos.

La DC clásica, que es la que nosotros proponemos para pacientes oncológicos, está basada en una limitación importante de los carbohidratos, de manera que solo se toman unas cantidades inferiores a 30 g/día. Para personas que deseen hacer una dieta sana, pueden incrementar la cantidad de CH hasta 80-100 g/día. Difícilmente entrarán en cetosis con estas cantidades de CH, pero se trata de una cantidad que permitirá hacer uso de las grasas. Proteínas, que también tienen limitada su ingesta a una cantidad que oscila, según las circunstancias de los pacientes, entre 0,7 y 1 g por cada Kg de peso, y el resto se trata de grasas hasta completar las calorías que buscamos. ¿Qué sucede al comer de esta manera? Lo primero de todo es que, al no ingerir importantes cantidades de carbohidratos ni proteínas, la insulina apenas si se activa, pues las cantidades aportadas son muy bajas. Por tanto, y siguiendo el esquema que antes hemos explicado, el cuerpo genera pequeñas cantidades de insulina, proporcionándole una escasa cantidad de carbohidratos y como pronto están consumidos y sin posibilidad de almacenamiento, ya que no son suficientes para cubrir las necesidades energéticas del cuerpo, las células, terminados los azúcares, empezarán a consumir las grasas, las cuales pasarán directamente a la mitocondria, sin estimular la producción de insulina y formando los cuerpos cetónicos (CC). Otra parte queda circulando por la sangre y se elimina por la respiración y la orina.

¿QUÉ LOGRAMOS CON LA DIETA CETOGÉNICA?

Las consecuencias de esta forma de alimentación son las siguientes:

- No activamos la producción de insulina y, por tanto, permitimos que sean también las grasas el sustrato energético que usa el cuerpo para obtener energía.
- La baja producción de insulina limita la activación, en la membrana de la célula, de los receptores de insulina los

cuales están directamente involucrados en algunas vías metabólicas de ciertas enfermedades como el cáncer y degenerativas cerebrales.

- La insulina envía señales de proliferación a las células y los tumores viven, en parte, de estas señales de proliferación.
- Al tener bajos valores de insulina en sangre, las grasas no son enviadas al tejido graso y por ello se queman (Por eso esta dieta —llena de grasa— ¡hace disminuir el colesterol!).

La formación de energía por parte de las grasas supone un aumento del gasto calórico para poder extraer las calorías de las mismas. Por esta razón, con las mismas calorías de azúcares que de grasas, se engorda más con los azucares.

El cerebro, que percibe enseguida los vaivenes que se producen de la glucosa en la sangre, desata mecanismos que incrementan el apetito cada vez que baja la glucemia y se come más de los que se precisa. La DC, por el contrario, al no hacerlo, no estimula el hambre, más bien todo lo contrario. Proporciona una sensación mucho mayor de plenitud.

En el esfuerzo muscular explosivo seguro que ofrece una ventaja poder usar de los azúcares, pero, transcurrido un cierto tiempo la energía procederá de las grasas. Cuando acostumbramos a nuestros músculos a trabajar mucho con las grasas, esta diferencia pasa a ser mínima.

Los cuerpos cetónicos tienen unas funciones muy importantes en el sistema neuroendocrino, influyendo en múltiples vías de señalización intracelular. La permanente desactivación de dichas vías, con las dietas basadas en los carbohidratos, supone un hándicap y limitación para el cuerpo. Piense el lector que, por ejemplo, en las epilepsias, no hay «solo» una disminución de las crisis, sino también, y esto es de vital importancia, una importante mejora cognitiva. Esto solo es posible por la acción moduladora de los CC sobre las neuronas.

Que la realización del ayuno supone una ventaja para mantener la salud, lo han sabido prácticamente todas las religiones que lo sugieren, posiblemente también como higiene social. La DC supone una técnica que imita en todo a lo que el cuerpo hace cuando se pone en cetosis.

¿QUÉ GRASAS DEBEMOS TOMAR AL HACER UNA DC?

Para responder a esto debemos considerar un par de aspectos: ¿ácidos grasos saturados (AGS) o insaturados (AGI)? Y por otro lado ¿ácidos grasos de cadena corta, media o larga? Vamos a explicarlo, pero no olvides lector que, salvo si tomas un medicamento o un suplemento dietético, la naturaleza raramente ofrece nutrientes con UN solo AG. Lo normal es que haya de diferentes tipos y por ello, cuando comemos, tomamos muchas formas y tipos de grasas.

Empecemos por la saturación de los ácidos grasos. La diferencia química entre los saturados y los insaturados es que los primeros no tienen ningún doble enlace en los carbonos que constituyen su estructura química y los insaturados, al contrario, pueden tener uno o varios dobles enlaces. Las grasas comestibles suelen tener entre 12 y 24 carbonos.

Nuestras manos parecen iguales, pero no son superponibles y sabríamos enseguida si la mano izquierda se pone en el brazo derecho. Algo parecido pasa con los AG y así tenemos unas estructuras *cis* y *trans*. Las formas *cis–*, que suelen estar presentes en todas las grasas vegetales, y las *trans*, que proceden de los animales rumiantes, pues estas se forman por la fermentación y así las encontramos en la leche o en las carnes de vaca (rumiante). Las formas *trans* también se producen cuando manipulamos industrialmente los AG.

¿QUÉ DIFERENCIA HAY ENTRE UNOS Y OTROS?

La verdad es que enorme: cuanto más larga es la cadena de carbonos (C) de una AG y menos dobles enlaces posee, menos soluble es al agua. Esto es importante para la absorción de los AG. Pero además podemos comprobar que una estructura como el aceite de oliva, que se trata de un ácido graso monoinsaturado (tiene un único doble enlace en 18 carbonos, se convierte en grasa cuando baja de 13 ºC. El mismo AG de 18 carbonos, pero en su forma saturada (sin dobles enlaces), que es el ácido esteárico, se hace líquido a casi los 70 ºC. Hasta esta temperatura es una grasa (como mantequilla). Como podréis imaginar esto es una diferencia importante a la hora evaluar cómo se comportan el uno y el otro y, por ejemplo, pensemos en que un AGS puede calentarse bastante sin perder ninguna de sus cualidades y no reaccionar apenas con nada. Por el contrario, un AGI modifica mucho antes su estructura con el calor y por ello puede reaccionar antes con otros productos. Dicho de

manera llana, ¡el aceite de oliva no es lo mejor que hay para freír! Para esto, un aceite de coco será más saludable dada su estabilidad.

LOS AGS

Podemos, tanto ingerirlos como producirlos en nuestro interior al metabolizar diferentes AG. Desde el exterior proceden de la carne de rumiantes y de sus productos (la leche y sus derivados). Los aceites procedentes del coco, de la palma y del cacao son también ricos en estas AGS.

Por la longitud de sus cadenas de carbono son relativamente sencillos para disolverse y por ello casi sin la intervención del líquido biliar ni los enzimas pancreáticos, se puede absorber en el intestino delgado como micelas y llegar a todo el organismo para que las mitocondrias puedan producir energía de ellos y, además, sin necesidad de la carnitina como transportador. Por todo ello, la capacidad para producir energía y con ello cuerpos cetónicos (CC) es enorme, pues tampoco suponen las mejores estructuras químicas para que se almacenen.

Como se desprende de la explicación, en los problemas intestinales de malabsorción y maldigestión, son la primera elección. En el hígado se transforman en CC, lo que hace de estos AG un nutriente ideal cuando precisamos grandes cantidades de CC como es en el tratamiento de la epilepsia, en otros procesos degenerativos cerebrales (Alzheimer o Parkinson o múltiple esclerosis) o en el cáncer.

Pero, si suministran pronto energía, en profesiones en las que se precise de manera estable y constante la misma o en el deporte (actualmente cada vez más en el de alta competición) representan los AGS una excelente forma de nutrición. Imagina un momento en el que precisas claridad y capacidad de decisión; un café con nata o mantequilla te permite lograr el estado de vigilia y lucidez que buscas.

Para la salud representan un problema cuando se toman con carbohidratos, pues las cifras de colesterol y con ello el riesgo de enfermedad cardiovascular, evidentemente, aumentan. En la DC, tan baja de azúcares, esto no representa handicap alguno. Sí que es importante el origen de los alimentos; no tiene nada que ver una leche o una carne, procedente de una vaca en libertad que está paciendo en los prados, con otra, procedente de una vaca en estabulación con piensos procedentes de... ¡mejor no saberlo!

ÁCIDOS GRASOS MONOINSATURADOS (AGM)

Son aquellos que tienen un solo doble enlace y están presentes en una multitud de alimentos como las frutas (aceitunas o aguacates), semillas, frutos secos, carnes, brócoli, sebo y mantecas, colza, lácteos y otros muchos más. Representan un amplio grupo de grasas muy presentes en nuestra dieta.

Por la longitud de sus cadenas y el doble enlace, para su absorción, se precisa la acción del líquido biliar y de las enzimas pancreáticas. Una vez transportados al interior del cuerpo, o se transforman en otros AG, o se incorporan a los tejidos grasos en forma de moléculas grasas muy pequeñas (VLDL). Los AGM los podemos formar nosotros con otros AG, pero, por la gran cantidad que precisamos,

las membranas celulares dependen de ellos, y células tenemos unas cuantas, tomarlo desde el exterior en forma de ácido oleico, con los alimentos, facilita todo mucho.

Son buenos para el organismo, pues mejoran el perfil de los lípidos en la sangre y con ello disminuye el riesgo de enfermedad cardiovascular. Se sabe que en general los AGM pueden mejorar la sensibilidad de los tejidos a la insulina. Por ello, frente a pacientes con problemas de sobrepeso o enfermedades metabólicas, el uso de estas grasas es aconsejado sin acompañarnos con CH.

ÁCIDOS GRASOS POLIINSATURADOS (AGP)

Los AG más importantes de estos grupos lo representan los Omega-6 (n-6) y los Omega-3 (n-3). Ambos tienen un origen común que es el ácido linolénico (AL), que puede desplazarse en dos direcciones: la primera, transformarse en ácido araquidónico (AA), que es el n-6 por excelencia, o transformarse en ácido α- linolénico, que se termina por transformar en EPA y DHA. Los representantes de los n-3. La razón por la que el AL se va por una u otra dirección está regulada por muchos factores, entre otros, y jugando un papel importante, la insulina y los estrógenos.

LOS AGP N-6

La fuente de obtención de estas grasas se encuentra en los cereales integrales, semillas, frutos secos y aceites como el de maíz, uva, sésamo, girasol y, como se deduce, las margarinas, que se fabrican con estos ingredientes. Cuando tomamos estos productos, tomamos el AL, que, como hemos visto, puede irse por la vía n-6 o n-3. Si tomamos huevos, carne de pollo, pavo y carnes rojas lo que tomamos es el AA ya formado.

EFECTOS SOBRE LA SALUD

Los n-6 se han considerado durante muchos años reductores del colesterol. Nada más lejano a la realidad. Lo que hemos podido comprobar es que cuando sustituimos calorías procedentes de los CH por n-6, el colesterol sí desciende. Algo parecido sucede si sustituimos los AGS por los n-6. Estas observaciones se han producido en grupos poblacionales con ingesta del 50 % de CH, nada que ver con lo que supone una DC o una paleolítica.

Otro de los mitos, incluso en la clase médica, es que el AA favorecería los procesos inflamatorios. Se ha podido ver que incluso en pacientes obesos y con hígado graso, cambiando los AGS por AGP n-6, se producía una disminución de los fenómenos inflamatorios, de la grasa hepática e incluso, disminuye el colesterol. Con estos datos no es complicado deducir que, incluso, en dietas convencionales es un protector cardiovascular. Algo parecido pasa con la diabetes contra la cual tiene un efecto beneficioso.

Sobre el efecto de estas grasas y el cáncer también se ha escrito mucho, pero la realidad es que no hemos podido encontrar efectos protectores contra esta enfermedad por el uso de los n-6 ni tampoco cuando la enfermedad se ha desarrollado (salvo que se limiten los CH y entremos en la DC o Paleo).

LOS AGP N-3

Los n-3 pueden formarse, desde el AL y tomarse directamente, sobre todo de las grasas de los pescados azules, de las grasas de ballena y foca. El marisco, las algas y el krill suponen las otras fuentes de n-3.

Estas grasas no se pueden mencionar sin hablar de los errores de interpretación que hemos tenido con los esquimales, los Inuits y otras tribus árticas. Estos grupos toman solo un 5% de su alimentación de verduras y el resto es carne y grasa (foca, ballena, pescado azul, etc.). Evidentemente, casi nada de CH. Mientras el hombre blanco no puso su ciencia allí, enfermedades como los infartos, el cáncer o la diabetes eran desconocidas en estos colectivos. Cuando se estudió (y de paso pervirtió todo su sistema nutricional con la consecuente aparición de todas estas enfermedades desconocidas) lo primero que se pensó es «¿Qué toman?» Y la respuesta fue: grasas EPA y DHA. Esto supuso una fiebre generalizada que nos llevó a sugerir el incremento de la toma de estas grasas. Nuestra forma de pensamiento no nos permitió ver que no es el problema la cantidad de grasas que tomaban, sino la NO ingesta de CH.

EFECTOS SOBRE LA SALUD

Los estudios epidemiológicos señalan un beneficio al tomar estas AGP n-3 frente a múltiples patologías cardíacas, hipertensión, infarto (las grasas n-3 disminuyen la frecuencia cardíaca y el consumo de oxígeno del músculo cardíaco realizando una especie de preacondicionamiento a la isquemia).

Otro efecto importante es el antitrombótico (hace la sangre más diluida y si nos cortamos nos cuesta más cerrar la herida. Algo parecido a lo que hace el acetilsalicílico). Por ello, este tipo de grasas de manera abundante, en pacientes con riesgos de trombosis e incluso de placas de ateromas, puede resultar muy beneficioso. Si además reducimos el CH, ¡una maravilla!

Los n-3 parece que tienen eficacia en la protección del desarrollo tumoral. Esto lo hemos visto en modelos animales, pero en humano es muy difícil hacer estudios que tengan fuerza estadística. Lo que sí se ha hecho es dar a pacientes que iban a ser operados de cáncer de próstata, durante 3 semanas, 30 g de aceite de linaza antes de la operación y se pudo observar una reducción de la proliferación tumoral de estos pacientes frente a los convencionales.

Quizá los mecanismos que subyacen para estos efectos antitumorales sean debidos a:

- Efectos directos sobre las células y unos receptores de proliferación
- Cambios en los fosfolípidos de las membranas celulares mejorando la fluidez de la misma
- Normalización de las concentraciones de hormonas y otros metabolitos en la célula
- Modulación del estrés oxidativo L

LA RELACIÓN N-6 / N-3

La proporción de n-6 / n-3 en la población española se sitúa aproximadamente en cifras de 10-7/1. Se ha especulado también mucho sobre este cociente y se recomendó que se redujera hasta cifras de 5/1. Durante mucho tiempo he intentado bajar estos cocientes en la consulta influyendo sobre las grasas al incrementar la ingesta de alguna de ellas de manera concreta. Los resultados han sido un autentico desastre pues me cuesta recordar un caso en el que lo lograra. Cuando hace unos años empecé a trabajar con la DC e hice algún estudio de los niveles de n-6/n-3, los cocientes cambiaban a una proporción mucho más baja, incluso de 3/1. Esto me enseñó que la influencia de la insulina es determinante en la distribución de las grasas.

¿ES SEGURA LA DIETA?

La respuesta, sin dudas es ¡Sí! Se han dicho muchas cosas relacionadas con la dieta cetogénica. La mayoría de ellas no se corresponden con la realidad. Se siguen trayendo a la memoria ciertos problemas que se tuvieron en los comienzos de la DC, es decir, a principios del siglo xx. Estos problemas, que pudieron ser reales en su momento y en niños, hoy están muy controlados y no representan ningún hándicap para la realización de la dieta. Vamos a enumerar los problemas que más se han mencionado:

1. La *cetoacidosis*: A quien se le haga un comentario de este tipo, no hace falta que le haga demasiado caso, sencillamente no sabe de lo que habla (con frecuencia he oído este comentario, incluso, por parte de médicos). La cetoacidosis es un estado que puede llegar a ser muy crítico, pero que se

produce en los diabéticos de Tipo I, cuando hay una falta de insulina y el cuerpo usa las grasas como fuente de energía, pero, ¡primero hay que ser diabético! Esto nos lleva a la pregunta de si los diabéticos insulinodependientes pueden hacer esta dieta. La respuesta es SÍ, pero no pueden plantear esta dieta como método para dejarse de pinchar la insulina. En estos pacientes las células β del páncreas que producen la insulina NO FUNCIONAN y por ello precisaremos de la insulina, pinchada, para poder mantener la homeostasia del azúcar evitando que los niveles de azúcar en sangre se eleven de manera exagerada. Un diabético, no insulinodependiente, puede hacer esta dieta con control *sin* ningún riesgo de cetoadedosis.

2. La *hipoglucemia*: En teoría este fenómeno, tener unos niveles demasiado bajos de glucosa que puedan generar algún tipo de mareo o sensación de desmayo, sería factible pensar que es posible. En nuestra experiencia, de muchos cientos de pacientes y durante largos periodos de tiempo, no hemos podido observar esto, ni siquiera, cuando han hecho deporte y en alguna ocasión hasta de alto rendimiento. Como antes indicamos, no se tendrán la fuerza explosiva, pero sí una excelente condición para hacer deporte de largos esfuerzos, sobre todo si son aeróbicos.

En algún momento, al comienzo del cambio de dieta es posible que haya una mínima tendencia a una hipoglucemia, pero la verdad es que no la apreciamos tampoco en las glucemias de control.

3. *Pérdida de peso*: Esto lo observamos siempre. Raro es el paciente que al hacer un cambio a la dieta cetogénica no pierde unos kilos, sobre todo si le sobran. Esto no suele ser un problema, si bien, sobre todo si está haciendo la dieta por la existencia de una enfermedad, es importante que hable con su médico para tener bien controlado la causa de la pérdida de peso. La DC es una excelente forma de combatir la caquexia tumoral.

4. *Déficit de calcio y pérdida de la masa ósea*: este posible problema, importante en los niños, es fácil de ser controlado, pero su importancia se limita a los casos en los que hacemos la dieta con niños pequeños que están en pleno desarrollo. Si alguien quiere hacer una DC en niños, debe ser un médico o nutricionista avezado con un buen manejo de esta forma de alimentación.

5. *Problemas renales:* Si bien se describieron en su momento, al comienzo de hacer uso de estas dietas, la realidad es que no hay un solo trabajo que indique que este problema es real. Por ello, si bien la función renal debe ser controlada, no supone ningún problema. A lo largo de más de diez años haciendo esta dieta en cientos de pacientes, nosotros no hemos tenido nunca un problema de litiasis renal.

6. *Control de minerales*: es cierto que deben controlarse de manera específica el magnesio, el selenio y el cinc.

47

Con cierta frecuencia los pacientes que están haciendo la dieta se quejan de rampas en las piernas, sobre todo por la noche. Dar un poco de magnesio, en cualquiera de sus múltiples formas, suele ser más que suficiente para solucionar el problema.

El selenio lo usa el hígado como catalizador para la transformación de los ácidos grasos de cadena larga. O bien controlamos de manera analítica, o damos a ciegas cada cierto tiempo un poco del mismo para asegurar unos niveles suficientes en sangre.

7. *Déficits nutricionales con la dieta*: No se han encontrado, y, si bien algunos detractores de esta forma de alimentación intentan desprestigiar a la DC con este argumento, la realidad es que nunca han aportado un solo caso o estudio que avale dicha crítica. Por tanto, si la dieta cetogénica está mínimamente supervisada por un profesional, en caso de enfermedad esto es casi obligatorio, nunca deberían presentarse problemas.

8. *Adherencia a la dieta*: Que las personas que desean hacer la dieta sean capaces de mantenerse en ella y hacer de esta forma de alimentación su forma «normal» de comer es justamente la finalidad de este libro. Somos muy conscientes de la importancia de tener una alimentación apetitosa y con variedad de sabores, adaptada a los ritmos del año y sobre todo ¡de calidad! No podemos pretender tener unos buenos ácidos grasos si comemos carnes de baja calidad y con ello de animales mal alimentados y con peor forma de vida. Como con la DC se come menos, haz el esfuerzo y compra siempre productos de calidad orgánica-bio o similar.

Estimado lector, la dieta cetogénica no es una panacea, pero representa una gran ayuda en muchos de los problemas tanto para prevenir enfermedades como para mitigar algunas de nuestra civilización, ¡que son muchas! Con la DC o, en su defecto, con la dieta paleolítica (DP) si no precisamos/deseamos ser tan extremos, influimos positivamente y de tal manera nuestro metabolismo, que nos facilitará una calidad de vida nada despreciable, tanto a nivel físico como a nivel anímico/intelectual. Por lo tanto, renunciar a los CH no nos traerá nada más que ventajas y de la misma manera que uno no fuma o toma alcohol puede limitar los CH.

Este libro, del que he tenido el placer de probar muchas de sus recetas, representa, desde mi punto de vista, la victoria sobre la crítica más real que sobre la DC se puede hacer: la adhesión. Con estas recetas uno puede disfrutar de la comida y mantener una vida social, sin que la dieta suponga una limitación significativa. Para mí y para mis pacientes, contar con la ayuda de Alicia Artigas, supone un valor añadido, pues ella no es alguien que sugiere esta dieta desde la teoría. Ella lleva este tipo de alimentación 365 días al año y ha pasado de ser una dieta para convertirse en su forma de alimentación y con excelentes resultados. Se ha convertido en su estilo de vida.

Doctor Santos Martín

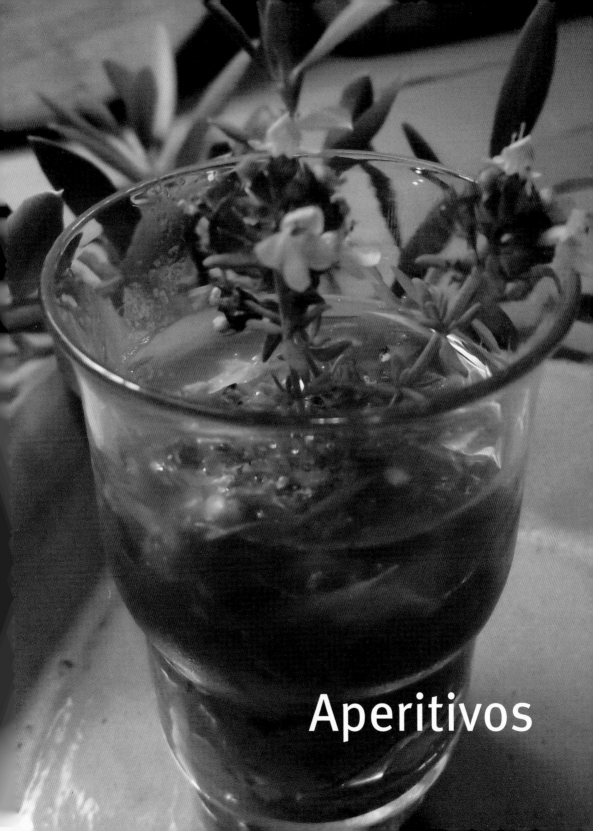

Aperitivos

ACEITUNAS NEGRAS MACERADAS

DATOS NUTRICIONALES POR RACIÓN DE 25 g						
GRASA		PROTEÍNA		CARBOS		CALORÍAS TOTALES	CALORÍAS DE GRASA
4 g	75 %	2 g	17 %	1 g	8 %	48	36

Las aceitunas son uno de los aperitivos por excelencia de la dieta mediterránea y un alimento ideal para calmar la sensación de hambre entre comidas gracias a su alto aporte en fibra y grasa, y por lo tanto apto para la dieta cetogénica.

Las aceitunas son una buena fuente de ácidos grasos Omega-3 y Omega-6. También nos aportan mucho hierro, especialmente las aceitunas negras, pues contienen más cantidad de este mineral.

Las aceitunas poseen las mismas propiedades que el aceite de oliva. Este fruto es muy nutritivo y excelente para el paladar.

Las podemos consumir de diferentes maneras: maceradas, cortadas, rellenas de anchoa, queso de cabra, almendras, etc... y también preparadas como paté, conocido como olivada o como tapenade.

Si podéis, recomiendo consumirlas a «la brasa». He tenido la suerte de consumir el aceite y aceitunas propias de mi casa y recuerdo que cuando íbamos a recolectar las aceitunas para el consumo del año, siempre se hacía un fuego para calmar el frío de diciembre. Mi padre ponía algunas aceitunas negras muy maduras en las brasas del exterior del fuego (casi cenizas), y a la hora del almuerzo las comíamos con sal por encima y aceite de oliva, «rizando el rizo», ¡¡¡UN MANJAR!!!

.... INGREDIENTES: ....

- ❀ 200 g de aceitunas negras de clase «Aragón» (compradas en tarro de cristal o a granel en cualquier mercado)
- ❀ 50 g de aceite de oliva extra virgen
- ❀ 1 rodaja de naranja cortada en pequeños gajos
- ❀ 1 rodaja de limón cortado en pequeños gajos
- ❀ Una cantidad generosa de tomillo fresco
- ❀ 1 «pellizco» de azafrán

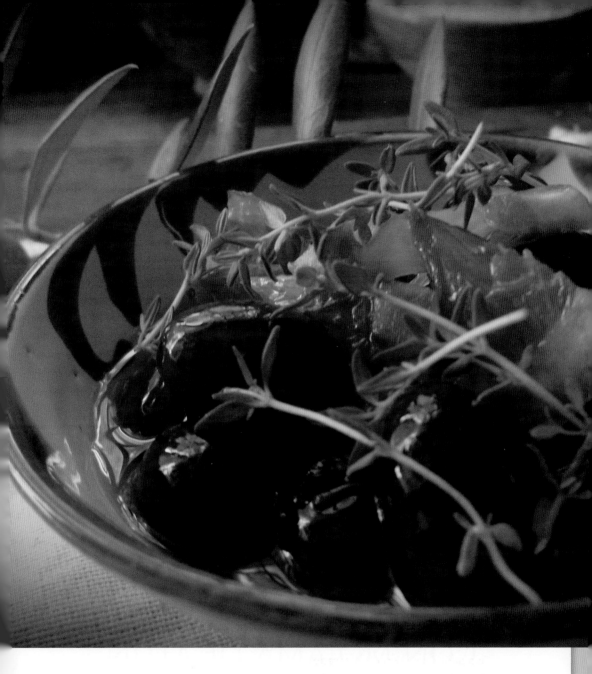

En un bol poner las aceitunas junto la naranja, el limón, el tomillo, el azafrán y el aceite de oliva.

Mezclar bien y dejar macerar un mínimo de 24 h antes de consumir.

Estas aceitunas son ideales como aperitivo o para acompañar ensaladas.

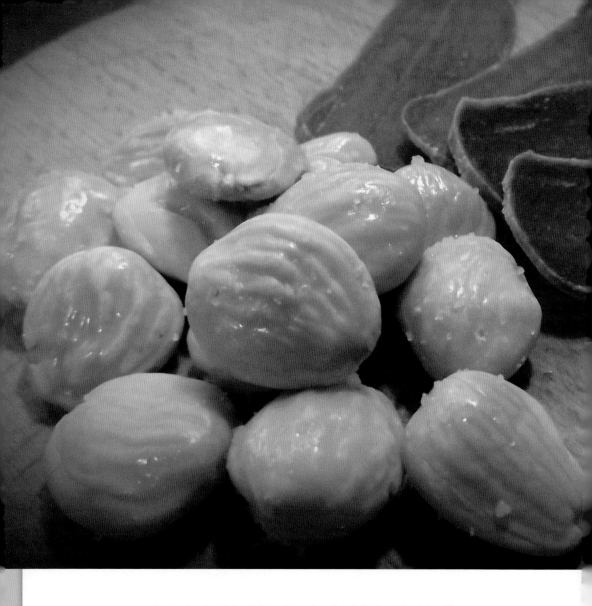

ALMENDRAS FRITAS
CON MOJAMA DE ATÚN

DATOS NUTRICIONALES POR RACIÓN DE 25 g						
GRASA		PROTEÍNA		CARBOS		CALORÍAS TOTALES	CALORÍAS DE GRASA
18 g	74 %	12 g	22 %	2 g	4 %	218	162

La mojama es un lomo de atún acecinado (secado) al sol, sin más conservantes ni colorantes que el de un aire sano que infunde a la tersa carne del atún un aroma excepcional.

La sal y el sol son el secreto de los buenos salazones. La costa murciana fue siempre abundante en sal marina y sol mediterráneo. Naves egipcias, fenicias, griegas y romanas frecuentaron estas costas en busca de las factorías «Cartago Spartaria».

Interesada en este manjar, encontré un buen artículo; que los salazones fueron un invento de la Grecia clásica. Aquellos griegos, amantes de la filosofía, la ciencia y la literatura, lo fueron también del atún y la caballa en todas sus variantes.

La mojama de atún está considerada como la estrella de los salazones. Cortada en lonchas muy finas y acompañada de almendras fritas es un bocado sublime para tomar como aperitivo.

El tipo de grasa que contiene este pescado se denomina ácido graso Omega-3.

Su contenido en proteína es de un alto valor biológico. Las vitaminas que contiene el atún son del grupo A,B y D y sus principales minerales son el fósforo, magnesio, hierro y yodo.

. . . . INGREDIENTES: 2 personas . . . .

- ❀ 60 g de almendra «Marcona» cruda y pelada
- ❀ 40 g de mojama de atún en lonchas (aprox. 5 g / loncha)
- ❀ Aceite de oliva extra virgen (el suficiente para cubrir las almendras)
- ❀ Sal marina

. . . . ELABORACIÓN: . . . .

Poner el aceite de oliva en una sartén a fuego medio y añadir las almendras. Cuando empiecen a calentar, bajar el fuego y freírlas lentamente sin parar de remover.

Cuando tomen un ligero color dorado se sacan y se ponen sobre papel de cocina absorbente; echarles la sal por encima sin esperar a que se enfríen, ya que la almendra por si misma absorberá la sal suficiente que necesite.

Si se cocina una cantidad mayor, se puede guardar en un tarro de cristal.

En esta receta las serviremos junto a la mojama. Un aperitivo excelente.

CAÑAÍLLAS CON SALSA ROMESCO

DATOS NUTRICIONALES POR RACIÓN DE 25g						
GRASA		PROTEÍNA		CARBOS		CALORÍAS TOTALES	CALORÍAS DE GRASA
13 g	75 %	8 g	20 %	2 g	5 %	157	117

La cañaílla es un molusco y la considero un manjar y un bocado exquisito. Es muy consumida en Andalucía y especialmente en la zona de Cádiz, donde se pueden degustar excelentes ejemplares.

El tiempo de cocción siempre dependerá del tamaño. La manera de limpiarlas la explico en la receta.

Se considera uno de los mariscos más sanos, con un alto contenido en hierro, magnesio, yodo y fósforo… No se recomienda para personas con problemas de ácido úrico por ser muy ricas en purinas.

Un poco de historia:

Las purinas de las cañaíllas se concentran en sus glándulas branquiales, de donde los fenicios extraían un tinte de color púrpura que les servía para teñir las vestiduras de reyes y emperadores. Este tinte era tan preciado que valía más que el oro.

Esta receta es un excelente aperitivo cetogénico. Con la ayuda de un palillo extraeremos la carne de la concha y la mojaremos con la salsa romesco.

¡¡¡A disfrutar!!!

. . . . INGREDIENTES: 1 persona . . . .

- ❀ 8 cañaíllas grandes (sin concha 40 g aproximadamente)
- ❀ 40 g de salsa Romesco
- ❀ 1 hoja de laurel
- ❀ Sal marina

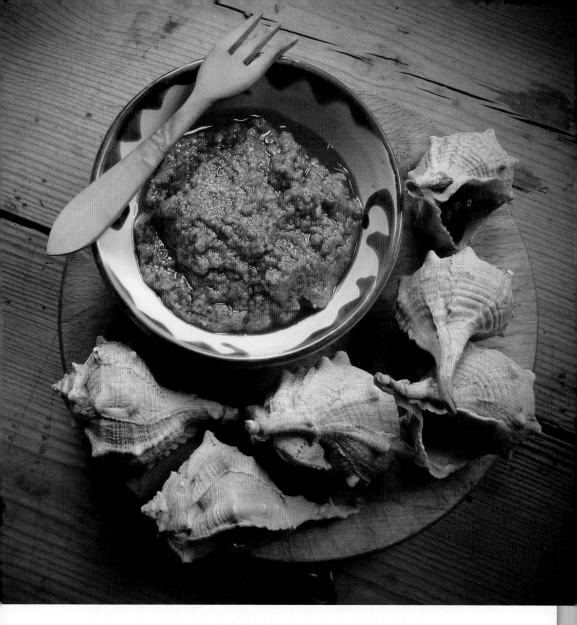

Poner las cañaíllas en agua fría con sal marina unos veinte minutos para elimi-nar la arena que puedan tener.

Una vez limpias, las pondremos en un cazo cubiertas de agua con sal marina o agua de mar, y una hoja de laurel. Cuando empiece a hervir, dejar cocer unos 20 minutos. Colar y dejar enfriar.

Sacar el caracol con la ayuda de un tenedor pequeño o palillo y lo acompa-ñaremos con la salsa Romesco.

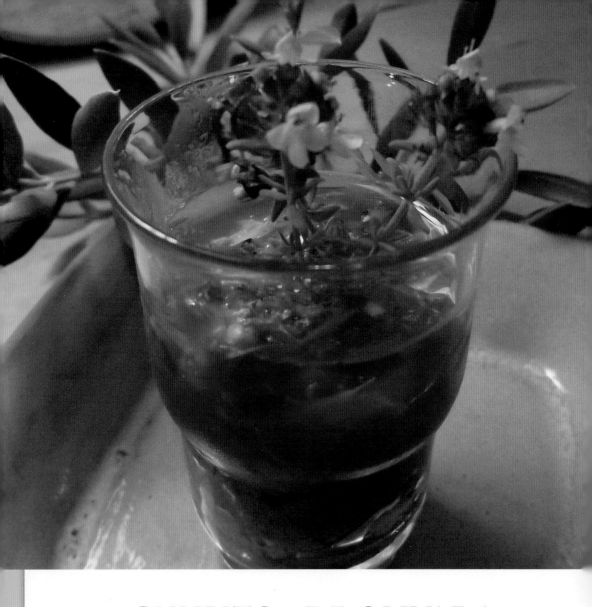

«CHUPITO» DE OLIVADA
DE ACEITUNA ARBEQUINA

DATOS NUTRICIONALES PARA 1 «CHUPITO»							
GRASA		PROTEÍNA		CARBOS		CALORÍAS TOTALES	CALORÍAS DE GRASA
10 g	92 %	1 g	4 %	1 g	4 %	98	90

Este es un excelente aperitivo cetogénico por su alto contenido en grasas saludables: el aceite de oliva y la aceituna.

Muy simple de elaborar y exquisito, podríamos decir que es una ensalada servida en un vaso. Si lo deseáis, podéis doblar la cantidad de la receta utilizando otro tipo de vaso. En una copa de Martini queda muy bien.

Hay que diferenciar entre la pasta de aceituna también llamada «olivada» y el «tapenade».

La pasta de aceituna u olivada está elaborada a partir de aceitunas negras o verdes. En este caso utilizo olivada de aceituna arbequina.

El *tapenade* se elabora con la pasta del tipo de aceituna elegida, alcaparras, anchoas, romero, tomillo, ajo y aceite de oliva.

La pasta de aceituna u olivada la podéis encontrar en cualquier tienda de alimentación, pero si os apetece también la podéis elaborar vosotros mismos. Habrá que extraer los huesos de las aceitunas y después pasar el fruto por un robot de cocina añadiendo un poquito de aceite de oliva. Requiere tiempo y paciencia.

.... INGREDIENTES: 1 persona ....

- ❀ 20 g de pasta de aceituna arbequina
- ❀ 20 g de tomate fresco triturado
- ❀ 5 g de aceite de oliva virgen extra
- ❀ 2 g de tomillo fresco
- ❀ Sal marina y pimienta al gusto

.... ELABORACIÓN: ....

En un pequeño bol de cristal poner el tomate triturado junto al tomillo fresco, mezclar bien y dejarlo en el congelador para que coja una consistencia similar a la de un sorbete.

Cuando tengamos la consistencia deseada, utilizar un vaso pequeño y en el fondo poner la pasta de aceituna arbequina, seguidamente el tomate después el aceite de oliva, sal y pimienta. Decorar con un poco de tomillo.

*Nota: se puede utilizar otra clase de pasta de aceituna.

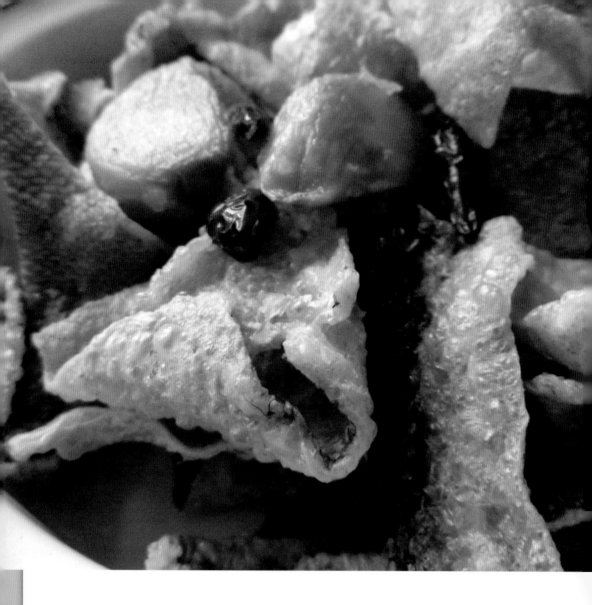

CRUJIENTE DE BACALAO AL AJILLO

DATOS NUTRICIONALES PARA 1 PERSONA							
GRASA		PROTEÍNA		CARBOS		CALORÍAS TOTALES	CALORÍAS DE GRASA
24 g	80 %	13 g	19 %	1 g	1 %	272	216

Las cortezas de piel de bacalao son una alternativa a las cortezas de cerdo. Son un aperitivo excelente y además un alimento muy sano. Se pueden tomar a cualquier hora del día, y son ideales para un tentempié.

Esta es una buena manera de aprovechar las pieles del bacalao y es muy fáciles de preparar.

Este aperitivo que se ha puesto tan de moda no es una novedad. En mi casa siempre se cocinaron, ya que las abuelas y las madres eran, por suerte, de la generación de cocineras que bordaban la técnica de «la cocina de aprovechamiento». La receta de mi madre era diferente, pues ella enharinaba las pieles antes de freír, pero por supuesto esta receta es sin harina, ya que no está permitida en la cocina cetogénica.

Os animo a probar este crujiente y delicioso manjar, y podéis ir guardando las pieles del bacalao que vayáis consumiendo y congelar hasta que tengáis la cantidad suficiente. Personalmente pido a mi establecimiento de confianza donde venden el bacalao en el mercado que me guarden estas saludables pieles, y de esta manera siempre las tengo en tarros de cristal a punto para cualquiera ocasión.

.... INGREDIENTES: 1 persona ....

- ❀ 50 g de pieles de bacalao desaladas
- ❀ 2 ajos

- ❀ 3 guindillas (opcional)
- ❀ Aceite de oliva virgen Arbequina (suficiente para freír)

.... ELABORACIÓN: ....

Cuando están los trozos de bacalao al punto de desalado quitar la piel y con la ayuda de un cuchillo bien afilado retirar el resto de carne y escamas que pueda tener.

Hay que secarlas bien con un paño o papel de cocina para eliminar todo el agua que puedan tener y las colocamos en un bandeja de horno y secarlas a 60° hasta que queden completamente secas. Recomiendo también hacer este paso en un deshidratador de alimentos.

En una sartén poner el aceite de oliva, las guindillas y los ajos cortados en tres partes (todo en frío) e ir friendo a fuego medio hasta que estén un poco tostados. Reservarlas.

Seguidamente freír las piel de bacalao que ya están secas hasta que estén crujientes. Al retirar del aceite, ponerlas sobre papel de cocina absorbente para eliminar el exceso de aceite y emplatar junto a los ajos y las guindillas. Si las preferís un poco más saladas, podéis añadir un poco de Flor de Sal en escamas. Recomiendo comerlas con un alioli o una mahonesa.

CROQUETAS CETO DE JAMÓN IBÉRICO

DATOS NUTRICIONALES PARA 1 CROQUETA							
GRASA		PROTEÍNA		CARBOS		CALORÍAS TOTALES	CALORÍAS DE GRASA
12 g	79 %	5 g	15 %	2 g	6 %	136	108

Existe la creencia de que la croqueta es originaria de España, pero no es así. Los historiadores nos dicen que su origen es francés. El cocinero Antoine Carême fue quien la introdujo en las cocinas de los nobles en 1817 bajo el nombre de «Croquette à la Royale». El nombre de croqueta procede de *croquette,* un diminutivo derivado de *croc* o del verbo francés *croquer* que significa «crujir».

La croqueta empezó a formar parte de la gastronomía española a finales del siglo XIX y con la entrada del XX. Hoy en día ya forma parte de nuestra cocina y se considera la reina de las tapas. Se pueden elaborar con diferentes ingredientes.

Para elaborar la croqueta cetogénica, hay que sustituir la harina de la bechamel y el pan rallado del rebozado por ingredientes permitidos en la dieta cetogénica.

En la receta que os presento he utilizado la coliflor como base de masa, la harina de coco para espesar, ya que absorbe muy bien la humedad, y la harina de almendra para rebozar.

Os quedarán crujientes y deliciosas.

············· INGREDIENTES: 8 croquetas ···············

- ❀ 150 g de Florroz (ver receta en pag. 258)
- ❀ 20 g de mantequilla
- ❀ 5 g de harina de coco para la masa
- ❀ 20 g de nata
- ❀ 2 huevos de tamaño mediano
- ❀ 60 g de almendra molida para rebozar
- ❀ 30 g de harina de coco para rebozar
- ❀ 25 g de jamón Ibérico (picado)
- ❀ Un pellizco de nuez moscada
- ❀ Sal y pimienta
- ❀ 60 g de aceite de oliva extra virgen o aceite de coco

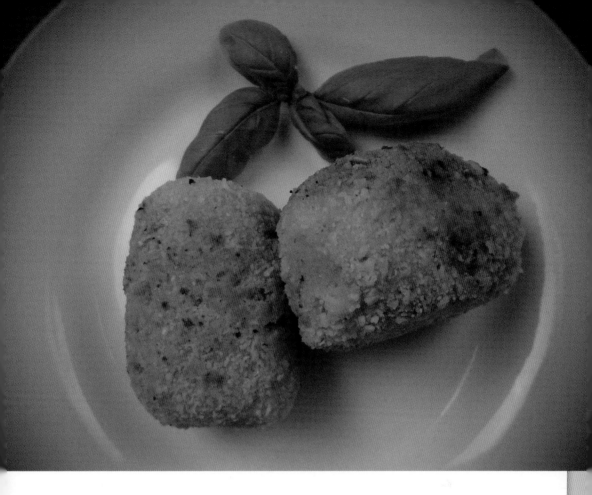

Disponer el Florroz en una sartén grande y proceder al secado.

Una vez secado el Florroz ponerlo en un procesador junto a la nata, la mantequilla, la nuez moscada, y la sal y pimienta. Echar la masa en un bol y añadir los 5 g de harina de coco y el jamón picado. Trabajar la masa y dividir en 8 partes. Formar las croquetas y dejar reposar en el frigorífico unos 30 minutos.

Enharinar con la harina de coco, pasar por el huevo batido y terminar rebozando con la harina de almendra. Freír 4 croquetas con 30 g de aceite a fuego medio-alto y una vez hechas ponerlas sobre papel absorbente. Desechar el aceite de la sartén, limpiar con papel y añadir el resto del aceite para freír las demás croquetas. El motivo de repartir el aceite es porque estáis usando almendra molida, y debido al contenido de grasa que contiene, el aceite se vuelve muy negro y se quema muy rápido. Servir calientes.

*Nota: se pueden congelar y así tener siempre a mano croquetas preparadas para utilizar tanto como en aperitivo o como plato principal acompañadas de una ensalada verde.

DISTRAÍDO

DATOS NUTRICIONALES PARA 1 DISTRAÍDO						
GRASA		PROTEÍNA		CARBOS		CALORÍAS TOTALES	CALORÍAS DE GRASA
9 g	72 %	8 g	28 %	0 g	0 %	113	81

El distraído es una exquisita y típica tapa de la cocina de la Sierra de Huelva que se sirve por los pueblos de la zona y que no es muy conocidoa en el resto de España. Cuando descubrí este aperitivo, pensé que debería hacer una adaptación cetogénica, para eliminar el pan con el cual se sirve normalmente. Viene decorado con diferentes ingredientes, pero siempre con la exquisitez del tocino procedente del cerdo ibérico de bellota. Una delicia y un manjar cetogénico que no podía faltar en este libro.

En esta receta no he contabilizado el carbohidrato, porque su valor nutricional es inapreciable.

. . . . INGREDIENTES: 1 Distraído . . . .

- ❀ 5 g de tocino ibérico de bellota curado
- ❀ 8 g de panecillo de lino -1 rebanada (ver receta página 274)
- ❀ 5 g de tomate (1 rodaja)
- ❀ Un poco de aceite de oliva extra virgen
- ❀ Sal en escamas y pimienta negra molida

. . . . ELABORACIÓN: . . . .

Poner el tomate encima de la porción de pan, el trozo de tocino, sal en escamas, pimienta y el aceite de oliva. Así de fácil, y espero que lo disfrutéis.

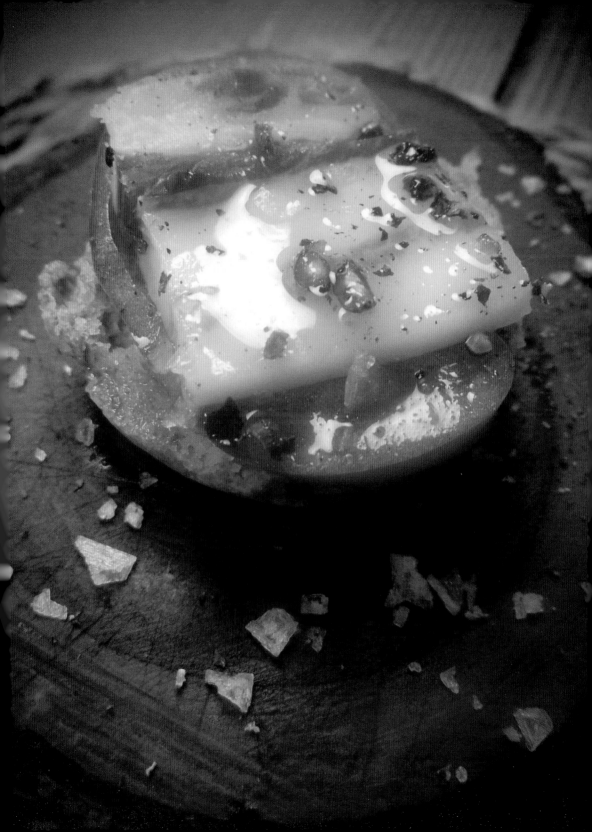

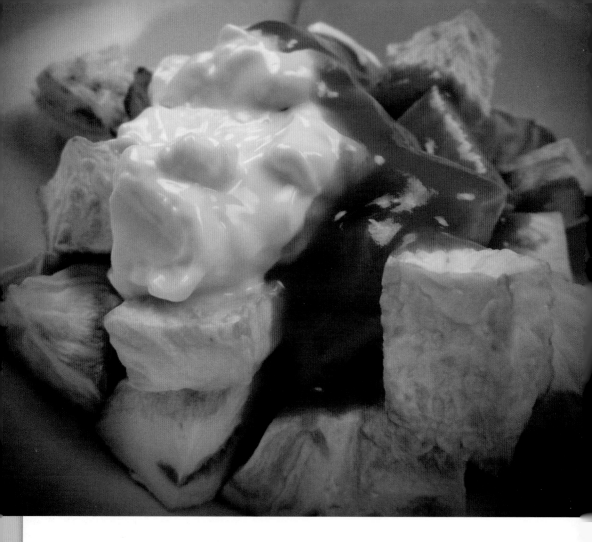

CETOBRAVAS

DATOS NUTRICIONALES PARA 1 PERSONA						
GRASA		PROTEÍNA		CARBOS		CALORÍAS TOTALES	CALORÍAS DE GRASA
37 g	77 %	8 g	7 %	17 g	16 %	433	333

¿Quién no sabe lo que son las patatas bravas? Pues para el lector que se haya topado con esta receta y no lo sepa, las patatas bravas son uno de los aperitivos más típicos de España.

Hay muchas recetas y diferentes maneras de prepararlas. Lo esencial es la salsa llamada «Brava», y recibe este nombre por ser una salsa picante. Si tú eres una persona practicante de la cetogénica; seguro que habrás pasado por alguna terraza de nuestro territorio y habrás visto a alguien consumiendo esta apetitosa tapa y habrás pensado que tú ya no puedes comerla, porque la patata es uno de los alimentos que definitivamente hay que eliminar de nuestras despensas. La buena noticia es que he creado una versión cetogénica para no dejar de disfrutar de esta clásica tapa tan arraigada a nuestra cultura gastronómica. Podéis utilizar chayote o apionabo. Para mí, estos dos vegetales son ideales para elaborar las cetobravas porque su textura después de la cocción se asemeja al de la patata y porque también quedan crujientes en el exterior. La salsa puede prepararse de diferentes maneras y las hay que son excelentes. La receta que os presento es una combinación de salsa brava más mahonesa o alioli, y esto nos servirá a aumentar el contenido en grasa.

¡¡¡Que las disfrutéis!!!

. . . . INGREDIENTES: 1 persona . . . .

- ❀ 350 g de apionabo o chayote
- ❀ 20 g de aceite de oliva extra virgen
- ❀ Mahonesa o lactonesa

Salsa brava:
- ❀ 20 g de aceite de oliva extra virgen
- ❀ 50 g de cebolla picada

- ❀ 5 g de ajo fileteado
- ❀ 1 cayena
- ❀ 60 g de pimiento rojo
- ❀ ½ cucharadita de pimentón dulce o picante (al gusto)
- ❀ 40 g de tomate rallado
- ❀ ¼ de taza de caldo de pollo
- ❀ 1 cucharadita de vinagre de Jerez
- ❀ Sal marina

. . . . ELABORACIÓN: . . . .

Cortar el chayote o el apionabo al gusto a dados o gajos y colocarlos sobre una bandeja de horno con un poco de sal y una parte de aceite de oliva. Hornear a 180 °C durante 45 minutos o hasta que estén dorados.

Para la salsa brava pondremos el resto del aceite de oliva en la sartén y empezaremos a sofreír la cebolla picada a fuego medio. Después añadir el ajo laminado y cocinar unos dos minutos, añadir la cayena y el pimiento rojo picado, y una vez que esté blando añadir el pimentón. Dar unas vueltas y añadir el tomate rallado, y rectificar de sal. Añadir el caldo y el vinagre. Una vez hecho el sofrito, lo pasaremos por el robot de cocina hasta obtener una salsa muy fina. Emplatar el chayote o apionabo y por encima poner la salsa brava con la mahonesa o el alioli, ¡¡¡y a disfrutar de unas «cetobravas» exquisitas!!!

NUECES DE MACADAMIA AL HORNO CON HIERBAS PROVENZALES

DATOS NUTRICIONALES PARA 1 PERSONA						
GRASA		PROTEÍNA		CARBOS		CALORÍAS TOTALES	CALORÍAS DE GRASA
26 g	92 %	3 g	5 %	2 g	3 %	254	234

Estas deliciosas y delicadas nueces son excelentes para un aperitivo cetogénico. También llamadas nueces australianas, tienen un alto valor nutricional.

Estas nueces son las que de más alto contenido de ácidos grasos, un 75 % por cada nuez, y por esta razón tienen la ventaja de producir saciedad, por lo cual os van a reducir el apetito muy rápidamente.

Su sabor es exquisito y su textura muy cremosa. En la cocina cetogénica las podemos incorporar en postres, galletas, tanto dulces como saladas, y panes cetogénicos.

Por su alta aportación calórica recomiendo bajo mi experiencia consumir como aperitivo o snack un máximo de 8 nueces, tal como lo explico en esta receta, ya que al ser tan sabrosas podemos caer en la tentación de consumir demasiadas.

· · · · · · · · · · · · · · · INGREDIENTES: 1 persona · · · · · · · · · · · · · · ·

- ❀ 30 g de nueces de Macadamia crudas
- ❀ ½ cucharadita de hierbas secas provenzales
- ❀ ½ cucharadita de aceite de Macadamia
- ❀ ¼ cucharadita de sal marina

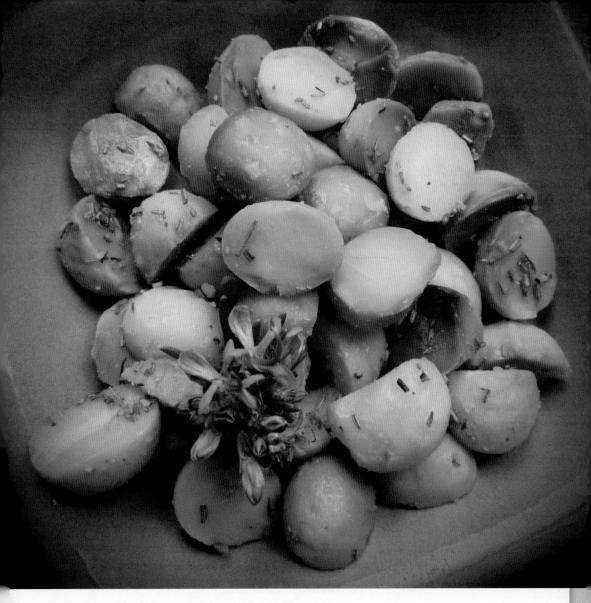

Precalentar el horno a 170 °C.

Con un cuchillo bien afilado cortar las nueces por la mitad y mezclar en un bol con el resto de los ingredientes. Poner las nueces con la ayuda de una espátula (para no desaprovechar nada del aceite) en una bandeja con papel sulfurizado (papel de horno) o un Silpat (tapete de silicona) y hornear entre 8 y 10 minutos (dependerá del horno).

Enfriar antes de consumir.

Si se hace una cantidad mayor, conservar en tarro de cristal.

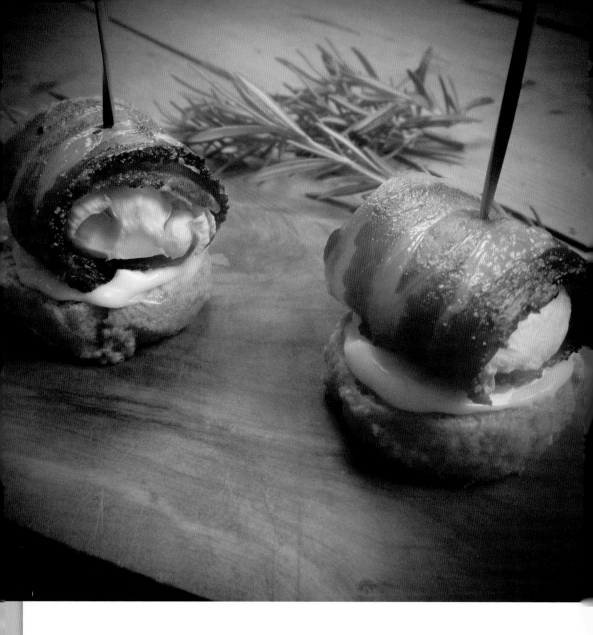

PINCHO DE COLES DE BRUSELAS

DATOS NUTRICIONALES PARA 1 PINCHO						
GRASA		PROTEÍNA		CARBOS		CALORÍAS TOTALES	CALORÍAS DE GRASA
11 g	83 %	4 g	14 %	1 g	3 %	119	99

Este aperitivo necesita muy pocos ingredientes y os animo a probarlo. Estos pinchos son ideales para una cena informal. La combinación más conocida es la del beicon con dátiles, pero esta fruta no está recomendada en la dieta cetogénica por su alto contenido en carbohidratos: 68 g/100 g y una carga glucémica de 39, y por lo tanto queda definitivamente fuera de nuestra despensa.

He sustituido el dátil por la col de Bruselas y el resultado es espectacular. Si no lo queréis comer como pincho lo podéis tomar solo. Lo mejor de este pincho es que solo contiene 1 g de carbohidrato. ¡¡¡Fantástico!!!

Seguro que esta receta la vais a repetir muchas veces.

. . . . INGREDIENTES: 12 pinchos . . . .

- ❀ 12 rebanadas de panecillo de lino (pág. 274) de 8 g
- ❀ 60 g de mahonesa
- ❀ 12 lonchas de beicon curado (10 g /loncha)
- ❀ 12 coles de Bruselas pequeñas
- ❀ Un pellizco de pimienta negra recién molida

. . . . ELABORACIÓN: . . . .

Precalentar el horno a 180 °C.

Mientras tanto lavar las coles de Bruselas y secar con un papel de cocina. Colocar cada col de bruselas en la parte superior de un trozo de beicon.

Enrollar las coles de Bruselas dentro del beicon, luego ponerlas en una bandeja para horno sobre papel sulfurado o Silpat.

Sazonar con pimienta al gusto.

Hornear a 180 °C de 20 a 25 minutos, dependiendo de si se quiere obtener un beicon más crujiente.

Para montar el pincho, utilizar una rebanada de los panecillos de lino, la mahonesa, la col de bruselas con el beicon y un poco de pimienta negra. Insertar un palillo para unir los ingredientes formando el pincho y colocarlo en una bandeja para su presentación.

Servir caliente.

TOSTAS DE BEICON CON ANCHOAS DEL CANTÁBRICO

DATOS NUTRICIONALES PARA 1 TOSTA							
GRASA		PROTEÍNA		CARBOS		CALORÍAS TOTALES	CALORÍAS DE GRASA
6 g	77 %	4 g	23 %	<1 g	0 %	70	54

Estas tostas de beicon cetogénicas, que sustituyen a las tostas típicas de pan, serán el deleite de vuestros comensales o simplemente para que disfrutéis vosotros mismos de este sorprendente aperitivo cetogénico.

Recomiendo utilizar unas buenas anchoas preparadas en Santoña, la cuna de la mejor elaboración de anchoa del Cantábrico y consideradas las mejores de España.

La anchoa es una buena manera de incorporar omega-3 a nuestra dieta. Si lo probáis estoy segura de que este será uno de vuestros aperitivos preferidos, sin lugar a dudas un bocado «mar y tierra» totalmente cetogénico, todo un manjar.

INGREDIENTES: 4 tostas

- ❋ 4 tostas de beicon de unos 10 g cada una (ver receta pág. 288)
- ❋ 8 anchoas en aceite
- ❋ 4 pimientos del piquillo
- ❋ Cebollino picado

ELABORACIÓN:

Elaborar las tostas de beicon.

Cortar cada pimiento en tiras y colocar encima de la tosta de beicon seguido de los dos filetes de anchoa. Decorar con cebollino picado.

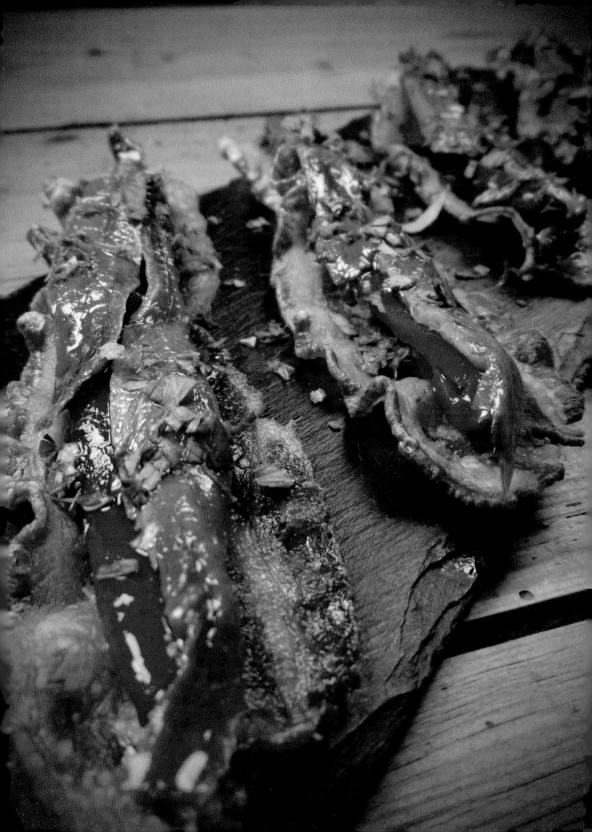

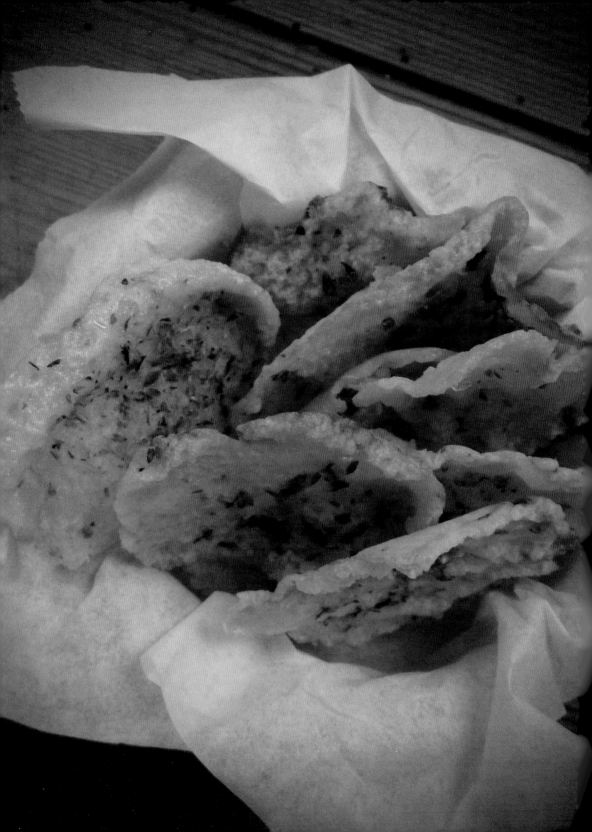

CHIPS DE QUESO PARMESANO

DATOS NUTRICIONALES PARA 1 CHIP						
GRASA		**PROTEÍNA**		**CARBOS**		**CALORÍAS TOTALES**
1 g	53 %	2 g	47 %	<1 g	0 %	17

CALORÍAS DE GRASA
9

Estoy segura de que el lector que esté mirando esta fotografía pensará que estos chips deben ser difíciles de elaborar. Pues os aseguro que no es así. Creo que no hay una receta más sencilla y con un resultado tan espectacular, tanto por su textura crujiente como por su sabor.

Una manera muy cetogénica de sustituir las patatas fritas y de no renunciar a un sorprendente aperitivo que podéis tomar junto con unas aceitunas. Un típico tentempié que se toma por todo nuestro territorio. Podéis añadir vuestras especias o hierbas favoritas y las podéis hacer tanto en el horno como en una sartén.

¡¡Deseo que disfrutéis de este picoteo!!

· · · · · · · · · · · · · · · INGREDIENTES: 10 chips · · · · · · · · · · · · · · ·

- ❀ 50 g de queso parmesano rallado
- ❀ Un pellizco de orégano
- ❀ Un pellizco de pimienta de cayena

· · · · · · · · · · · · · · · · · ELABORACIÓN: · · · · · · · · · · · · · · · · · · ·

Repartir los 50 g de queso parmesano en 10 partes iguales de 5 g.

En una sartén antiadherente y caliente ir poniendo de uno en uno la porción de 5 g en forma de galleta con el orégano o pimienta de cayena por encima. Cuando empiece a ponerse dorado por las esquinas apartar con una espátula y reservar en una bandeja, y así sucesivamente con el resto del queso. Dejar enfriar para que queden crujientes.

BOCADO DE QUESO MANCHEGO Y ANCHOAS DEL CANTÁBRICO

DATOS NUTRICIONALES PARA 1 BOCADO							
GRASA		PROTEÍNA		CARBOS		CALORÍAS TOTALES	CALORÍAS DE GRASA
10 g	79 %	6 g	21 %	<1 g	0 %	114	90

Este es un bocado cetogénico muy sabroso. La combinación del queso con la anchoa y el pimiento del Piquillo es espectacular. Para aumentar el contenido de grasa he utilizado la pasta de aceituna de Arbequina mezclada con aceite de oliva extra virgen también de la misma clase. Si no tenéis a mano este tipo de aceituna, podéis utilizar otra.

Además de estar muy rico, es muy rápido de preparar.

INGREDIENTES: 1 bocado

- ❀ 15 g de queso Manchego
- ❀ 2 anchoas del Cantábrico
- ❀ 5 g de pimiento del Piquillo
- ❀ 5 g de paté de aceituna Arbequina
- ❀ 2 g de aceite de oliva extra virgen

ELABORACIÓN:

Poner la porción del queso manchego en un plato pequeño y cubrir con una anchoa, colocar el pimiento del Piquillo y otra anchoa enrollada encima.

Finalizar la elaboración colocando el paté de Arbequina por los lados.

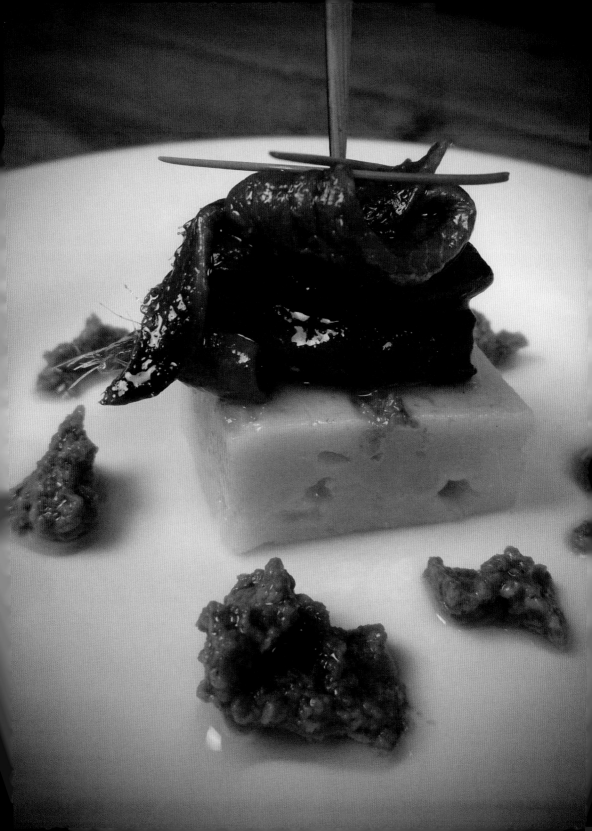

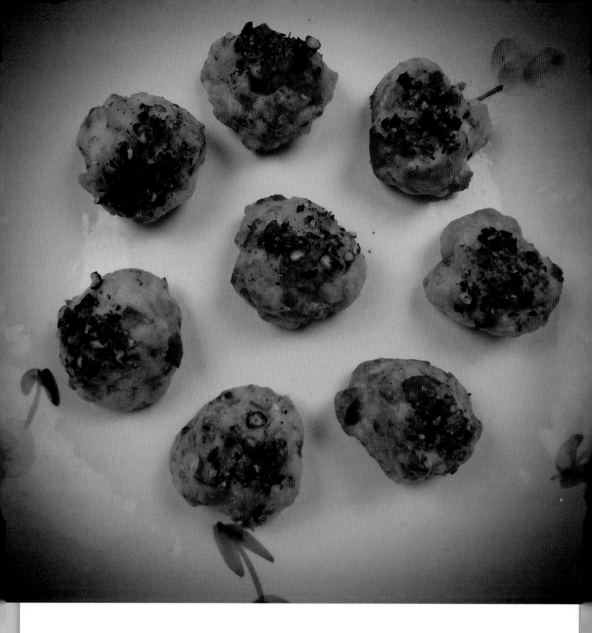

BOMBONES DE QUESO DE CABRA

DATOS NUTRICIONALES PARA 1 BOMBÓN						
GRASA		PROTEÍNA		CARBOS		CALORÍAS TOTALES	CALORÍAS DE GRASA
2 g	72 %	1,75 g	28 %	0,05 g	0 %	25	18

Los aperitivos cetogénicos son muy fáciles de elaborar y esta receta es uno de ellos por lo sencilla que es, y por los pocos ingredientes que se utilizan. Este aperitivo es una alternativa al hojaldre que, como ya sabéis, no está permitido en la dieta cetogénica por tener la harina como ingrediente principal.

Recomiendo servir estos bombones en una fiesta con amigos, o bien tenerlos para un tentempié, o llevarlos para un largo viaje, etc.

Sugiero almacenar los bombones en un tarro de cristal y en el frigorífico. Antes de servir, calentarlos un poco en el horno.

INGREDIENTES: 20 bombones (de 8 g cada uno)

- 60 g de queso de cabra curado y rallado
- 60 g de beicon curado picado
- 45 g de clara de huevo
- 0,50 g de orégano
- 1 g de pimienta negra recién molida

ELABORACIÓN:

Precalentar el horno a 180 °C.

Poner la clara de huevo en un bol y batir con un batidor de varillas de mano para darle aire, y cuando empiece a tener un color blanco sin llegar a punto de nieve añadir el queso de cabra rallado, el beicon picado muy pequeño y el orégano. Mezclar bien con una espátula hasta formar una masa.

Formar bolitas de 8 g. En un bol pequeño tendremos la pimienta recién molida y pasaremos cada bombón por la pimienta de manera que esta nos quede por la parte superior.

Utilizar papel de horno o un Silpat, y hornear entre 15 a 20 minutos.

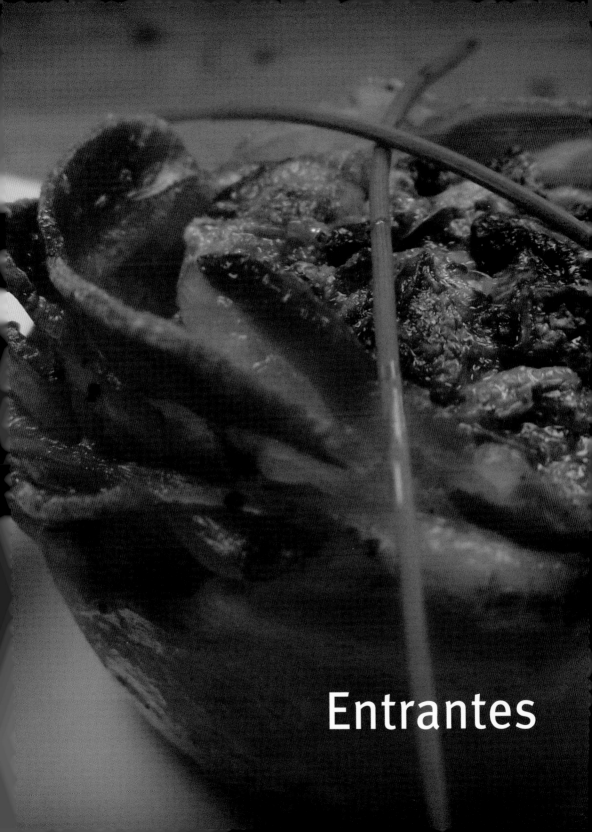

Entrantes

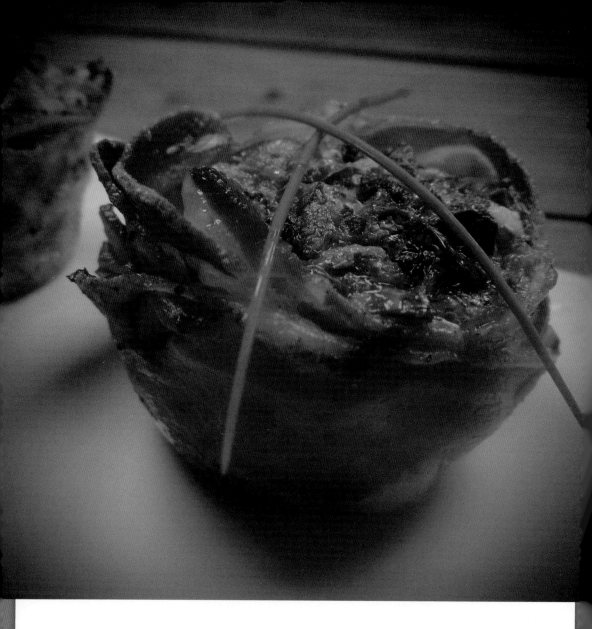

TULIPANES DE BEICON

DATOS NUTRICIONALES PARA 2 TULIPANES						
GRASA		PROTEÍNA		CARBOS		CALORÍAS TOTALES
57 g	87 %	18 g	12 %	2 g	1 %	593

CALORÍAS DE GRASA
513

Los tulipanes de beicon son un excelente entrante, o plato único, pudiendo ser acompañados por una ensalada verde regada con un buen aceite de oliva, o unos espárragos verdes a la plancha o al vapor con un poco de mantequilla por encima. Por esto la ración es de dos tulipanes, pero, claro está, podéis tomar solo la mitad y reservar la otra para otro momento del día.

Desde mi experiencia también los recomiendo para un desayuno junto a un café cremoso, sobre todo si os espera una larga mañana de trabajo. La ventaja de los desayunos cetogénicos es que nos permiten hacer unas horas de ayuno hasta la próxima comida que puede ser muy tarde. Recordad que la cetogénica tiene el efecto de *no tener la necesidad inmediata de ingerir alimentos*.

. . . . **INGREDIENTES: 2 Tulipanes** . . . .

- ❀ 60 g de lonchas de beicon curado cortados bien finos (aproximadamente 10 g por cada loncha)
- ❀ 30 g de champiñones
- ❀ 1 huevo grande (65 g)
- ❀ 10 g de mantequilla
- ❀ Cebollino para decorar
- ❀ 1 pellizco de sal marina (atención porque el beicon ya es salado)

. . . . **ELABORACIÓN:** . . . .

Precalentar el horno a 180 °C.

Utilizar cualquier molde de silicona adecuada para elaborar magdalenas.

Cubrir los laterales de dos huecos con 3 lonchas de beicon cada uno, hasta formar el tulipán. Picar los champiñones y mezclar con el huevo batido (se puede añadir un pellizco de sal y pimienta).

Repartir la mezcla en las dos parte y rellenar los dos tulipanes, colocando 5 g de mantequilla en cada uno.

Hornear durante 30 minutos. Servir con un poco de cebollino por encima.

ALEGRÍAS DE BONITO

DATOS NUTRICIONALES PARA 1 PERSONA						
GRASA		PROTEÍNA		CARBOS		CALORÍAS TOTALES	CALORÍAS DE GRASA
12 g	63 %	16 g	37 %	<1 g	0 %	172	108

El nombre de *alegrías* es porque el resultado es de un paladar muy atrevido por el picante de la guindilla, y su intensidad va a depender del gusto del comensal así que podéis añadirle más o menos. Hay personas a quienes no les gustan un sabor picante, entonces lo podéis eliminar de la receta, pero recomiendo que lo probéis, aunque solo sea añadir un pellizco porque este bonito queda excelente.

Lo pongo como entrante, ya que se puede acompañar con cualquier ensalada y convertirlo en un plato único pero también se puede presentar como aperitivo acompañado de cualquier galleta cetogénica.

. . . . INGREDIENTES: 1 persona . . . .

- ❀ 60 g de bonito en aceite
- ❀ 30 g de pimiento del Piquillo
- ❀ 10 g de alcaparras
- ❀ 5 g de aceite de oliva extra virgen
- ❀ ½ cucharadita de vinagre de Jerez
- ❀ 1 guindilla picada
- ❀ Un pellizco de sal marina

. . . . ELABORACIÓN: . . . .

En un bol poner el bonito desmenuzado, el pimiento del Piquillo picado, las alcaparras picadas, la guindilla picada con las semillas, el aceite de oliva, el vinagre y el pellizco de sal marina.

Mezclar bien con un tenedor hasta que todos los ingredientes estén bien integrados.

Emplatar y servir.

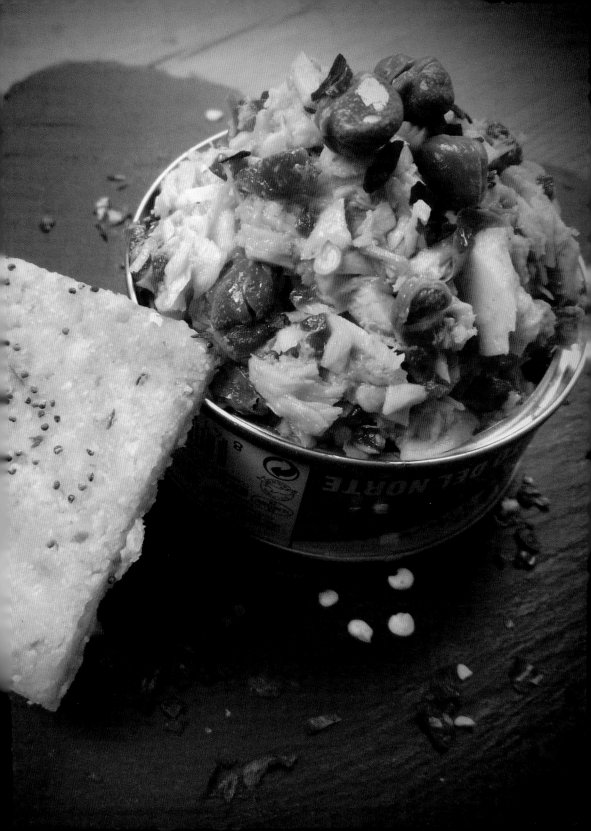

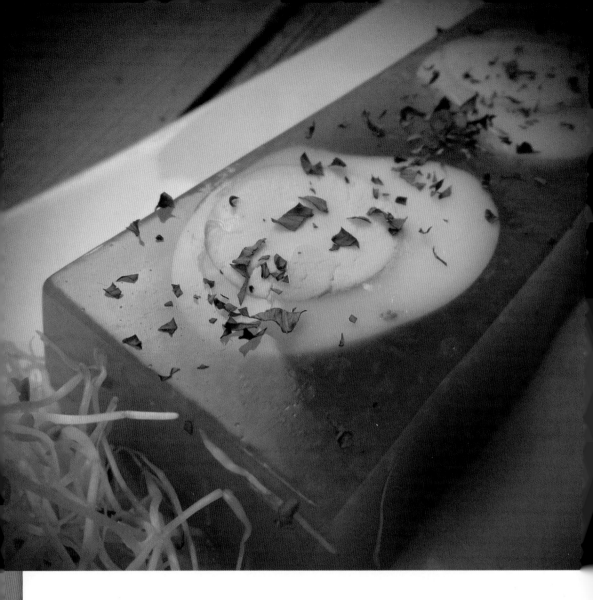

ÁSPIC CON HUEVO Y
GERMINADOS DE ALFALFA

DATOS NUTRICIONALES PARA 1 ÁSPIC						
GRASA		PROTEÍNA		CARBOS		CALORÍAS TOTALES	CALORÍAS DE GRASA
24 g	73 %	17 g	23 %	3 g	4 %	296	216

Tal como he comentado en anteriores recetas, la gelatina tiene muchos beneficios.

Este áspic es una gelatina moldeada al gusto, preparada a partir de un caldo de huesos con una larga cocción, lo que hará que los colágenos se conviertan en líquido, la gelatina.

Es un plato que se sirve frío. Podéis utilizar cualquier molde. Este plato es muy vistoso y atractivo, ya que como la gelatina es transparente se pueden ver todos los ingredientes que habremos escogido para el relleno. Algunas de las ventajas de comer gelatina son las de favorecer la digestión, la piel, las uñas, el cabello, y especialmente la salud ósea. Se puede servir con cualquier tipo de verdura permitida en cetogénica y lo recomiendo de dos a tres veces por semana. Es muy sencilla de realizar, y de esta forma siempre podemos tener áspic preparado en nuestro frigorífico. Personalmente, me gusta como desayuno, una buena manera se empezar el día.

. . . . INGREDIENTES: para 2 moldes de 14 x 6 cm (2 áspics) . . . .

- ❀ 300 g de caldo de huesos
- ❀ 2 huevos duros
- ❀ 4 g de Agar-Agar
- ❀ 40 g de germinados de alfalfa
- ❀ 10 g de aceite de oliva virgen extra
- ❀ Sal y pimienta al gusto

. . . . ELABORACIÓN: . . . .

Llevar el caldo a ebullición, echar el agar-agar e ir removiendo durante 5 minutos para que se disuelva bien, y rectificar de sal. Apagar el fuego y reservar.

Cortar los huevos en rodajas y colocarlo en los moldes (1 para cada molde). Repartir el caldo en cada molde y, cuando esté tibio, ponerlo en la nevera hasta que solidifique.

Servir junto a la alfalfa germinada aliñada con el aceite, sal y pimienta.

BROCHETA DE BACALAO MACERADO EN ACEITE DE OLIVA

DATOS NUTRICIONALES PARA 1 BROCHETA						
GRASA		PROTEÍNA		CARBOS		CALORÍAS TOTALES	CALORÍAS DE GRASA
21 g	83 %	8 g	14 %	2 g	3 %	229	189

El bacalao macerado en aceite de oliva es uno de mis platos favoritos.

Esta receta es un manjar, de una preparación muy sencilla, y excelente para un aperitivo cetogénico.

El bacalao salado es muy rico en fósforo y contiene una gran cantidad de vitaminas del grupo B.

Es un alimento muy alto en nutrientes. Dada su alta cantidad de proteínas, el bacalao salado es muy recomendado para el desarrollo muscular.

La abundante cantidad de yodo que contiene este alimento será muy beneficioso para nuestro metabolismo. Una de las propiedades más importantes en el bacalao es el Omega-3.

Bajo mi experiencia recomiendo el consumo del bacalao salado de 2 a 3 veces por semana.

Tomándolo como aperitivo será muy fácil para los que quieren cuidar su salud, una buena forma de comer un pescado tan alto en nutrientes.

. . . . **INGREDIENTES: 1 Brocheta** . . . .

- ❋ 60 g de lomo de bacalao desalado crudo (escoger un lomo grueso)
- ❋ Una hojas de eneldo para decorar
- ❋ 1 tomate cherry cortado a cuartos
- ❋ 20 g de aceite de oliva extra virgen
- ❋ Una pizca de guindilla picada (opcional)

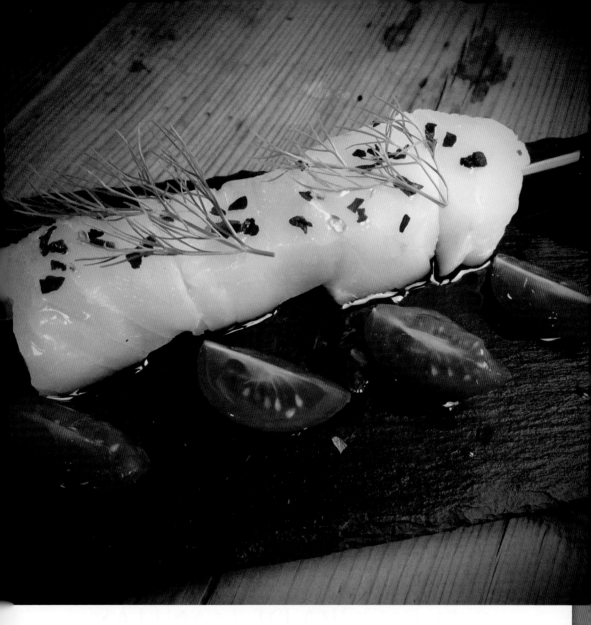

Cortaremos el lomo de bacalao en dados pequeños y dejarlos marinar 30 minutos en el aceite de oliva. Una vez pasado el tiempo de maceración insertaremos los dados de bacalao en una brocheta.

Presentarla en un plato con el aceite de maceración y decorarlo con la guindilla picada, aceite de oliva y el tomate cherry.

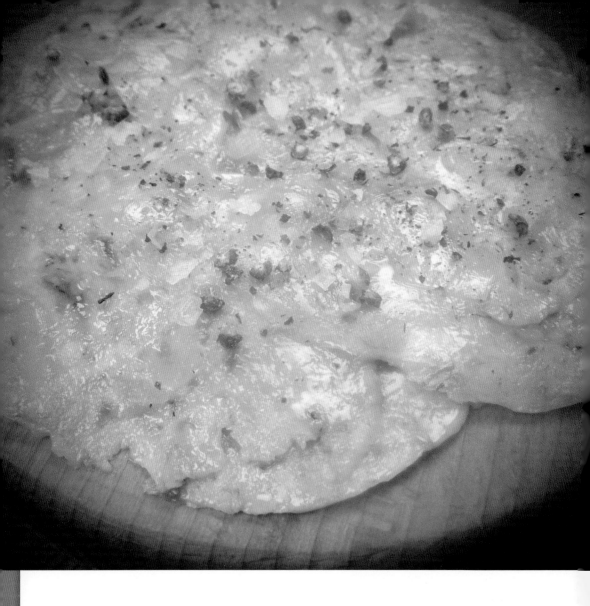

CARPACCIO DE MANITAS DE CERDO Y ACEITE DE TRUFA

DATOS NUTRICIONALES PARA 1 RACIÓN DE 100 g						
GRASA		PROTEÍNA		CARBOS		CALORÍAS TOTALES	CALORÍAS DE GRASA
25 g	78 %	16 g	22 %	0 g	0 %	289	225

Las manitas de cerdo son una fuente muy alta de colágeno natural y poseen un alto contenido de vitamina B_1, muy indicada para personas convalecientes, que durante este periodo tienen un mayor desgaste de esta vitamina.

Hoy en día el consumo de este alimento es menos frecuente, pero sigue vivo en las mesas de las casas y restaurantes que practican la cocina tradicional.

En el mercado resulta habitual encontrarlas en charcuterías especializadas, frescas o cocinadas.

Una buena manera de cocinarlas es guisadas, ya que la gelatina y el cartílago de las manitas aportan una textura muy especial a la salsa, pero hay una infinidad de recetas.

La receta que os presento es un delicioso entrante y una manera muy fácil y rica de obtener colágeno.

*Nota: Hoy en día, en las charcuterías ya se pueden encontrar las manitas de cerdo cocidas.

. . . . **INGREDIENTES:** . . . .

- ❀ 400 g de manitas de cerdo cocidas sin hueso
- ❀ Un pellizco de pimienta
- ❀ Un poco de aceite de trufa (opcional), o en su lugar, aceite de oliva

. . . . **ELABORACIÓN:** . . . .

Una vez cocidas las manitas de cerdo, sacar los huesos y picaremos la carne.

Disponer la carne picada en un film y la daremos la forma de rulo, pero sin presionar demasiado.

Poner el rulo en el congelador unos 45 minutos, o el tiempo suficiente para poder cortarla en rodajas muy finas con la ayuda de una mandolina o cortador eléctrico.

Emplatar, echar la pimienta por encima y un hilo de aceite de trufa para dar brillo, buen sabor y aroma.

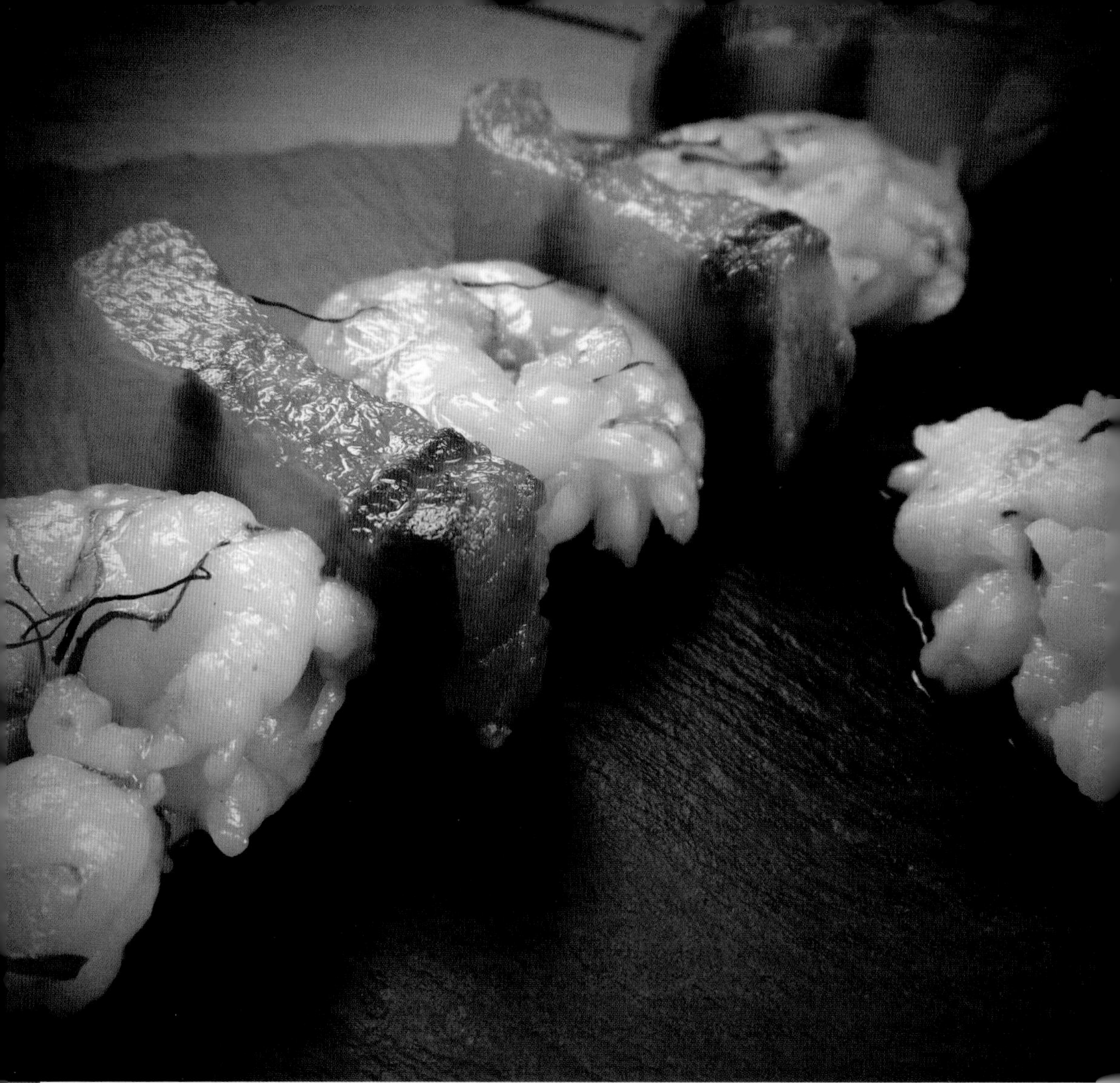

BROCHETA DE GAMBAS CON PANCETA IBÉRICA Y AZAFRÁN

DATOS NUTRICIONALES PARA 1 BROCHETA							
GRASA		PROTEÍNA		CARBOS		CALORÍAS TOTALES	CALORÍAS DE GRASA
60 g	96 %	6 g	4 %	0 g	0 %	564	540

La panceta de cerdo ibérico es un alimento típico de la cocina tradicional andaluza. Es el tocino entreverado de la parte del vientre del cerdo Ibérico. Se usa fresca para cocinar y si está salada se puede consumir cruda.

Es ideal para una dieta cetogénica, ya que el 85 % al 90 % de esta carne es de grasa y el resto proteína. Es ideal como tentempié.

Aquí os presento una receta que une dos alimentos de muy alta calidad nutricional y a la vez una exquisitez : la gamba y la panceta Ibérica, extraordinaria mezcla de sabores.

. . . . INGREDIENTES: 1 Brocheta . . . .

* ❀ 3 gambas peladas frescas (aproximadamente 10 g cada una)
* ❀ 3 trozos de panceta ibérica curada de 10 g cada una
* ❀ 20 g de aceite de oliva extra virgen
* ❀ Un pellizco de azafrán
* ❀ 10 g de alioli

. . . . ELABORACIÓN: . . . .

Poner a macerar el aceite de oliva junto con el azafrán y las gambas durante 1 hora.

Preparar un alioli.

Montar la brocheta intercalando las gambas y los trozos de panceta.

Poner una plancha de hierro al fuego y esperaremos que esté bien caliente.

Cocinar 2 minutos por cada lado.

Emplatar la brocheta junto a 1 cucharada sopera de alioli y utilizaremos el resto del aceite de maceración para poner encima de la brocheta.

JAMÓN DE PATO CURADO CASERO

DATOS NUTRICIONALES PARA 1 RACIÓN DE 50g						
GRASA		PROTEÍNA		CARBOS		CALORÍAS TOTALES	CALORÍAS DE GRASA
19 g	78 %	12 g	22 %	<1 g	0 %	219	171

El jamón de pato se obtiene a partir del «magret» de pato curado, que es un clásico de la cocina francesa, y actualmente se encuentra en tiendas y grandes superficies en paquetes de 70 g y 100 g. Pero la receta que aquí quiero compartir es la elaboración casera de este extraordinario jamón de pato curado.

Este jamón es ideal como tentempié cetogénico, o para acompañar todo tipo de ensaladas o quesos, unos de mis favoritos si es con espárragos. Aconsejo cortarlo muy fino y comerlo a temperatura ambiente (sacarlo del frigorífico 20 minutos antes de consumir). Os animo a elaborar esta joya gastronómica.

INGREDIENTES:

- ❀ 1 «magret» de pato (el peso varía entre 250 g y 300 g)
- ❀ 300 g de sal marina gruesa
- ❀ 30 g de pimienta negra recién molida

ELABORACIÓN:

Se necesita un paño muy fino de algodón y un recipiente tipo molde para hacer terrinas.

En un bol mezclar muy bien la sal gorda y la pimienta negra recién molida (no la de tarro del supermercado). Poner un «magret» encima del paño y rebozar con la mezcla de sal y pimienta, ha de quedar todo bien cubierto, envolver con el paño hasta que quede como un paquete y colocarlo dentro de la terrina. Guardarlo en la parte baja del frigorífico entre seis y ocho días sin tocarlo para que se cure. Pasados estos días, abrir el paño y limpiar el jamón de pato de la sal. Cortar en lonchas finas y guardar el resto en el mismo paño que se ha utilizado para la curación.

Muy fácil de hacer. ¡¡¡Merece la pena, os lo aseguro!!!

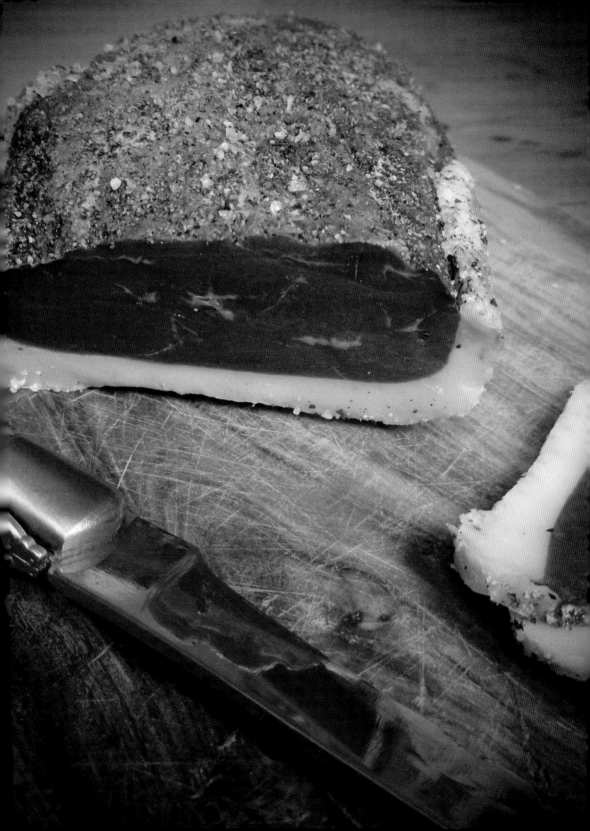

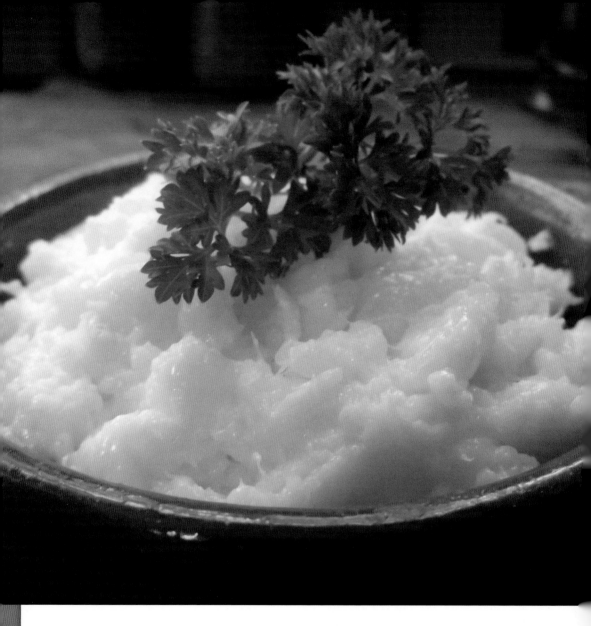

CETOBRANDADA DE BACALAO

DATOS NUTRICIONALES PARA 1 RACIÓN DE 100 g						
GRASA		PROTEÍNA		CARBOS		CALORÍAS TOTALES
25 g	79 %	13 g	18 %	2 g	3 %	285

CALORÍAS DE GRASA
225

La brandada es uno de los platos típicos de la gastronomía mediterránea y que comparten España, Francia e Italia.

Consiste en emulsionar bacalao desalado, aceite y ajos. Así se elabora esta cetobrandada de bacalao en esta receta. Digo esto porque hoy en día se le puede añadir también patata, mantequilla, crema de leche, limón, pimienta, cayena…

Este delicioso aperitivo es excelente sobre galletas cetogénicas, sobre hojas de endivia, tallos de apio blanco e incluso gratinado en una cazuelita de barro.

En mi receta he sustituido el ajo seco por el ajo tierno por su bajo contenido en carbohidratos.

*100 g de ajo seco = 24 g de CH *100 g de ajo tierno = 5 g de CH

Este plato lo podemos conservar en la nevera y nos puede servir para un saludable entrante.

. . . . **INGREDIENTES: 2 personas** . . . .

- ❀ 100 g de aceite de oliva extra virgen
- ❀ 200 g de bacalao desalado
- ❀ 50 g de ajos tiernos
- ❀ 1 guindilla (opcional)

. . . . **PREPARACIÓN:** . . . .

Poner un cazo con el aceite a fuego muy bajo junto a la parte blanca de los ajos tiernos cortados a rodajas finas, la guindilla, e infusionar a no más de 50 °C (podéis utilizar un termómetro de cocina).

Cuando los ajos estén blandos, incorporaremos el bacalao y dejaremos cocer lentamente (no mucho, ya que si no el bacalao quedará seco).

Sacar del fuego y pasarlo por una batidora eléctrica de mano hasta obtener una pasta bien fina. Dejar enfriar en el frigorífico y adornar con perejil muy picado por encima.

Servir con galletas saladas cetogénicas (consultar capitulo de galletas).

OREJA DE CERDO CON PIMENTÓN DE LA VERA

DATOS NUTRICIONALES PARA 1 PERSONA						
GRASA		PROTEÍNA		CARBOS		CALORÍAS TOTALES	CALORÍAS DE GRASA
45 g	80 %	23 g	18 %	2 g	2 %	505	405

La oreja de cerdo forma parte de los despojos cárnicos. Es un plato ya desaparecido en los últimos años, cada vez menos presente en los platos de los bares y del menú familiar. Creo que las personas mayores aún la utilizan en platillos, estofados… pero repito que es muy difícil encontrar una ración para tomar como tapa. Para mí es excelente servida en trocitos con pimentón, sal y un buen chorro de aceite de oliva extra virgen. ¡¡¡Una delicia!!!

Uno de los principales beneficios de consumir oreja de cerdo es la alta cantidad de colágeno que nos puede aportar. El colágeno es una proteína que al cocinarla se convertirá en gelatina, sin olvidar su fuente de vitaminas: hierro, zinc, magnesio, fósforo y potasio, y un alto contenido en vitaminas del grupo B.

. . . . INGREDIENTES: 1 persona . . . .

- ❀ 100 g de oreja de cerdo
- ❀ 1 hoja de laurel
- ❀ 1/2 cebolla
- ❀ 10 granos de pimienta negra
- ❀ 20 g de aceite de oliva virgen extra
- ❀ 1/2 cucharada de pimentón de la Vera dulce
- ❀ Una pizca de pimentón de la Vera picante (opcional)
- ❀ Sal marina gorda o en su lugar sal Maldon

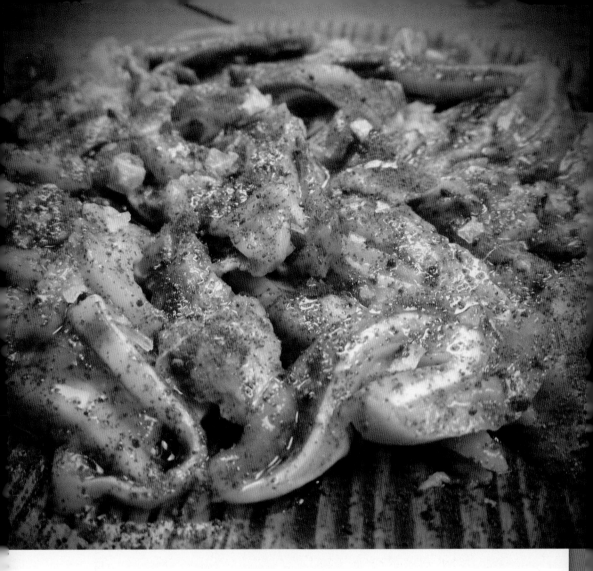

ELABORACIÓN:

Limpiar la oreja y quitar los posibles pelos que pueda tener con la ayuda de un soplete de cocina, o bien quemándolos directamente en los fogones de la cocina (normalmente las orejas ya están muy limpias).

En una olla con agua echar la oreja junto con el laurel, cebolla y granos de pimienta, y cocer durante 1 hora. Para saber si la oreja ya está cocida comprobar que el cartílago esté blando.

Sacar la oreja del caldo, dejar enfriar un poco, y con un cuchillo bien afilado cortar la oreja en pequeños trozos y disponerla en un plato.

Espolvorear con el pimentón dulce y un poco de picante si se desea, la sal y el aceite de oliva.

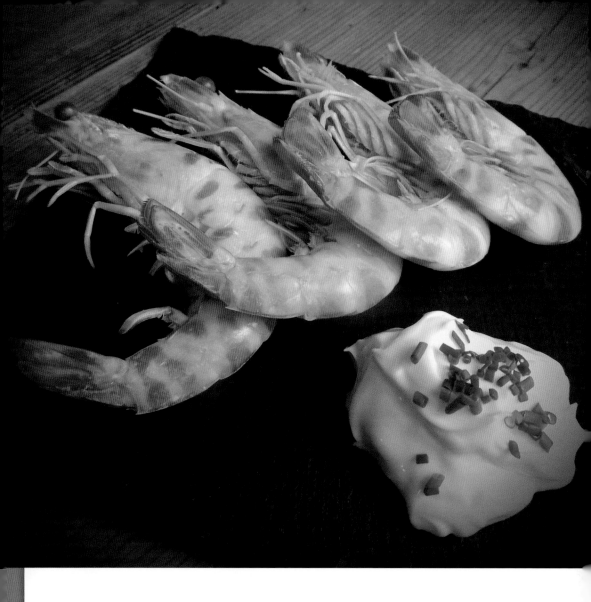

LANGOSTINOS AL NATURAL CON MAHONESA

DATOS NUTRICIONALES PARA 1 PERSONA						
GRASA		PROTEÍNA		CARBOS		CALORÍAS TOTALES	CALORÍAS DE GRASA
24 g	74 %	18 g	25 %	1 g	1 %	292	216

Reconozco ser una amante de las tierras del Delta de Ebro y de su cocina tradicional marinera. En concreto del pueblo de Sant Carles de la Rápita, pueblo marinero y reconocido por la alta calidad de pescado.

El langostino de Sant Carles es uno de los mariscos estrella más exquisitos que he probado. En otoño, con la llegada de los vientos de levante, es cuando los langostinos son más abundantes en esta costa mediterránea. Otros lugares reconocidos que no quiero olvidar son Dénia, Cádiz y Vinaroz.

Los langostinos tienen unas excelentes propiedades nutricionales: muy alto en proteínas, hierro, calcio, potasio, zinc, vitaminas del grupo B, vitamina K y fósforo.

Con esta lista de altísimo valor nutritivo, sería ideal introducirlo en nuestra dieta cetogénica en cualquier forma.

El truco de esta receta tan fácil es el tiempo de cocción de los langostinos, es muy importante no pasarse de tiempo para que los langostinos no pierdan su jugosidad.

. . . . **INGREDIENTES: 2 personas** . . . .

- ❀ 300 g de langostinos frescos (no congelados)
- ❀ 25 g de sal marina
- ❀ 1 cucharada sopera de vinagre de Jerez
- ❀ 1 hoja de laurel

- ❀ Una ramita de perejil
- ❀ 6 granos de pimienta negra
- ❀ 60 g de mahonesa
- ❀ 1 l de agua filtrada
- ❀ Sal marina

*Nota: Yo utilizo agua de mar, de venta en cualquier tienda de alimentación.

. . . . **ELABORACIÓN:** . . . .

Poner una olla al fuego con 1 litro de agua junto a la sal, o agua de mar, y el vinagre, el laurel, el perejil y la pimienta.

Mantener hirviendo unos 8 minutos, y a continuación añadir los langostinos y llevar otra vez a ebullición. Cuando el agua rompa a hervir de nuevo, mantenerlos hirviendo un máximo de 2 minutos.

Escurrir y dejar enfriar.

Servir junto la mahonesa.

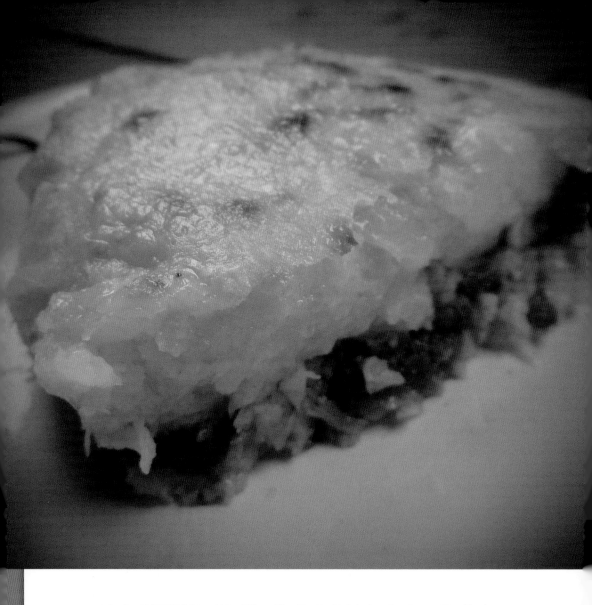

PASTEL DE COLIFLOR CON SOBRASADA DE MALLORCA

DATOS NUTRICIONALES PARA 1 PERSONA						
GRASA		PROTEÍNA		CARBOS		CALORÍAS TOTALES	CALORÍAS DE GRASA
42 g	85 %	13 g	12 %	4 g	3 %	446	378

La sobrasada es el embutido emblemático de la isla de Mallorca. A partir del siglo XVI Mallorca desarrolla una importante tradición charcutera y la sobrasada se convierte en una de las formas de conserva alimentaria en las despensas mallorquinas.

Aconsejo visitar la página del Consejo Regulador: www.sobrasadademallorca.org

La sobrasada se elabora con el cerdo negro, que es la raza autóctona de Mallorca. Destaca el ácido oleico (monoinsaturado) y el ácido linoleico (poliinsaturado). En comparación con otros animales, el cerdo contiene una mayor cantidad de ácidos grasos insaturados muy beneficiosos para la salud.

Por esto recomiendo que la consuman las personas que siguen la dieta cetogénica.

Yo la incorporo en la elaboración de diversos platos como veréis mas adelante, pero la podéis degustar con las cetogalletas de Inca, receta que encontraréis en el capítulo de panes-galletas y cocas.

Originalmente la receta que os presento se elabora con patata, pero, al no estar permitida por su alto contenido en carbohidratos, la he substituido por la coliflor.

Un maravilloso entrante.

INGREDIENTES: 2 personas

* 350 g de flores de coliflor
* 100 g de sobrasada de mallorca
* 10 g de mantequilla ecológica
* 30 g de queso Gruyère suizo rallado

ELABORACIÓN:

Cocer la flores de la coliflor al vapor hasta que estén bien tiernas.

Pondremos la coliflor en un bol con un pellizco de pimienta y una pizca de sal (no mucha ya que la sobrasada y el queso tienen su propia) y la mantequilla con textura de pomada.

Trabajaremos con un tenedor y seguidamente la pondremos en un robot de cocina para obtener un puré. También se puede utilizar un pasa purés manual.

Utilizaremos una bandeja de barro o cerámica apto para el horno y haremos una capa de puré de coliflor, después la sobrasada en trocitos bien repartida y cubriremos con el resto del puré.

Formar un pastel con la ayuda de una espátula de madera.

Echar el queso rallado por encima.

Hornear 5 minutos a 180° y después 5 minutos al grill, o hasta que el queso coja un color dorado.

PULPO

DATOS NUTRICIONALES PARA 1 RACIÓN						
GRASA		PROTEÍNA		CARBOS		CALORÍAS TOTALES
32 g	68 %	29 g	28 %	4 g	4 %	420

CALORÍAS DE GRASA
288

El pulpo es un alimento muy saludable y con un alto contenido en minerales, de los cuales destacaremos el zinc, nutriente fundamental en el mantenimiento de las defensas, y el alto contenido en hierro. Igualmente destacaremos la vitamina niacina, que curiosamente está muy presente en el pescado azul también.

Gastronómicamente hablando, el «pulpo a la gallega» es uno de los platos más populares en España, y debo decir que es un plato exquisito. Cocido, cortado en rodajas y aliñado con pimentón, sal gruesa y aceite de oliva… Más fácil imposible.

Lo complicado es la cocción, pero podéis saltar este paso, ya que hoy en día se puede comprar pulpo cocido en todas las pescaderías, listo para cortar, calentar y servir.

· · · · · · · · · · · · · · · **INGREDIENTES: 1 ración** · · · · · · · · · · · · · · ·

- ❀ 100 g de pulpo (se compra cocido en paquetes al vacío)
- ❀ 30 g de aceite de oliva virgen extra
- ❀ Una pizca de pimentón de la Vera dulce
- ❀ Sal marina gris gorda

· · · · · · · · · · · · · · · · · **ELABORACIÓN:** · · · · · · · · · · · · · · · · · ·

Escaldar el pulpo en agua hirviendo durante unos minutos, escurrir y cortar en rodajas.

Disponerlo en un plato (preferiblemente de madera), rociar con el aceite de oliva, el pimentón y la sal.

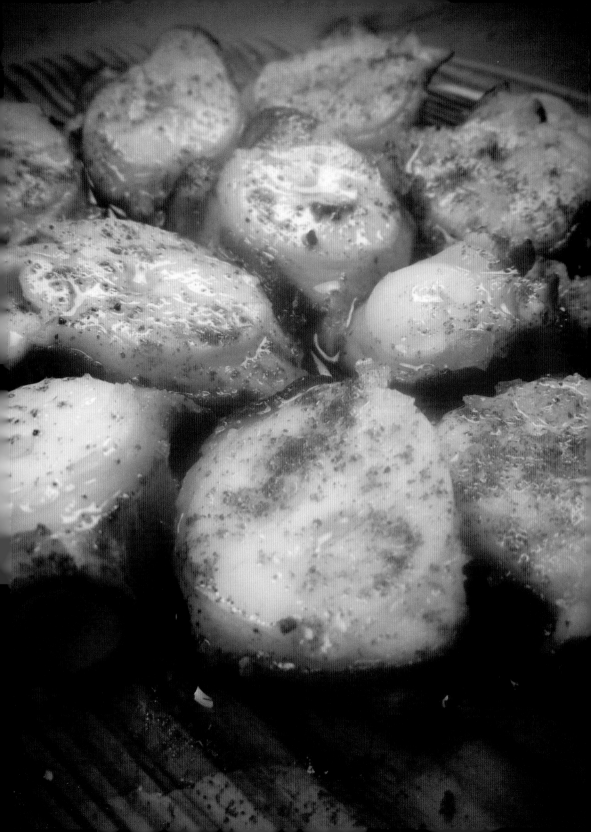

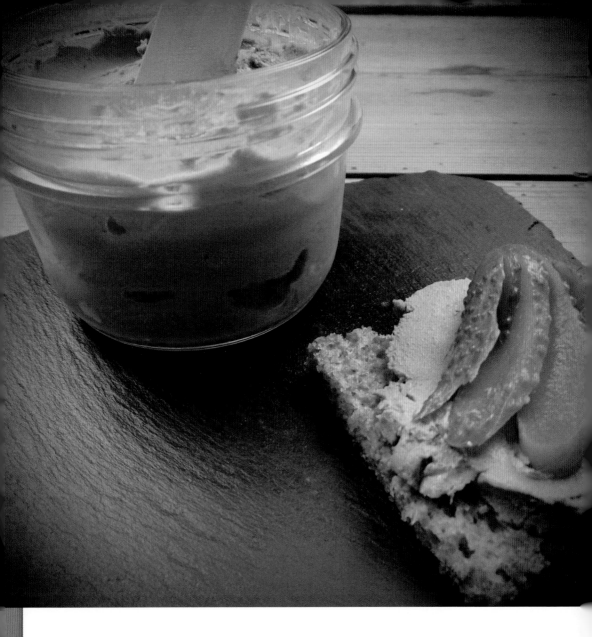

MOUSSE DE HÍGADO DE POLLO

DATOS NUTRICIONALES PARA 100 g						
GRASA		PROTEÍNA		CARBOS		CALORÍAS TOTALES	CALORÍAS DE GRASA
32 g	82 %	14 g	16 %	2 g	2 %	352	288

Los superalimentos siempre se relacionan con las semillas, los vegetales verdes, las bayas, el cacao, etc., pero no con los órganos de animales que también tienen un alto contenido en nutrientes.

Pues el hígado es uno de los alimentos con más nutrientes, muy alto en hierro, vitamina A, vitaminas del grupo B y especialmente la vitamina B_{12}.

El hígado ha formado parte de las dietas tradicionales y tristemente se ha ido perdiendo la costumbre de consumirlo. Este *mousse* de hígado de pollo no os va a dejar indiferentes. Su untuosidad es increíble, muy rápido de hacer y muy económico. Recomiendo que el hígado sea de pollo ecológico.

Ideal como entrante, acompañado de un pan de lino tostado y pepinillos en vinagre y una ensalada de espinacas, o para un aperitivo con amigos, o un día de fiesta…

Os animo a prepararlo.

INGREDIENTES:

- ❀ 350 g de hígados de pollo ecológicos
- ❀ 35 g de grasa de pato
- ❀ 140 g de mantequilla
- ❀ 50 g de nata
- ❀ 50 g de cebolleta

- ❀ 5 g de ajo
- ❀ 30 g de coñac (opcional)
- ❀ Tomillo fresco
- ❀ Pimienta blanca
- ❀ Un pellizco de nuez moscada
- ❀ Sal marina

ELABORACIÓN:

Poner una cazuela o «cocotte» a fuego medio con la manteca de pato, y cuando empiece a calentar echar los hígados, la sal, la pimienta, el tomillo y la nuez moscada. Cocinar hasta que los hígados estén dorados, y en este momento añadir la cebolleta picada. Cocinar hasta que esté blanquecina y añadir el coñac, remover y esperar a que se evapore el alcohol.

Apartar del fuego y ponerlo en una batidora de vaso junto con la mantequilla a temperatura ambiente y la nata. Batir hasta obtener una textura cremosa.

Verter en tarros de cristal esterilizados sin llenar del todo. Cubrir con un papel film para que no se oxide la mousse, cerrar y poner en el frigorífico durante dos días antes de consumir.

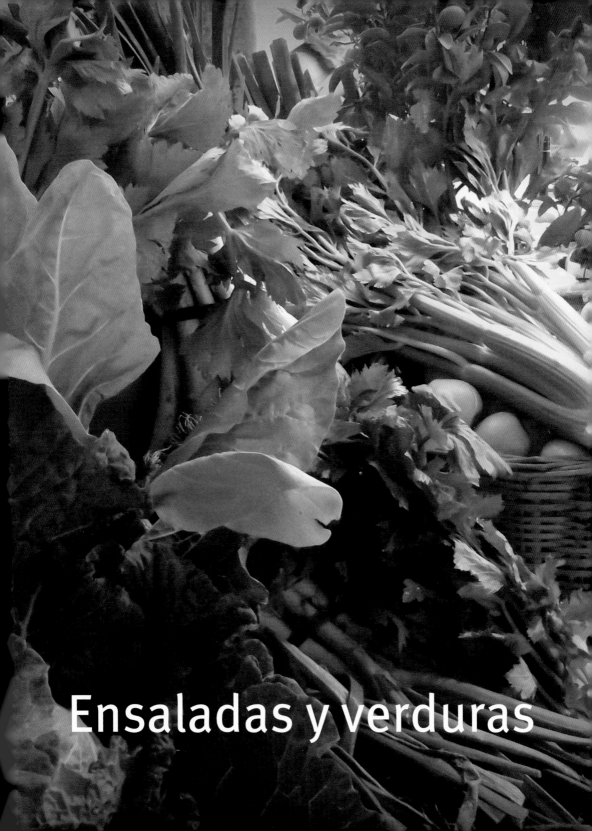

Ensaladas y verduras

CETOPIPIRRANA

DATOS NUTRICIONALES PARA 1 PERSONA						
GRASA		PROTEÍNA		CARBOS		CALORÍAS TOTALES	CALORÍAS DE GRASA
36 g	80 %	12 g	12 %	8 g	8 %	404	324

Este es un plato representativo de la gastronomía de la provincia de Jaén. Se caracteriza por ser muy refrescante, así que es excelente para los días calurosos de verano. La primera vez que la probé fue gracias a una buena cocinera de Jaén, de las que cocinan tan auténticamente. Deliciosa y muy sencilla de elaborar, pero siempre utilizando productos de temporada, y a poder ser ecológicos como son los tomates y pimientos. Uno de los ingredientes estrella de este plato es el aceite de oliva extra virgen que se utiliza con mucha generosidad, así que es una receta muy cetogénica. Normalmente se usa atún en aceite, y en mi receta utilizo ventresca de bonito en aceite de oliva de Santoña, una verdadera delicia, pero también podéis usar bonito en aceite de oliva.

Este es un plato muy completo para poder tomarlo como plato único.

. . . . **INGREDIENTES: 1 persona** . . . .

- ❀ 140 g de tomate pelado
- ❀ 50 g de pimiento verde
- ❀ 1 huevo duro
- ❀ 15 g de ventresca de bonito
- ❀ 2 g de ajo
- ❀ 30 g de aceite de oliva virgen extra
- ❀ ½ cucharadita de vinagre de Jerez (opcional)
- ❀ Sal marina
- ❀ Un pellizco de orégano seco

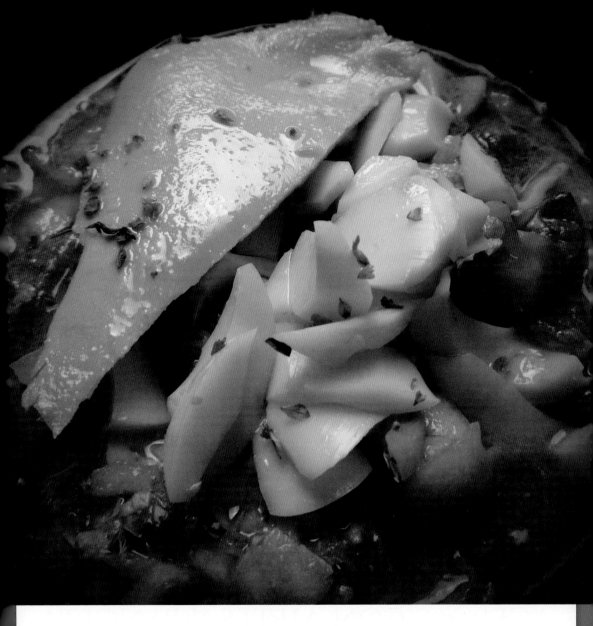

ELABORACIÓN:

En un bol (a poder ser de madera) hacer una majada con el ajo y la sal con la ayuda de una maza de mortero. Añadir la yema de huevo, picar y mezclar hasta formar una pasta. Incorporar una parte del aceite de oliva y el vinagre.

Echar el tomate cortado a trozos pequeños y remover, seguidamente añadir el pimiento verde también cortado a trozos pequeños el resto del aceite y el pellizco de orégano.

Servir en el bol con la ventresca de bonito y la clara de huevo cortada, por encima.

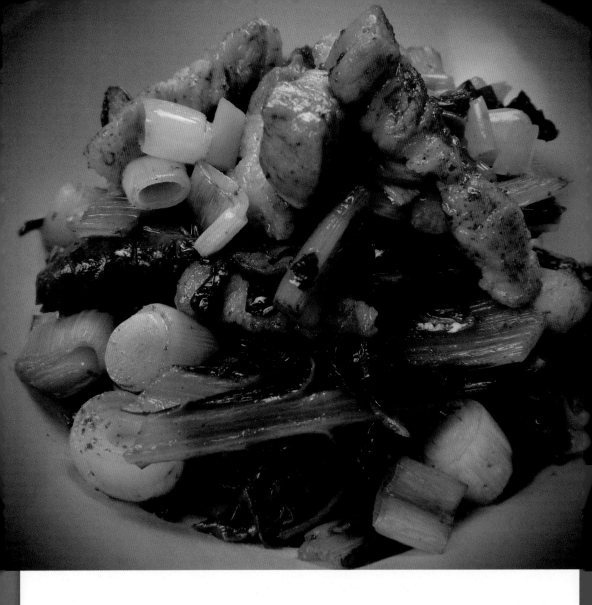

ACELGAS CON AJETES Y PANCETA FRESCA

DATOS NUTRICIONALES PARA 1 PERSONA							
GRASA		PROTEÍNA		CARBOS		CALORÍAS TOTALES	CALORÍAS DE GRASA
43 g	83 %	10 g	9 %	9 g	8 %	463	387

Este es un plato delicioso que no va a dejar indiferente a nadie, incluidas las personas que no acostumbran a comer acelgas, e incluso a las que no les gustan.

La acelgas son originarias del Mediterráneo, y por lo tanto muy arraigadas a nuestra dieta. Son muy ricas en vitamina A, potasio, magnesio, hierro y vitamina C.

Esta hortaliza de hoja verde es ideal para incorporar en la dieta cetogénica gracias a que su índice glucémico y carga glucémica son muy bajos. También hay que destacar su alto contenido en proteína.

La acelga es muy versátil, ya que la podemos cocinar de muchas maneras. Utilizando un poco de imaginación podremos obtener un plato muy nutritivo y económico.

.... **INGREDIENTES: 2 personas** ....

- ❀ 400 g de acelgas hervidas (solo la parte verde)
- ❀ 40 g de ajetes (ajos tiernos)
- ❀ 100 g de panceta fresca ecológica
- ❀ 30 g de aceite de oliva extra virgen
- ❀ 5 g de pimentón dulce de La Vera
- ❀ Sal marina y pimienta

.... **ELABORACIÓN:** ....

Pesar las acelgas bien escurridas y previamente hervidas en agua con sal, y cortar en trozos pequeños.

En una sartén con el aceite freír a fuego medio los ajos cortados en rodajas de 1/2 cm junto la panceta fresca cortada a tiras finas.

Cuando los ajos y la panceta tomen un color dorado añadir las acelgas y dejar cocinar todo junto para que los sabores se integren. Salpimentar al gusto.

Al final de la cocción añadir el pimentón, remover rápidamente para que no se queme y servir de inmediato.

ENSALADA DE EMBUTIDOS

DATOS NUTRICIONALES PARA 1 PERSONA							
GRASA		PROTEÍNA		CARBOS		CALORÍAS TOTALES	CALORÍAS DE GRASA
36 g	67 %	25 g	21 %	15 g	12 %	484	324

Esta ensalada es uno de los clásicos de la cultura gastronómica catalana. Es una ensalada muy completa en lo que se refiere a la suma de los macronutrientes, y de hecho la podríamos tomar como plato único en una comida cetogénica, sería más que suficiente…

Es una ensalada presentada con toda clase de embutidos típicos de la zona, y que podéis variar según vuestros gustos y del lugar geográfico en el cual os encontréis.

Os animo a prepararla sobre todo en días de calor o cuando no tenéis mucho tiempo para cocinar.

Recomiendo consumir los embutidos ecológicos libres de aditivos, lactosa, azúcares y conservantes, entre otras sustancias, procedentes de animales alimentados con pasto y que viven en libertad y, por supuesto, también pongo mucho hincapié en consumir las verduras ecológicas libres de pesticidas.

INGREDIENTES: 2 personas

- ❀ 150 g de hojas de cogollos
- ❀ 20 g de Bull blanc
- ❀ 20 g de Bull negre
- ❀ 20 g de longaniza
- ❀ 20 g de Butifarra catalana
- ❀ 30 g de jamón del país (serrano)
- ❀ 30 g de aceitunas negras
- ❀ 30 g de huevo duro
- ❀ 100 g de espárragos
- ❀ 20 g de aceite de oliva extra virgen
- ❀ 10 g de vinagre de vino de Jerez
- ❀ Sal marina y pimienta negra

ELABORACIÓN:

Mezclar las hojas de cogollos con el aceite, el vinagre, sal y pimienta y las dispondremos en un plato. Ir colocando por encima los embutidos, las aceitunas, el huevo y los espárragos a vuestro gusto.

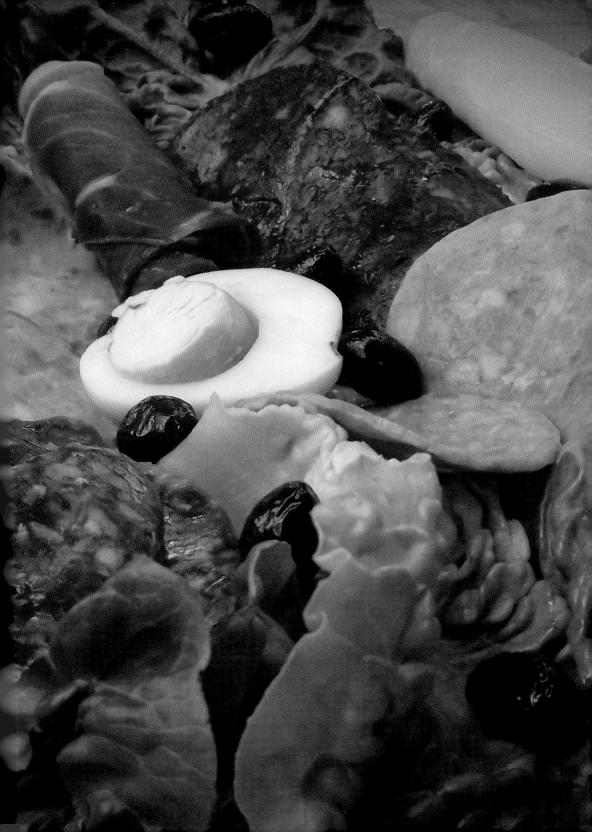

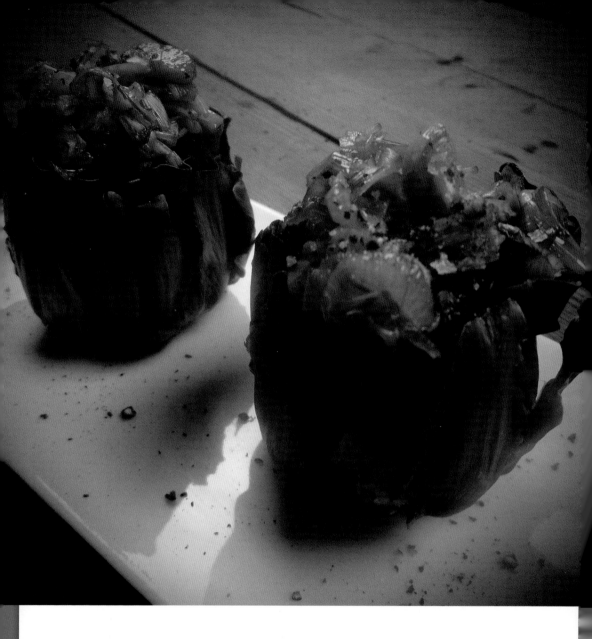

ALCACHOFAS AL HORNO

DATOS NUTRICIONALES PARA 1 PERSONA							
GRASA		PROTEÍNA		CARBOS		CALORÍAS TOTALES	CALORÍAS DE GRASA
30 g	89 %	3 g	4 %	5 g	7 %	302	270

Las alcachofas tienen un efecto hepático protector y regenerador de las células del hígado. Asimismo, hay que destacar su alto contenido en fibra, lo cual favorece el tránsito intestinal y su efecto hipoglucémico natural.

Las alcachofas son unas hortalizas originarias del norte de África y muy comunes en la zona mediterránea, especialmente en la huerta murciana. La alcachofa es la flor de una variedad del cardo llamado *Cynara scolymus,* o cardo mariano. Muy presente en la cocina mediterránea es muy versátil y se puede preparar de diferentes maneras, entre ellas: a la brasa, al horno, rebozadas, formando parte de muchos guisos, fritas, hervidas, en tortilla, cremas y también en arroces. En nuestro caso será con el «Florroz», ya que el arroz no está permitido en la dieta cetogénica.

. . . . **INGREDIENTES: 2 personas** . . . .

- ❋ 4 alcachofas de tamaño mediano
- ❋ 80 g de ajos tiernos
- ❋ 60 g de aceite de oliva extra virgen
- ❋ 10 g de vinagre de Jerez
- ❋ Sal y pimienta

. . . . **ELABORACIÓN:** . . . .

Precalentar el horno a 180 °C.

Cortar el tronco de la alcachofa para formar una base para que puedan mantenerse verticales en la bandeja del horno.

Dar la vuelta a la alcachofa y darle unos golpes sobre la madera de cortar o encimera de la cocina para chafarlas un poco y así se abran las hojas. Eliminar las primeras hojas más viejas.

Colocarlas sobre la bandeja, salpimentarlas y rociarlas con una parte del aceite.

Hornear durante unos 40 minutos o más, dependiendo de lo tiernas que sean.

Mientras tanto poner el resto del aceite en una sartén y freír los ajos tiernos cortados al gusto. Cuando estén blandos, echar el vinagre de Jerez.

Emplatar las alcachofas con los ajos por encima junto al aceite y el vinagre.

ENSALADA TEMPLADA

DATOS NUTRICIONALES PARA 1 PERSONA						
GRASA		PROTEÍNA		CARBOS		CALORÍAS TOTALES	CALORÍAS DE GRASA
26 g	93 %	1 g	2 %	3 g	5 %	250	234

Esta es una ensalada-sorpresa, y muy especial al paladar. ¿Por qué? Por la mezcla del sabor amargo de la escarola y el sabor dulce de los ajetes. También la hace especial comerla templada, algo inusual en las ensaladas.

Estos vegetales tienen un índice glucémico muy bajo, pero altas propiedades nutritivas.

La considero una ensalada de invierno, ya que tanto la escarola como los ajetes están presentes en esta temporada en todos los mercados.

.... **INGREDIENTES: 2 personas** ....

- ❀ 240 g de escarola
- ❀ 80 g de ajetes (ajos tiernos)
- ❀ 50 g de aceite de oliva extra virgen
- ❀ Pimienta
- ❀ Vinagre de Jerez (unas gotas por plato)
- ❀ Flor de sal (sal marina en escamas)

.... **ELABORACIÓN:** ....

Cortar la escarola en trozos pequeños y disponerla en el centro de platos individuales.

Limpiar los ajos tiernos y utilizar solo la parte blanca. Cortarlos en rodajas.

Calentar el aceite en una sartén y freír los ajetes cortados en rodajas hasta que estén dorados y blandos.

Seguidamente echar los ajetes junto el aceite caliente por encima de la escarola.

Poner la flor de sal, pimienta y unas gotas de vinagre de Jerez.

*Nota: Servir inmediatamente para poder tomar la ensalada templada.

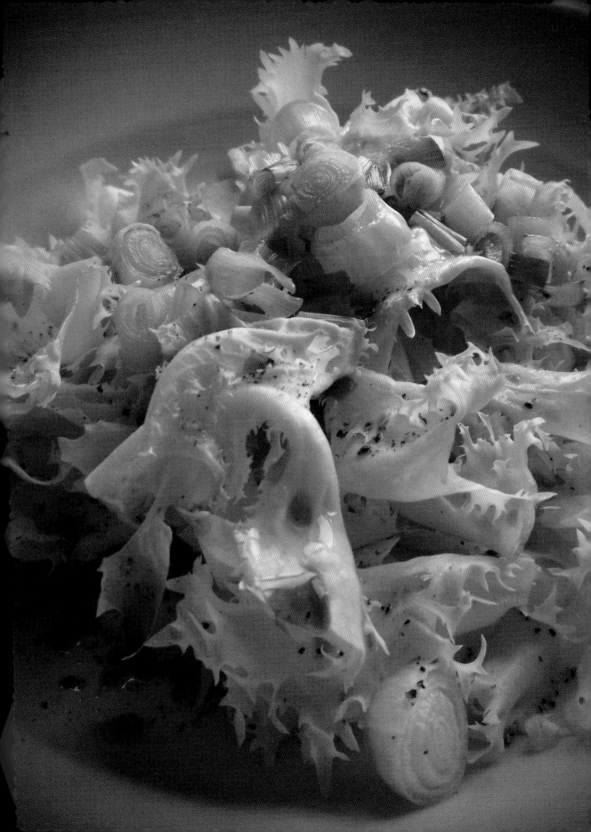

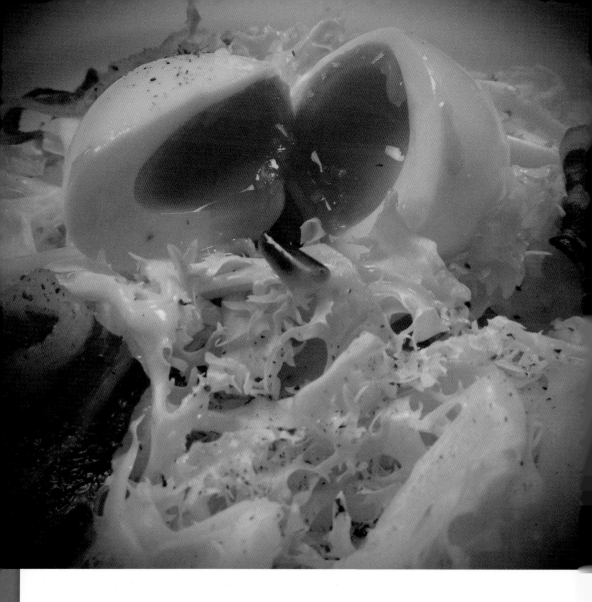

ENSALADA DE HUEVO MOLLET Y BEICON

DATOS NUTRICIONALES PARA 1 PERSONA						
GRASA		PROTEÍNA		CARBOS		CALORÍAS TOTALES	CALORÍAS DE GRASA
49 g	86 %	16 g	12 %	2 g	2 %	513	441

Esta es una ensalada muy original y muy simple de elaborar, e ideal para tomar como plato único. Lo que hace a esta ensalada tan especial es el huevo «mollet», que se cocina para que la yema quede espesa pero ligeramente líquida y la clara quede cocida.

Es un plato muy bonito de presentación, y una manera diferente de comer huevos.

. . . . **INGREDIENTES: 1 persona** . . . .

- ❀ 120 g de escarola
- ❀ 1 huevo grande
- ❀ 10 g de piñones
- ❀ 40 g de tostas de beicon (según la receta del libro)
- ❀ 20 g de aceite de oliva extra virgen
- ❀ Un poco de vinagre de manzana, o de vino de Jerez
- ❀ Sal marina y pimienta

. . . . **ELABORACIÓN** . . . .

Poner un cazo con agua y llevar a ebullición. Cuando empiece a hervir, añadir un poco de sal, y con la ayuda de una cuchara colocar el huevo con mucho cuidado dentro del agua y hervirlo justo 5 minutos, ya que si nos pasamos de cocción no obtendríamos la textura del huevo «mollet». Durante el tiempo de cocción, preparar un bol con agua fría y unos cubitos de hielo. Pasado los 5 minutos, poner el huevo inmediatamente en el agua fría, para así parar la cocción.

Golpear los dos extremos del huevo para que sea mucho más fácil de pelar.

Emplatar la escarola sazonada y aliñada al gusto con los piñones pasados por la sartén con un poco del aceite de oliva, las tostas de beicon, y el huevo en el centro, dándole un corte justo por la mitad para que salga la yema.

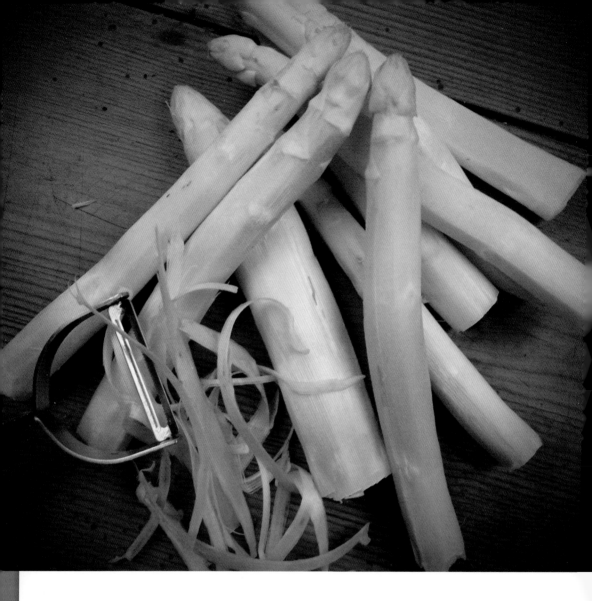

ESPÁRRAGOS BLANCOS CON MANTEQUILLA SEMISALADA

DATOS NUTRICIONALES PARA 1 PERSONA						
GRASA		PROTEÍNA		CARBOS		CALORÍAS TOTALES	CALORÍAS DE GRASA
17 g	73 %	12 g	23 %	2 g	4 %	209	153

Abril es el mes perfecto para consumir este manjar vegetal «los espárragos blancos», toda una experiencia gastronómica y de muy fácil elaboración.

Los espárragos tienen un contenido en carbohidratos muy bajo, 1,50 g por 100 g de peso, y es uno de los mejores vegetales que están permitidos en la dieta cetogénica y que se pueden consumir en cantidad siempre que no se tengan problemas renales.

Preferiblemente se deberían tomar a temperatura ambiente y acompañar con una mahonesa o en este caso con una mantequilla derretida.

¡¡Una delicia de receta!!

. . . . **INGREDIENTES: 1 persona** . . . .

- ❀ 150 g de espárragos blancos
- ❀ ½ cucharadita de sal marina
- ❀ ¼ cucharadita de Erythritol
- ❀ 20 g de mantequilla semisalada (en su lugar Ghee con un poco de sal añadida)
- ❀ Pimienta blanca y sal marina

. . . . **ELABORACIÓN:** . . . .

Cortar unos 5 cm de la base del espárrago, ya que es muy fibroso y duro.

Lavar los espárragos con agua fría y con un pelador ir quitando la piel desde la yema hacia abajo con cuidado de no tocar la yema; de lo contrario, se romperían al ser muy tiernas. Reservarlos en un bol con agua fría con hielo para que no se oxiden.

Poner agua a hervir con la sal y el Erythritol, añadir las pieles y cocer unos 8 minutos, colar y llevar el caldo a una olla alta, cuando empiece a hervir pondremos los espárragos cuidando que las yemas queden fuera del caldo.

El tiempo de cocción será de entre 15 y 20 minutos dependiendo del grosor, y también comprobando con un cuchillo puntilla y notar que estén tiernos. Es muy importante no pasarse con el tiempo de cocción.

Emplatar calientes y servir con la mantequilla a temperatura ambiente por encima y salpimentar al gusto.

ESPÁRRAGOS TRIGUEROS CON JAMÓN DE PATO

DATOS NUTRICIONALES PARA 1 PERSONA						
GRASA		PROTEÍNA		CARBOS		CALORÍAS TOTALES
10 g	67 %	9 g	27 %	2 g	6 %	134

CALORÍAS DE GRASA
90

El cultivo de los espárragos se remonta a 2.500 años en Grecia, y desde el principio ya le atribuyeron beneficios nutricionales, utilizándolos como medicina natural gracias a sus propiedades diuréticas.

La mejor época para consumir este vegetal es en marzo. Los espárragos trigueros son silvestres y es en primavera cuando se pueden recolectar. Los podemos encontrar en toda la cuenca mediterránea, aunque hoy en día se cultivan en grandes espacios y los tenemos a nuestro alcance durante todo el año, pero a estos les llamaremos espárragos verdes.

Recomiendo dar un paseo por caminos a principios de primavera y tener el placer de recolectarlos uno mismo e incluso comerlos crudos en el mismo lugar de recolección.

Los espárragos tienen un aporte de carbohidratos muy bajo, por lo que son ideales en la dieta cetogénica. Cabe destacar su alta cantidad de fibra, vitaminas del grupo A,C,E,B_1,B_2 y B_6, y minerales como el fósforo, calcio, potasio y magnesio.

En cocina los podemos cocinar de muchas maneras, pero salteados con un buen aceite de oliva son excelentes. ¡¡Así de fácil!!

· · · · · · · · · · · · · · · INGREDIENTES: 1 persona · · · · · · · · · · · · · · ·

- ❀ 90 g de espárragos trigueros
- ❀ 20 g de lonchas de jamón de pato
- ❀ 5 g de aceite de oliva
- ❀ Sal marina en escamas (Maldon) y pimienta al gusto

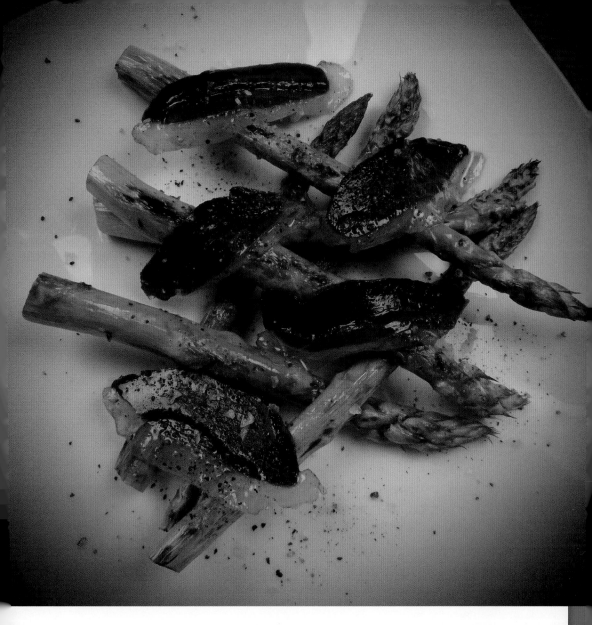

························· **ELABORACIÓN** ·····················

Lavar y secar muy bien los espárragos eliminando la parte baja que es más dura.

Poner el aceite de oliva en una plancha, a poder ser de hierro o libre de teflón, y colocar los espárragos. Cuando estén tiernos, ponerlos en una bandeja y seguidamente colocar las lonchas de jamón de pato por encima, sal Maldon y pimienta al gusto.

Podéis acompañar este plato de una ensalada de hoja verde.

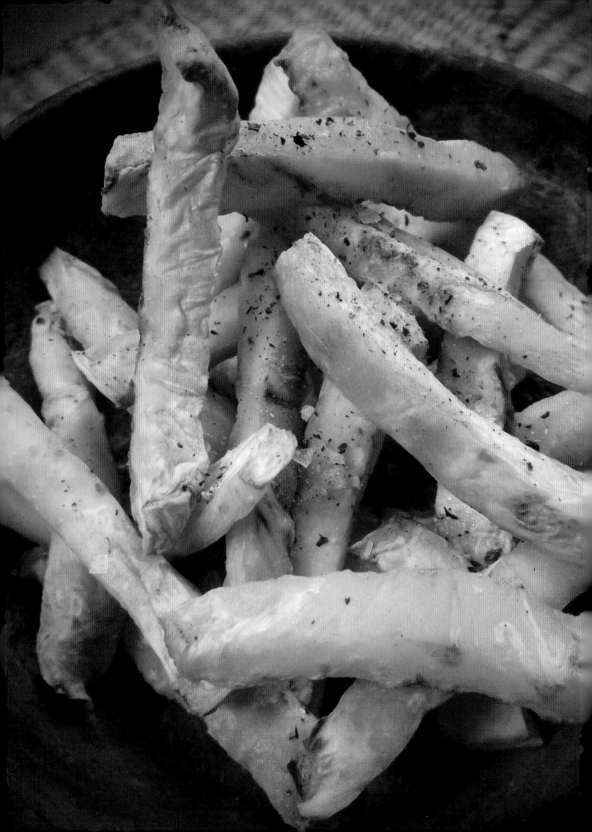

FRITAS DE APIONABO

DATOS NUTRICIONALES PARA 1 PERSONA						
GRASA		PROTEÍNA		CARBOS		CALORÍAS TOTALES
10 g	57 %	5 g	13 %	12 g	30 %	158

CALORÍAS DE GRASA
90

Uno de los principales alimentos a eliminar en la dieta cetogénica es la patata, y sé que para toda persona que se tenga que iniciar con esta dieta le va a ser muy difícil de eliminar. Yo misma pasé por este problema, porque me encantaban, pero la buena noticia es que existe un sustituto y este es el apionabo (ver pág. 332).

Yo me he vuelto una entusiasta de esta receta porque realmente se puede utilizar como si de patatas se tratara. Esta receta que os presento es la mas común porque, a quien no le gustan una patatas fritas?

Estas fritas de apionabo son exquisitas y perfectas para servir solas con mahonesa o para acompañar unos huevos fritos, carne a la plancha, etc.

. . . . **INGREDIENTES: 2 personas** . . . .

- ❋ 250 g de apionabo
- ❋ 20 g de aceite de oliva extra virgen
- ❋ Sal marina y pimienta negra

. . . . **ELABORACIÓN** . . . .

Precalentar el horno a 180 °C.

Lavar y pelar el apionabo, secar con un paño o papel de cocina. Cortar como si fuesen patatas. Poner el apionabo cortado en una bandeja de horno sobre un «Silplat» o papel para hornear. Sazonar con sal y pimienta y echar por encima el aceite de oliva. Mezclar bien, y repartir por toda la bandeja hasta que quede una capa regular, de esta forma la cocción será uniforme.

Hornear durante 45 minutos o hasta que las fritas de apionabo tengan un aspecto crujiente.

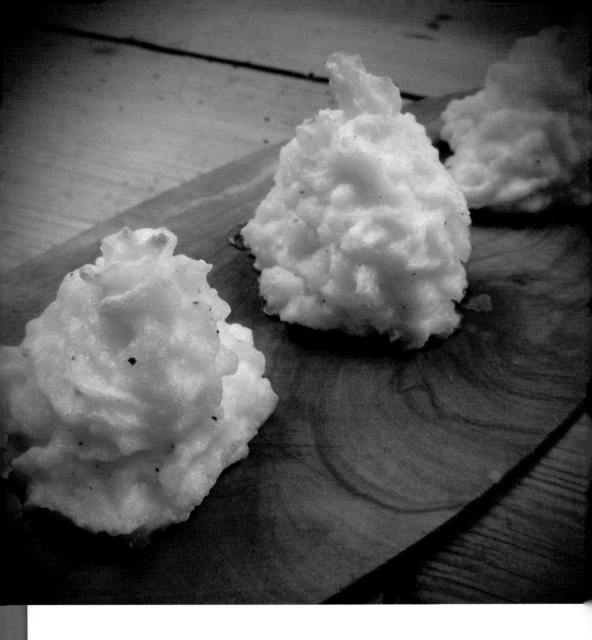

COLIFLOR-DUQUESA

DATOS NUTRICIONALES PARA 1 DUQUESA						
GRASA		PROTEÍNA		CARBOS		CALORÍAS TOTALES	CALORÍAS DE GRASA
4 g	75 %	2 g	17 %	1 g	8 %	48	36

Esta receta es una de las maneras más claras de mostraros lo versátil que puede ser la coliflor, y una de ellas es la de sustituir a la patata.

La patatas duquesa es una de las recetas ideales para acompañamiento o guarnición, una forma muy refinada de comer un puré de patata. El problema es que la patata no está permitida en la dieta cetogénica por su alto contenido en almidón y su índice glucémico de 70, que es muy alto.

¡¡Y aquí es donde entra la coliflor!! La manera de hacer la coliflor-duquesa es la misma que la que se hace con la patata. Os animo a elaborarlas, porque con un poco de práctica estoy segura de que serán la guarnición estrella de vuestros platos, especialmente las carnes. Una manera muy elegante de comer coliflor.

. . . . **INGREDIENTES: 12 coliflor-duquesa** . . . .

- ❈ 500 g de coliflor cocida al vapor (solo las flores)
- ❈ 50 g de mantequilla a temperatura ambiente
- ❈ 1 huevo pequeño
- ❈ 1 yema de huevo
- ❈ Un pellizco de nuez moscada (opcional)
- ❈ Sal y pimienta

. . . . **ELABORACIÓN** . . . .

Cocer las flores de coliflor al vapor hasta que estén blandas, reservar en un bol y dejar templar un poco. Poner la coliflor en un robot de cocina y triturar hasta que quede cremosa. Poner esta crema en un bol con la sal, pimienta, nuez moscada y mantequilla y con la ayuda de una espátula mezclar bien. Seguidamente, añadir el huevo entero y mezclar, y finalmente añadir la yema de huevo. Mezclar hasta que todos los ingredientes estén bien integrados.

Pasar la crema de coliflor a una manga pastelera, e ir formando las duquesas en una bandeja de horno con papel sulfurizado o «Silpat».

Hornear a 180 °C durante 30 minutos o hasta que empiecen a tener un bonito color dorado.

CHIPS DE ALCACHOFA

DATOS NUTRICIONALES PARA 1 PERSONA						
GRASA		PROTEÍNA		CARBOS		CALORÍAS TOTALES	CALORÍAS DE GRASA
10 g	74 %	4 g	13 %	4 g	13 %	122	90

A la alcachofa se le atribuye diferentes propiedades medicinales, y una de ellas está vinculada al buen funcionamiento del hígado y de la vesícula, o sea que tiene un efecto hepatoprotector.

La alcachofa ha sido siempre un alimento muy apreciado y muy presente en todas las huertas mediterráneas. Se sabe que los griegos y los romanos ya la consumían. Como habréis podido ver, la alcachofa está muy presente en muchas recetas mías y cuando están de temporada procuro consumirlas unas tres veces por semana y de diferentes formas, pero una de las maneras mas divertida y original es comerlas como acompañamiento de diferentes platos como, por ejemplo, con una «brocheta de cordero» y también son ideales para un aperitivo en sustitución de unas chips de patatas. Es una buena manera de incorporar la alcachofa a nuestra dieta, y 100 % recomendable.

. . . . **INGREDIENTES: 2 personas** . . . .

- ❀ 280 g de alcachofas
- ❀ Aceite de oliva extra virgen (el suficiente para freír)
- ❀ Pimienta negra recién molida
- ❀ Orégano
- ❀ Sal marina en escamas tipo Maldon

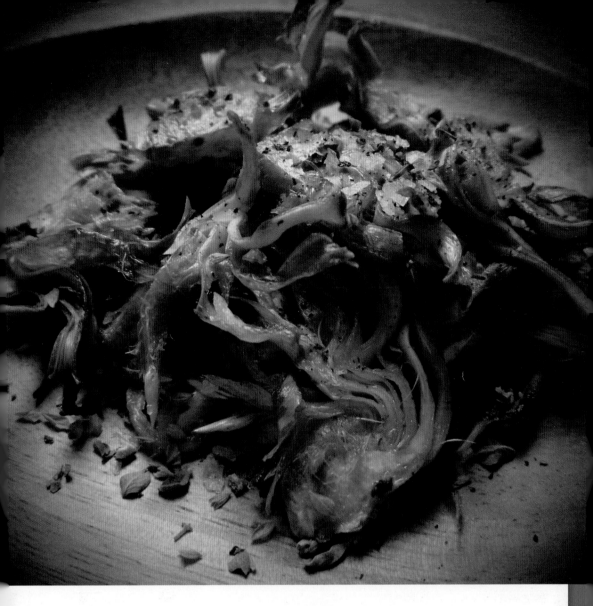

ELABORACIÓN

Retirar las primeras capas de las hojas exteriores (las mas duras), cortar la punta de la parte superior y el tallo a ras de la alcachofa.

Seguidamente, cortar las alcachofas en cuartos y después en láminas finas, y si en el centro del corazón tiene pelusilla, quitarla con la ayuda de una cucharilla.

Freír en aceite caliente hasta que estén doradas, sacar y poner sobre papel de cocina absorbente para que suelten el exceso de aceite.

Emplatar estas deliciosas chips crujientes de alcachofa con sal en escamas, pimienta y orégano.

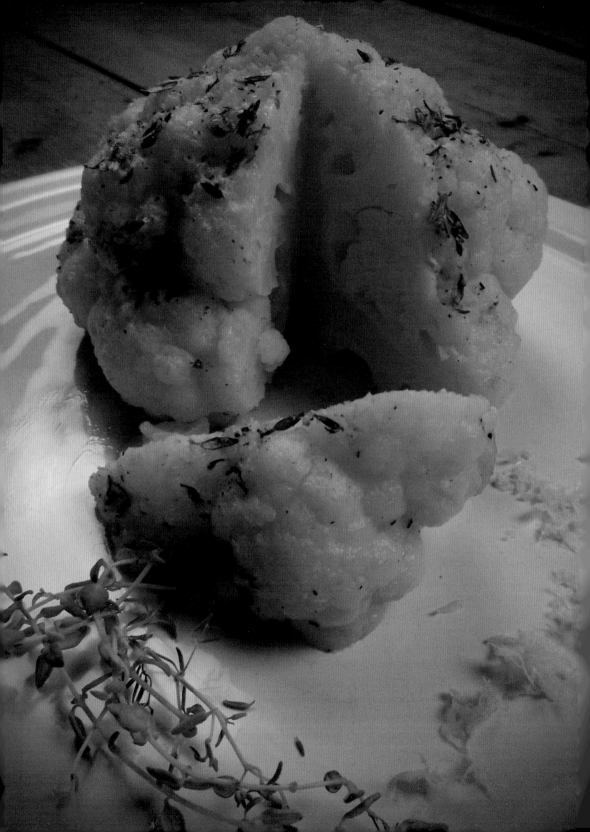

COLIFLOR CRUJIENTE AL HORNO CON LIMÓN

DATOS NUTRICIONALES PARA 1 PERSONA							
GRASA		PROTEÍNA		CARBOS		CALORÍAS TOTALES	CALORÍAS DE GRASA
25 g	78 %	8 g	11 %	8 g	11 %	289	225

Esta es una receta deliciosa y fácil de elaborar, aromatizada con una mantequilla al limón y tomillo.

Una manera divertida de consumir coliflor y muy atractiva en su presentación.

Este plato es ideal para acompañarlo con un pescado blanco a la plancha. ¿Quién puede decir que comer coliflor es aburrido? Receta muy recomendable.

· · · · · · · · · · · · · · · INGREDIENTES: 1 persona · · · · · · · · · · · · · · ·

- ❀ 1 coliflor pequeña o en su lugar se puede cortar una grande (aprox. 400 g)
- ❀ 30 g de mantequilla a temperatura ambiente
- ❀ 5 g de ralladura de piel de limón
- ❀ Un pellizco de tomillo fresco
- ❀ Sal marina y pimienta

· · · · · · · · · · · · · · · · · · ELABORACIÓN · · · · · · · · · · · · · · · · · ·

Poner agua en un olla con apio, puerro, cebolla, zanahoria y un atadillo de hierbas (laurel, tomillo, puerro y perejil) y llevar a ebullición. En este momento introducir la coliflor y dejar hervir durante 10 minutos. Apartar y escurrir.

En un bol mezclar la mantequilla pomada, ralladura de limón, tomillo, sal y pimienta. Poner la coliflor en una fuente de horno y con la ayuda de un pincel de cocina repartir la mantequilla por encima.

Hornear a 200 °C entre 15 a 20 minutos, dependiendo del horno.

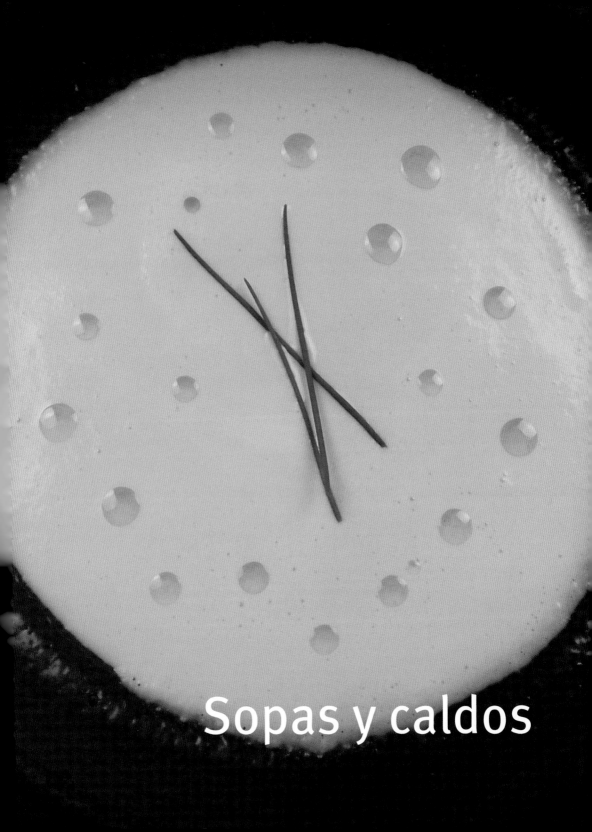

Sopas y caldos

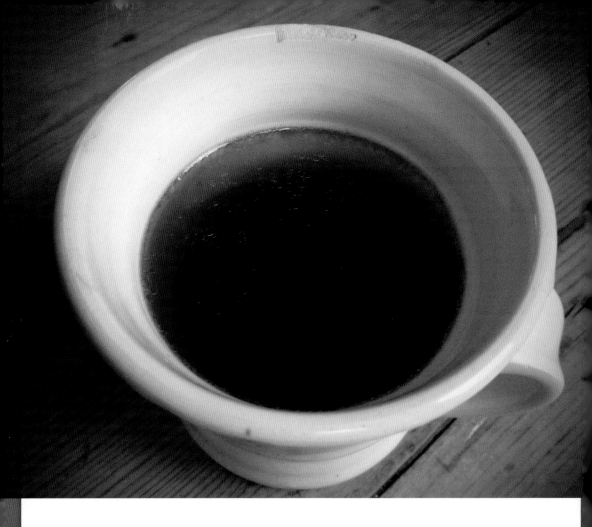

CALDO DE HUESOS

DATOS NUTRICIONALES PARA 1 LITRO							
GRASA		PROTEÍNA		CARBOS		CALORÍAS TOTALES	CALORÍAS DE GRASA
24 g	73 %	16 g	22 %	4 g	5 %	296	216

No tengo suficiente espacio para hablar de los beneficios de este «súperali-mento» que es el caldo de huesos. Sus propiedades curativas y nutritivas son algo que muchas personas no se pueden imaginar y que debería estar presente en todos los hogares. Es tan fácil y tan económico de preparar, que está al alcance de todos. Lo único que requiere es mucho, mucho tiempo de cocción.

Es crucial hacer nuestro propio caldo de huesos para obtener todos sus beneficios, y vendrá dado por el tiempo de cocción de un mínimo de 12 horas y un máximo de hasta 30 horas. Este tiempo nos ayudará a obtener un caldo muy rico en colágeno y minerales, y de muy fácil digestión, que nuestro cuerpo va a poder asimilar muy bien.

El caldo de huesos refuerza el sistema inmune, ayuda a recuperarnos de enfermedades, cirugías, etc.

Los huesos han de ser de buena calidad, a poder ser ecológicos, procedentes de animales bien alimentados y que hayan vivido en libertad, así evitaremos el ingerir hormonas y antibióticos. El caldo resultante será muy denso en grasas, minerales, proteínas, colágeno, gelatina, glicina, prolina, calcio, magnesio y sodio.

Espero que al leer esto os anime a elaborar vuestro propio caldo de huesos tan curativo.

INGREDIENTES

- ❀ Huesos de ternera con tuétano (5 a 6) ecológicos
- ❀ Hueso de rodilla de ternera con cartílago (2) ecológicos
- ❀ 1 carcasa de pollo ecológica cortada a trozos
- ❀ Patitas de pollo ecológicas
- ❀ 1 cebolla cortada
- ❀ 1 zanahoria cortada
- ❀ 2 tallos de apio (sin hojas)

- ❀ 1 puerros (la parte blanca)
- ❀ 1 atadillo de hierbas (tomillo, laurel, la parte verde del puerro, hojas de apio)
- ❀ 2 clavos de olor
- ❀ 4 bolitas de enebro
- ❀ 4 cucharadas soperas de vinagre de manzana
- ❀ 3 litros de agua filtrada

ELABORACIÓN:

Poner todos los ingredientes dentro de la olla y llenar con el agua. Es muy importante usar agua filtrada.

Añadir 4 c/s de vinagre de manzana, ya que esto ayudará a la extracción de los minerales del hueso.

Si no se encuentran patitas de pollo (hoy en día cada vez mas difícil) podéis poner más huesos con cartílago.

El tiempo de cocción será de 24 h a 30 h en una olla eléctrica de cocción lenta, y si usamos una olla normal lo haremos como mínimo 12 h a fuego lento.

SOPA DE PESCADO DE ROCA

DATOS NUTRICIONALES PARA 500 ml							
GRASA		PROTEÍNA		CARBOS		CALORÍAS TOTALES	CALORÍAS DE GRASA
50 g	82 %	15 g	11 %	10 g	7 %	550	450

Esta es una sopa extraordinaria, nutritiva y muy saludable, con la cualidad de reconfortarnos en los días fríos de invierno. Existe un tipo de pescado que, ya sea por su tamaño, apariencia, o su alto contenido de espinas, no tiene el suficiente valor para ser vendido por separado en las pescaderías, pero es exquisito para elaborar sopas o caldos de pescado. Estos tienen la denominación de «pescado de roca» o «pescado de sopa».

Yo no suelo utilizar ningún robot de cocina para la elaboración de esta sopa (soy de la vieja escuela) esto no quiere decir que no lo podáis utilizar. Os animo a que la hagáis y compartáis. No os dejará indiferentes.

INGREDIENTES: 4 personas

❀ 150 g de cangrejos
❀ 150 g de gamba roja pequeña
❀ 150 g de galeras
❀ 20 g de ajo picado
❀ 100 g de tomate rallado
❀ 50 g de aceite de oliva
❀ «Majada» de: ajo, perejil y azafrán

❀ Caldo de pescado utilizando cualquier pescado de roca disponible en el mercado (cabeza de merluza, de rape, espinas, arañas, escórpora, etc., y vegetales: puerro, apio, cebolla, zanahoria, unos granos de pimienta negra y unas ramitas de perejil.

ELABORACIÓN DEL CALDO DE PESCADO:

Poner en una olla a fuego fuerte con 1 litro de agua todos los vegetales cortados en trozos grandes y el pescado. Cuando empiece a hervir, dejar cocer unos 20 minutos como máximo. Una vez hecho, colar el caldo y reservar.

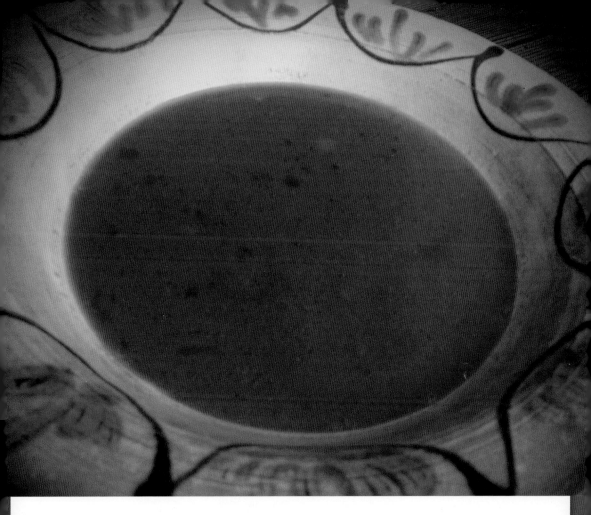

Poner el aceite de oliva en una cazuela y sofreír los cangrejos, las gambas, y las galeras cortadas a trozos. Cuando cojan color y se haya evaporado el agua que hayan soltado, añadir 15 g de ajo laminado e ir removiendo con una cuchara de madera cuidando de que no se queme. Añadir el tomate rallado y cocer unos 5 minutos. En este momento agregar 600 ml de caldo de pescado y reducir proximadamente unos 15 minuto a fuego medio-bajo.

Una vez terminado, pasar el caldo por un colador chino e ir prensando toda la parte sólida para extraer al máximo todos los jugos que puedan soltar los crustáceos y la carne.

Poner esta sopa en otro cazo y añadir sal y la «majada» hecha en un mortero con los 5 g de ajo picado, 5 g de perejil y 3 pellizcos de azafrán.

Dejar reducir unos 10 minutos a fuego bajo.

Servir caliente.

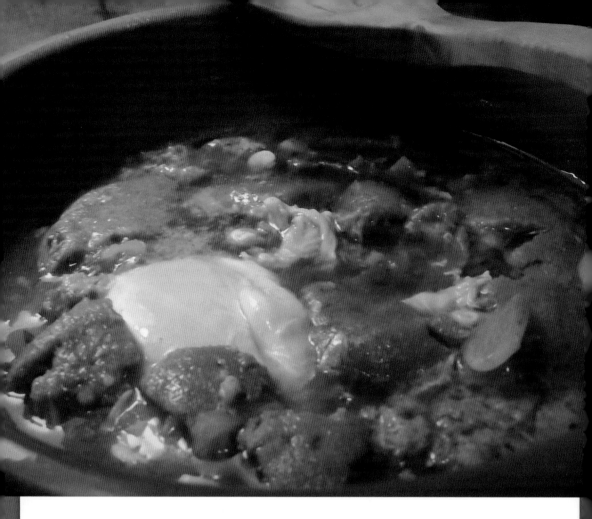

SOPAS DE AJO «CASTELLANAS»

DATOS NUTRICIONALES PARA 1 PERSONA						
GRASA		PROTEÍNA		CARBOS		CALORÍAS TOTALES	CALORÍAS DE GRASA
51 g	81 %	22 g	15 %	5 g	4 %	567	459

Esta es una sopa de origen humilde, plato popular y tradicional de la zona castellano-leonesa.

Reconfortante en días de frío, este plato de cuchara es una delicia al paladar y creo que no puede dejar a nadie indiferente. La sopa castellana o de ajos es un plato que se elabora con unos mínimos ingredientes y, a pesar de esto, el resultado es sensacional.

En esta receta he utilizado jamón, pero se puede sustituir por un buen chorizo. Es un plato que se elabora de diferentes maneras dependiendo de cada casa.

Uno de los ingredientes básicos de esta sopa es el pan seco, y por esto se le denomina un plato de aprovechamiento. En este caso, para adaptarla a la dieta cetogénica, he sustituido el pan por la adaptación de «galletas de Inca» que encontraréis en el capítulo de panes de este libro.

Estudiando la historia de la sopas castellanas me encontré con un poema dedicado a las siete virtudes de este plato, escrito por el dramaturgo Ricardo de la Vega, Madrid (1850-1910).

Siete virtudes tienen la sopas
Quitan el hambre y dan sed poca
Hacen dormir y digerir
Nunca enfadan y siempre agradan
Y crían la cara colorada

INGREDIENTES: 2 personas

- ❀ 30 g de aceite de oliva extra virgen
- ❀ 20 g de ajos laminados
- ❀ 60 g de jamón ibérico cortado a pedacitos
- ❀ Pan seco, en este caso utilizaremos la versión cetogénica de las «galletas de Inca» que nos hayan sobrado, aproximadamente: seis galletas
- ❀ 4 g de pimentón dulce de La Vera
- ❀ 1/2 litro de caldo de huesos
- ❀ 2 huevos
- ❀ Una pizca de pimienta negra
- ❀ 2 clavos de especia

ELABORACIÓN:

En una cazuela de barro, a fuego medio, pondremos el aceite de oliva junto a los ajos laminados. Sofreír teniendo cuidado de no dorar demasiado.

Seguidamente echar el jamón cortado en pedacitos pequeños y sofreír juntamente con el ajo.

Partir las cetogalletas de Inca en pedazos y añadir al sofrito. Remover y poner el pimentón, dar unas vueltas teniendo cuidado de no quemarlo, porque, si no, amargaría, enseguida echar el caldo de huesos y dejar cocer durante cinco minutos.

Poner los huevos y los clavos y tapar para que se escalfen. Rectificar de sal si es necesario, ya que normalmente no hará falta, dado que el jamón tiene suficiente sal.

Servir en un bol muy caliente!!

CETOGAZPACHO

DATOS NUTRICIONALES PARA 1 PERSONA							
GRASA		PROTEÍNA		CARBOS		CALORÍAS TOTALES	CALORÍAS DE GRASA
15 g	89 %	1 g	3 %	3 g	8 %	151	135

El gazpacho es una extraordinaria sopa fría, y receta estrella de la cocina española. Ideal para tomar en días calurosos.

Las maneras de elaborar gazpacho son muchas y la que os propongo es una versión que he creado para la dieta cetogénica.

La receta más usual para un típico gazpacho andaluz es con una cantidad considerable de tomate, una parte de pimiento verde, pepino, cebolla, ajo, aceite de oliva extra virgen, vinagre y pan.

En esta versión he reducido la cantidad de tomate y lo he compensado con más cantidad de pepino y, por supuesto, he eliminado el pan al no estar permitido en la dieta cetogénica.

Esta receta también sería ideal para las personas que sufren intolerancia al gluten.

· · · · · · · · · · · · · · **INGREDIENTES: 2 personas** · · · · · · · · · · · · · ·

- ❀ 150 g de pepino sin piel y semillas
- ❀ 60 g de tomate maduro pelado
- ❀ 30 g de cebolla tierna
- ❀ 30 g de pimiento verde largo
- ❀ 30 g de aceite de oliva extra virgen
- ❀ 15 g de vinagre de vino de Jerez
- ❀ Un poco de jamón para decorar
- ❀ Una «pizca» de ajo picado (opcional)
- ❀ Sal marina (al gusto)

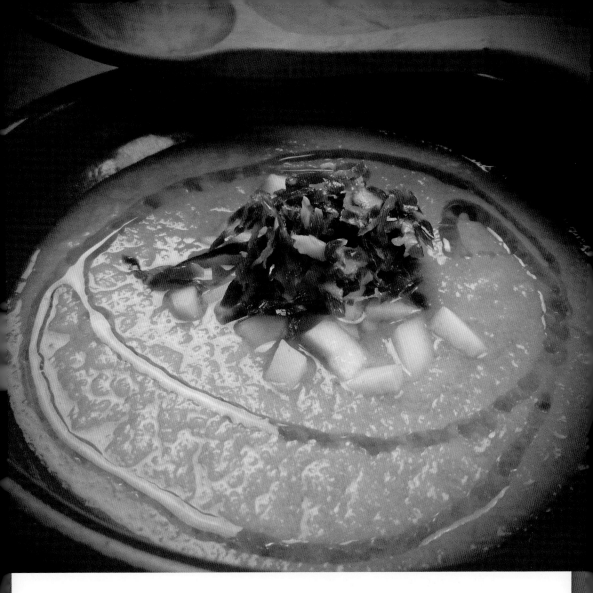

Lavar bien los tomates, los pimientos y los pepinos.

Cortar todas las verduras en trozos y ponerlas en el vaso de una batidora para triturar hasta que no quede ningún trozo de verdura.

Añadir el aceite, el vinagre, el ajo y la sal al gusto y batir unos segundos más.

Si se desea que el gazpacho tenga una consistencia más líquida, se puede añadir un poco de agua fría.

Reservar en la nevera y servir bien frío.

Servir con unos trocitos de pepino y jamón picado por encima.

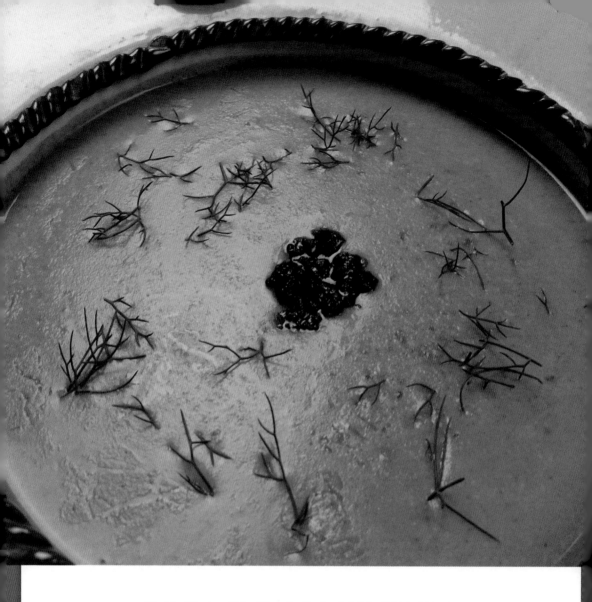

SOPA DE ALMENDRA MALLORQUINA

DATOS NUTRICIONALES PARA 1 PERSONA							
GRASA		PROTEÍNA		CARBOS		CALORÍAS TOTALES	CALORÍAS DE GRASA
63 g	86 %	19 g	11 %	5 g	3 %	663	567

Esta es una versión de un plato de cuchara de cocina mallorquina, de características puramente mediterráneas. A esta sopa se le ha introducido un excelente embutido mallorquín: la sobrasada, junto a un ingrediente estrella: la almendra, fruto tradicional de la isla de Mallorca.

El contenido de grasa de este fruto es muy alto, superior al 55 %. Es muy nutritivo y nos aportará mucha energía. La almendra contiene gran cantidad de vitaminas y minerales.

Gracias a la untuosidad de la sobrasada y de la almendra obtendremos esta buenísima sopa de almendras y que recomiendo consumir como plato único en los días fríos de invierno.

Una gran sopa «cetogénica».

. . . . **INGREDIENTES: 2 personas** . . . .

- ❀ 400 g de caldo de huesos de pollo (ecológicos)
- ❀ 80 g de almendra tostada pelada y molida
- ❀ 40 g de mantequilla
- ❀ 40 g + 10 g de sobrasada de Mallorca
- ❀ ¼ de cucharadita de goma xantana disuelta en un poco de caldo
- ❀ 1 pellizco de hinojo fresco para decorar

. . . . **ELABORACIÓN:** . . . .

En un cazo calentar la mantequilla a fuego medio y añadir la almendra molida. Remover unos segundos sin parar, con unas varillas manuales, e incorporar la goma xantana. Mezclar bien.

Ir añadiendo el caldo caliente poco a poco hasta que esté bien mezclado. Incorporar los 40 g de sobrasada en trocitos y seguir removiendo, para que esta se deshaga. Continuar removiendo con las varillas hasta que se espese un poco, teniendo cuidado de que no se pegue.

Emplatar la sopa en dos platos y decorar con 5 g de sobrasada pasada por la sartén y un poco de hinojo fresco.

AJOBLANCO CETO

DATOS NUTRICIONALES PARA 1 PERSONA							
GRASA		PROTEÍNA		CARBOS		CALORÍAS TOTALES	CALORÍAS DE GRASA
42 g	88 %	10 g	9 %	3 g	3 %	430	378

El ajoblanco es una de las recetas estrella de la cocina andaluza con la almendra como protagonista. La receta clásica es con miga de pan, por lo que he tenido que hacer una versión cetogénica, y esto quiere decir que he tenido que eliminar el pan por ser un alimento no permitido en la dieta cetogénica. Esta es una sopa muy refrescante, ya que se sirve fría y es muy nutritiva por la cantidad de almendras y de aceite de oliva que contiene. Es ideal para tomar en días calurosos. Si queréis, podéis hacer más cantidad, porque se conserva perfectamente en el frigorífico. Si no os gusta o no os sienta bien el ajo crudo lo podéis escaldar con agua caliente unos quince minutos antes de la elaboración de la sopa y de esta manera suavizará el plato. Es una sopa con muy pocos ingredientes, muy sencilla de elaborar y al mismo tiempo exquisita.

Podéis tomar esta sopa sola o acompañarla con un pescado o carne a la plancha.

.... **INGREDIENTES: 1 persona** ....

❀ 50 g de almendra Marcona cruda y pelada
❀ ½ ajo pelado
❀ ½ taza de agua
❀ Aceite de oliva extra virgen para decorar
❀ 1 cucharadita de vinagre de vino de Jerez
❀ Sal marina

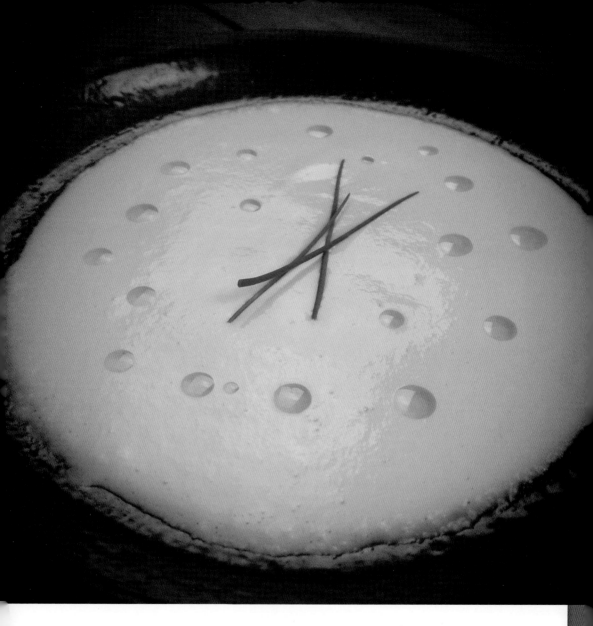

ELABORACIÓN:

Poner las almendras en remojo con la ½ taza de agua durante ocho horas como mínimo, para hidratar. Una vez hidratadas poner todos los ingredientes en la batidora de vaso y batir hasta obtener una textura cremosa, y si se desea podéis añadir un poco más de agua.

Poner en el frigorífico para poder servir el ajoblanco bien frío y, si tenéis tiempo, dejar reposar la sopa de dos a tres horas.

Servir y decorar con un poco de aceite de oliva y cebollino.

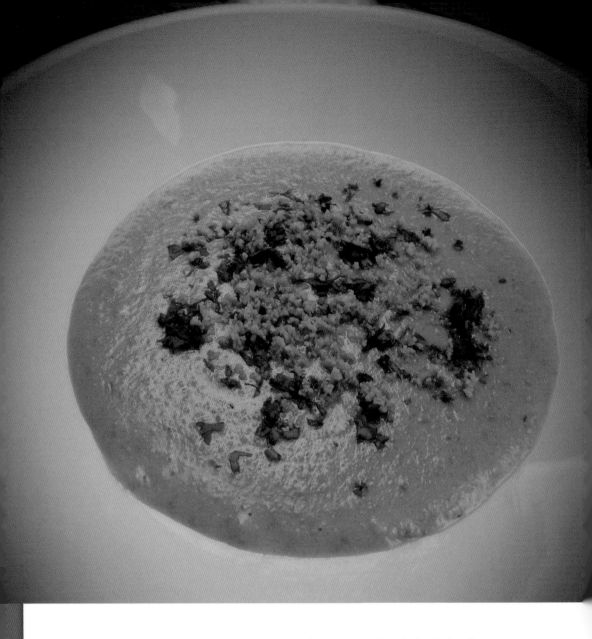

CREMA DE AVELLANAS

DATOS NUTRICIONALES PARA 1 PERSONA						
GRASA		PROTEÍNA		CARBOS		CALORÍAS TOTALES	CALORÍAS DE GRASA
37 g	86 %	9 g	9 %	5 g	5 %	389	333

Las avellanas son un fruto muy consumido en nuestra cultura gastronómica mediterránea.

Excelente para aperitivos, tentempiés, salsas, ensaladas, sopas, o introducida en guisos a través de la «majada», en postres, en pastelería… Se pueden tostar al horno o freír en aceite de oliva.

Las avellanas son muy energéticas. El 76 % de este fruto seco es de grasa; por tanto, muy nutritiva y excelente para la dieta cetogénica.

Contienen una cantidad importante de vitamina A y E. Otro de los beneficios es la cantidad de calcio que poseen, y por lo tanto son una buena alternativa para las personas intolerantes a la lactosa. Por su aporte en ácido fólico es muy recomendable para combatir la anemia.

Definitivamente a incluir en nuestra dieta y sobre todo en los días fríos de invierno.

. . . . **INGREDIENTES: 4 raciones** . . . .

- ❀ 400 g de caldo de huesos
- ❀ 50 g de mantequilla ecológica o ghee
- ❀ 100 g de avellanas peladas tostadas y molidas
- ❀ 60 g de crema de leche o de almendra ecológica
- ❀ 50 g de cebolla tierna
- ❀ 80 g de blanco de puerro
- ❀ sal marina y un «pellizco» de pimienta y nuez moscada
- ❀ ¼ de cucharadita de goma xantana disuelta con un poco de caldo

. . . . **ELABORACIÓN:** . . . .

Poner a calentar la mantequilla o ghee a fuego medio y añadir la cebolla y el puerro finamente picados. Cocinar hasta que cojan un color dorado. Este paso durará unos diez minutos. Ir añadiendo el caldo de huesos hirviendo y seguir removiendo. Dejar cocer unos 10 minutos a fuego medio-bajo.

Apartar del fuego y pasarlo a través de un colador a otro cazo. Añadir la crema de leche, previamente calentada, las avellanas trituradas, la sal marina, la pimienta, la nuez moscada y la goma xantana previamente disuelta. Remover con las varillas manuales y dejar cocer unos 10 minutos hasta que espese.

Decorar con un poco de perejil y avellanas trituradas.

CREMA DE AGUACATE CON GAMBAS Y ALGA NORI

DATOS NUTRICIONALES PARA 1 PERSONA						
GRASA		PROTEÍNA		CARBOS		CALORÍAS TOTALES	CALORÍAS DE GRASA
38 g	84 %	10 g	10 %	6 g	6 %	406	342

Esta deliciosa y delicada crema de aguacate es perfecta para tomar durante el verano. Es una buena manera de incorporar el aguacate a nuestra dieta, y es uno de los grandes protagonistas de la dieta cetogénica por su alto contenido en grasas muy saludables, y que siempre recomiendo consumir a diario. Una crema ideal para una comida rápida, porque es muy sencilla de elaborar. Simplemente, hay que utilizar aguacate de buena calidad y unas gambas bien frescas.

La podéis tomar como plato principal y único, al ser muy completo tanto en grasa, proteína y carbohidrato. La alga nori le dará un agradable sabor a mar y al mismo tiempo se aprovechará de todos los beneficios de consumir algas.

. . . . **INGREDIENTES: 1 persona** . . . .

- ❁ 125 g de aguacate
- ❁ 15 g de cebolleta
- ❁ 5 g de zumo de limón
- ❁ 40 g de gambas peladas y limpias
- ❁ 15 g de aceite de oliva extra virgen
- ❁ 1 g de alga nori
- ❁ ¼ de taza de agua
- ❁ Sal marina

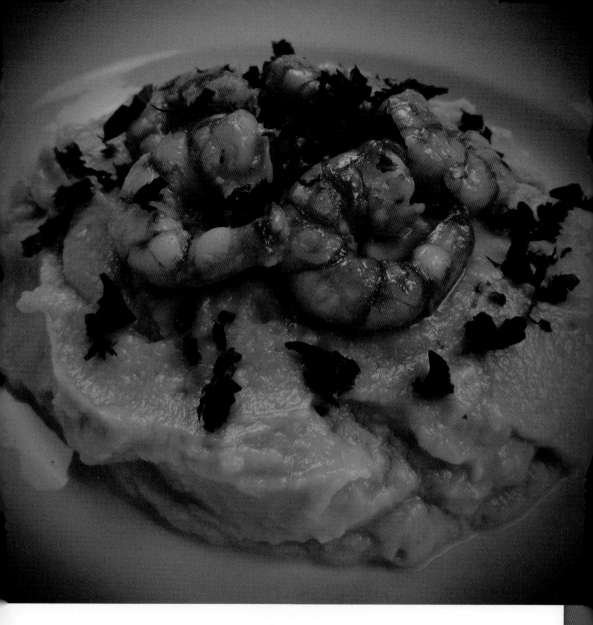

· · · · · · · · · · · · · · · · · · · **ELABORACIÓN:** · · · · · · · · · · · · · · · · · · ·

En una batidora de vaso poner el aguacate, la cebolla, el limón, el aceite de oliva, la sal y el agua, y triturar hasta formar una crema.

En una sartén con un poco de aceite de oliva, saltear las gambas.

Utilizar un plato hondo, poner la crema con los langostinos y decorar con la alga nori triturada.

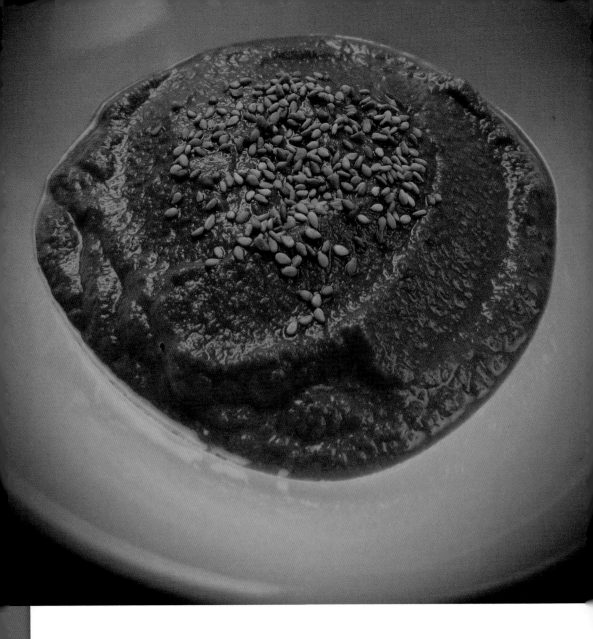

CREMA DE COL LOMBARDA

DATOS NUTRICIONALES PARA 1 PERSONA						
GRASA		PROTEÍNA		CARBOS		CALORÍAS TOTALES	CALORÍAS DE GRASA
50 g	79 %	19 g	13 %	11 g	8 %	570	450

Muchas personas rechazan comer la col lombarda, porque acostumbran a solo cocinarla al vapor o hervida y les parece aburrida, pero hay muchas maneras de consumir esta beneficiosa y saludable crucífera, como esta crema que os va a sorprender tanto por su vistosidad como por su sabor.

Muy sencilla de hacer y muy nutritiva, y que podéis tomar como un plato único tanto caliente como frío.

INGREDIENTES: 1 persona

- ❀ 200 g de col lombarda
- ❀ 30 g de cebolleta
- ❀ 30 g de puerro
- ❀ 20 g de nata
- ❀ 20 g de mantequilla
- ❀ 30 g de queso Gruyère rallado
- ❀ 200 g de caldo de huesos
- ❀ 5 g de sésamo tostado
- ❀ Sal marina y pimienta blanca

ELABORACIÓN:

En una sartén poner la mantequilla y dejar que se derrita. Añadir la cebolleta y el puerro picado, y sofreír a fuego lento hasta que coja un bonito color avellana.

Mientras tanto, cortar la col lombarda en tiras finas, añadir la col al sofrito, y salpimentar al gusto. Mezclar bien y cocinar unos 5 minutos.

Incorporar el caldo de huesos caliente, y cocinar hasta que la col esté tierna.

Una vez terminado, pasarlo por el robot de cocina junto a la nata y el queso Gruyère, y batir hasta obtener la textura de crema.

Servir caliente o fría, con el sésamo tostado por encima.

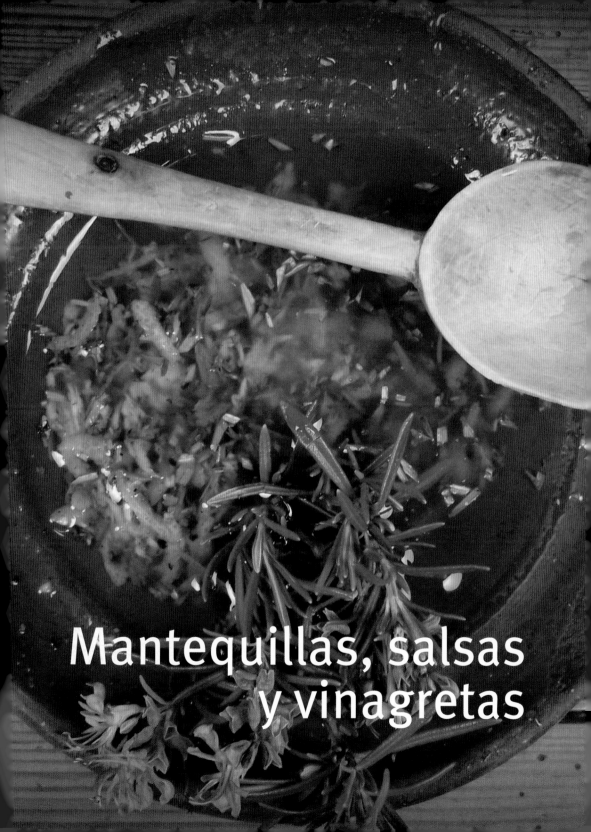

Mantequillas, salsas
y vinagretas

MANTEQUILLA DE ACEITUNAS NEGRAS

DATOS NUTRICIONALES PARA LA RECETA							
GRASA		PROTEÍNA		CARBOS		CALORÍAS TOTALES	CALORÍAS DE GRASA
25 g	97 %	0,5 g	1 %	1 g	2 %	231	225

Esta receta es magnífica y muy fácil de elaborar. Podéis picar las aceitunas, pero, para ahorrar tiempo, recomiendo utilizar la pasta de aceituna que hoy en día ya se encuentra en los supermercados.

La mantequilla de aceitunas se puede utilizar en infinidad de platos, pero es ideal para acompañar carnes blancas y pescado al vapor, o también como aperitivo.

Es de vital importancia usar mantequilla ecológica procedente de animales que se alimentan de pasto y viven en libertad libres de hormonas y antibióticos.

INGREDIENTES:

- ❀ 30 g de mantequilla
- ❀ 10 g de pasta de aceituna
- ❀ 10 g de cebolla tierna (cebolleta) muy picada
- ❀ Una pizca de tomillo
- ❀ Una pizca de pimienta

ELABORACIÓN:

Mezclar la pasta de aceituna con la cebolla bien picada, la pimienta y el tomillo.

Con una espátula, trabajar la mantequilla, y mezclar con los otros ingredientes hasta obtener una preparación bien homogénea.

Envolver la mezcla en un papel film y dar una forma cilíndrica. También se puede usar un «ramekin».

Poner en el frigorífico durante unos 45 minutos.

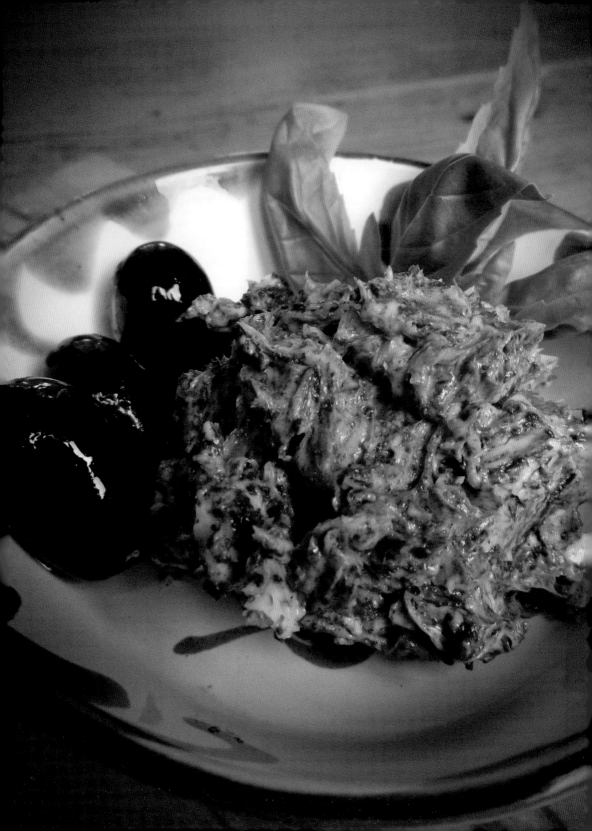

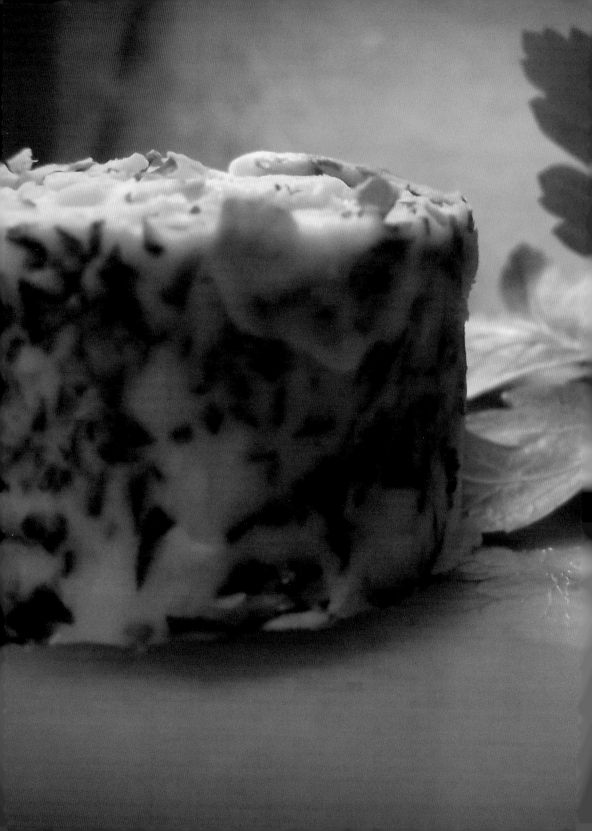

MANTEQUILLA AL AJO Y PEREJIL

DATOS NUTRICIONALES PARA LA RECETA						
GRASA		PROTEÍNA		CARBOS		CALORÍAS TOTALES	CALORÍAS DE GRASA
24 g	82 %	4 g	6 %	8 g	12 %	264	216

La mantequilla de ajo y perejil es una de las más populares y de muy fácil elaboración. Es muy versátil, pues la podemos utilizar para agregar a un pollo a la plancha, una carne, un pescado, un marisco, o con vegetales cocinados al vapor.

Se conserva muy bien en el frigorífico y si se elabora más cantidad, se puede guardar durante más tiempo en el congelador.

Excelente para la dieta cetogénica, y por esto recomiendo tener mantequillas aromatizadas listas para su uso.

Es de vital importancia usar mantequilla ecológica procedente de animales que se alimentan de pasto y viven en libertad libres de hormonas y antibióticos.

·········· INGREDIENTES: Para un molde pequeño ··········

❀ 30 g de mantequilla ecológica a temperatura ambiente
❀ 10 g de perejil
❀ 5 g de ajo muy picado

···················· ELABORACIÓN: ····················

Con un cuchillo bien afilado picar el perejil y el ajo. Incorporar estos ingredientes a la mantequilla y mezclar con ayuda de una espátula de madera.

Rellenar un molde de madera especial para mantequilla o en su lugar utilizar un film de cocina y darle la forma de un cilindro alargado del tamaño deseado, y terminar con unos nudos a ambos lados para atar el cilindro. Poner en el frigorífico como mínimo 45 minutos.

Desmoldar y lista para usar.

MANTEQUILLA DE ANCHOAS

DATOS NUTRICIONALES PARA LA RECETA						
GRASA		PROTEÍNA		CARBOS		CALORÍAS TOTALES	CALORÍAS DE GRASA
30 g	88 %	7 g	9 %	2 g	3 %	306	270

Esta receta de mantequilla de anchoas es una verdadera delicia. Se mantiene muy bien en el frigorífico y también se puede congelar.

La mantequilla de anchoas es perfecta sobre las cetogalletas de Inca o cetogalletas de espinacas como aperitivo o para decorar una ensalada.

También es excelente y la recomiendo para que se derrita sobre brócoli, coliflor o col al vapor.

Es de vital importancia usar mantequilla ecológica procedente de animales que se alimentan de pasto y viven en libertad libres de hormonas y antibióticos.

.... INGREDIENTES: Para un ramekin pequeño ....

- ❀ 30 g de mantequilla a temperatura ambiente
- ❀ 30 g de anchoas en aceite de oliva escurridas
- ❀ 5 g de ajo
- ❀ Una pizca de zumo de limón
- ❀ 1 g de pimienta negra

.... ELABORACIÓN: ....

Con un cuchillo bien afilado picar las anchoas y el ajo muy menudo.

Con una espátula de madera incorporar estos ingredientes a la mantequilla junto con el zumo de limón y la pimienta, y trabajar hasta que esté todo bien incorporado.

Rellenar un «ramekin» pequeño, o en su lugar utilizar un film de cocina, y darle la forma de un cilindro alargado del tamaño deseado, y terminar con unos nudos a ambos lados.

Poner en el frigorífico como mínimo 45 minutos.

Desmoldar y listo para usar.

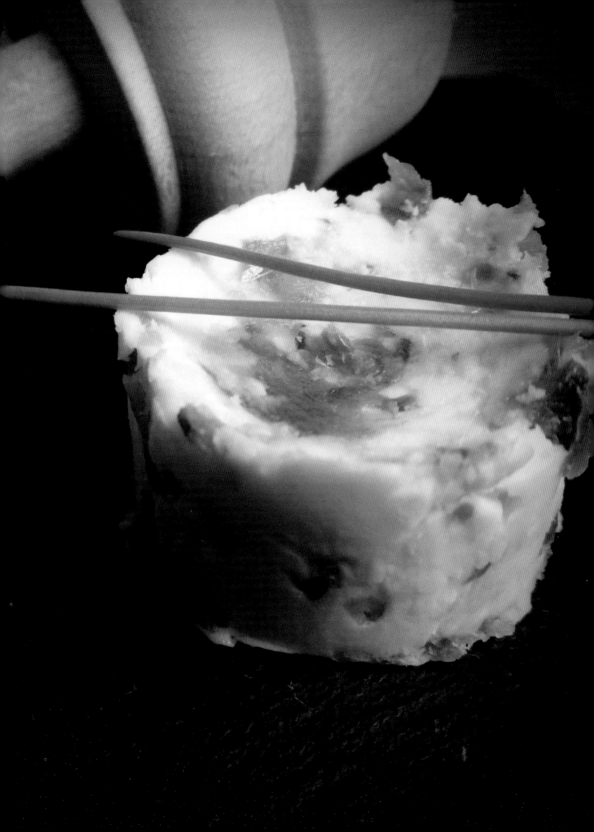

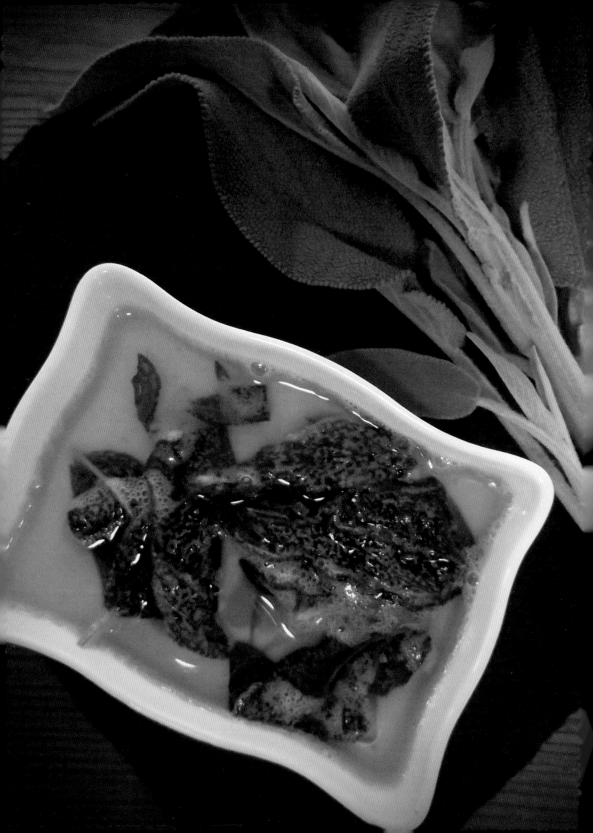

MANTEQUILLA A LA SALVIA

DATOS NUTRICIONALES PARA LA RECETA					
GRASA		PROTEÍNA		CARBOS	CALORÍAS TOTALES	CALORÍAS DE GRASA
25 g	96 %	1 g	2 %	1 g	2 %	233	225

Esta mantequilla deliciosamente perfumada con Salvia es exquisita para acompañar carnes rojas, o pescados a la parrilla o al vapor. Si se utiliza mantequilla salada el resultado será aún mejor.

También se puede añadir una pizca de zumo de limón junto a un poco de la ralladura de su piel.

Es de vital importancia usar mantequilla ecológica procedente de animales que se alimentan de pasto y viven en libertad libres de hormonas y antibióticos.

. . . . INGREDIENTES: . . . .

- ❀ 30 g de mantequilla
- ❀ 5 g de salvia fresca
- ❀ Un pellizco de sal

. . . . ELABORACIÓN: . . . .

Fundir la mantequilla a fuego muy suave. Cuando esté bien caliente y empiece a tener un color avellana, añadir las hojas enteras de salvia y la pizca de sal. Seguir cociendo hasta que las hojas estén crujientes (no dejar de remover).

Servir bien caliente.

MANTEQUILLA CON SARDINAS

DATOS NUTRICIONALES PARA LA RECETA						
GRASA		PROTEÍNA		CARBOS		CALORÍAS TOTALES	CALORÍAS DE GRASA
27 g	94 %	3 g	5 %	1 g	1 %	259	243

Esta mantequilla de sardinas es ideal como aperitivo o *snack.* Con ella se pueden rellenar tallos de apio, untar hojas de endivia, poner sobre rodajas de pepino o de calabacín, o utilizar para rellenar champiñones…

Dado que las sardinas ya son saladas no agregaremos sal.

Es de vital importancia usar mantequilla ecológica procedente de animales que se alimentan de pasto y viven en libertad libres de hormonas y antibióticos.

INGREDIENTES:

- ❀ 30 g de mantequilla
- ❀ 10 g de sardinas en aceite escurridas
- ❀ 5 g de cebollino picado
- ❀ 1 pellizco de pimienta blanca
- ❀ 1 hilo de zumo de limón

ELABORACIÓN:

Poner la mantequilla en un bol y trabajarla con una espátula hasta que esté bien blanda.

Incorporar las sardinas escurridas y picadas, el hilo del zumo de limón, cebollino picado, el pellizco de pimienta blanca, y mezclar hasta obtener una preparación bien homogénea.

Rellenar un «ramekin» y dejar enfriar en el frigorífico.

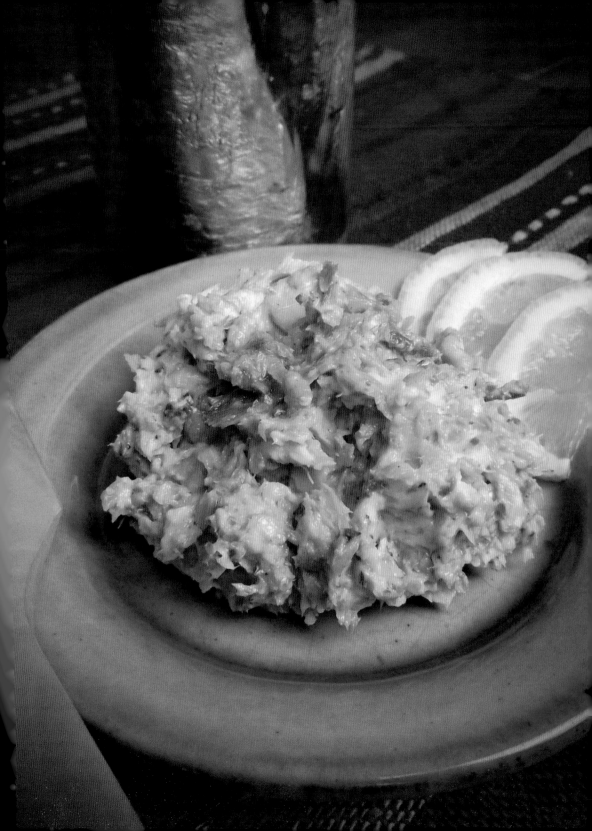

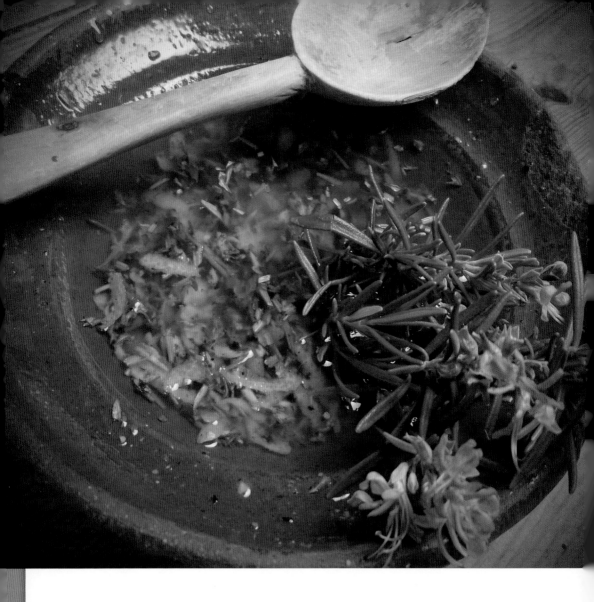

MARINADA PARA CARNES
A LA BRASA

DATOS NUTRICIONALES PARA LA RECETA						
GRASA		PROTEÍNA		CARBOS		CALORÍAS TOTALES	CALORÍAS DE GRASA
51 g	92 %	2 g	2 %	8 g	6 %	499	459

Antiguamente el «marinado» era una técnica de cocina considerada como un método de conservación de alimentos, ya que normalmente usaban aceite de oliva para proteger el alimento.

Hoy en día existen muchas formas de marinar, pero esta que os propongo es una de mis marinadas favoritas, ideal para carnes como el cordero, el pollo, el cerdo o el conejo.

El secreto será el tiempo suficiente de maceración para obtener una buena carne con sabor mediterráneo gracias al romero y al tomillo.

En esta receta el tiempo que pongo es de 2 a 3 horas (cuando no hay tiempo) pero sería ideal preparar la carne la noche interior y dejar marinar en el frigorífico. De esta manera los jugos de la carne tendrán mas tiempo de reposo.

Sería fundamental consumir carne ecológica en favor de nuestra salud.

. . . . INGREDIENTES: . . . .

- ❀ 20 g de romero fresco muy picado
- ❀ 20 g de tomillo fresco muy picado
- ❀ 10 piel de un limón rallado
- ❀ 5 g de ajo muy picado
- ❀ 20 g de zumo de un limón
- ❀ 50 g de aceite de oliva extra virgen
- ❀ 1 hilo de vinagre de manzana o de vino
- ❀ Sal y pimienta al gusto

. . . . ELABORACIÓN: . . . .

Mezclar todos los ingredientes en un bol y con la ayuda de una brocha especial para cocina, pincelar toda la carne.

Dejar marinar durante al menos de 2 a 3 horas en el frigorífico.

ALIOLI

DATOS NUTRICIONALES PARA 20g						
GRASA		PROTEÍNA		CARBOS		CALORÍAS TOTALES
20 g	99 %	<1 g	0 %	0,5 g	1 %	182

CALORÍAS DE GRASA
180

El alioli, ajolio, ajoaceite o ajiaceite es una salsa típica de la gastronomía mediterránea formada por una emulsión de ajo y de aceite de oliva extra virgen.

Esta salsa es muy versátil, ya que combina muy bien con muchos platos: carnes, pescados, hortalizas, caracoles, aperitivos... La receta que aquí os presento es la forma más tradicional de elaborar esta maravillosa y tan cetogénica salsa: Con el mortero, y con solo los dos ingredientes del que se compone, el ajo y el aceite de oliva virgen extra, aunque si no tenéis tiempo o deseáis un alioli más ligero podéis elaborar una mahonesa con la batidora de mano añadiendo un ajo machacado. También podéis utilizar aceite de girasol ecológico si lo queréis más suave. A mí particularmente, me gusta más con aceite de oliva. La parte negativa, por así decirlo, de elaborar un alioli en el mortero es que requiere trabajo y mucha paciencia, porque la textura untuosa se consigue con tiempo, pero la recompensa es muy grande. ¡¡Así que, a practicar!!

. . . . **INGREDIENTES:** . . . .

❀ 200 g de aceite de oliva extra virgen
❀ 20 g de ajos
❀ Sal marina

. . . . **ELABORACIÓN:** . . . .

Pelar los ajos y cortarlos en trozos pequeños. Colocarlos en el mortero con sal y machacarlos hasta obtener una pasta muy suave. En este momento hay que empezar a echar el aceite en forma de hilo, muy despacio, mientras que se mueve la mano del mortero siempre hacía la misma dirección y sin prisas. De lo contrario, se cortaría, y lo que se busca es que la salsa quede bien ligada.

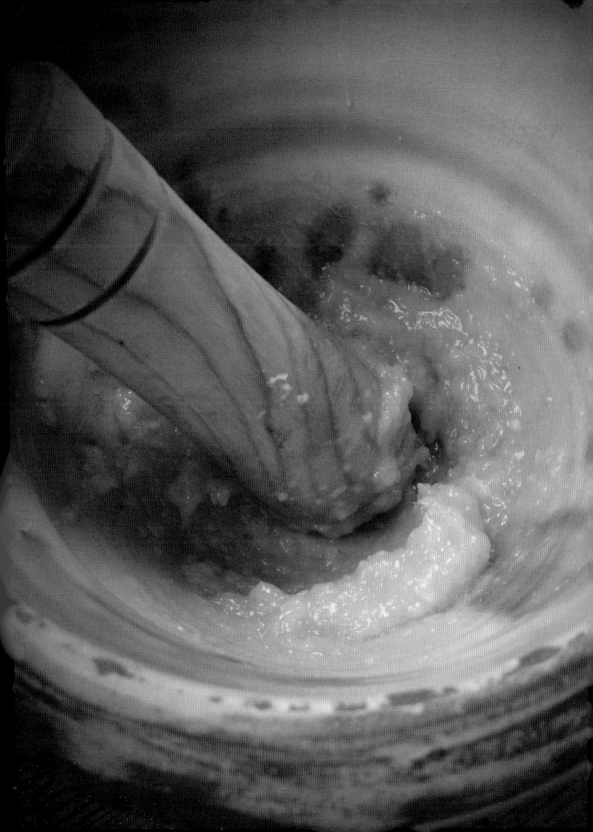

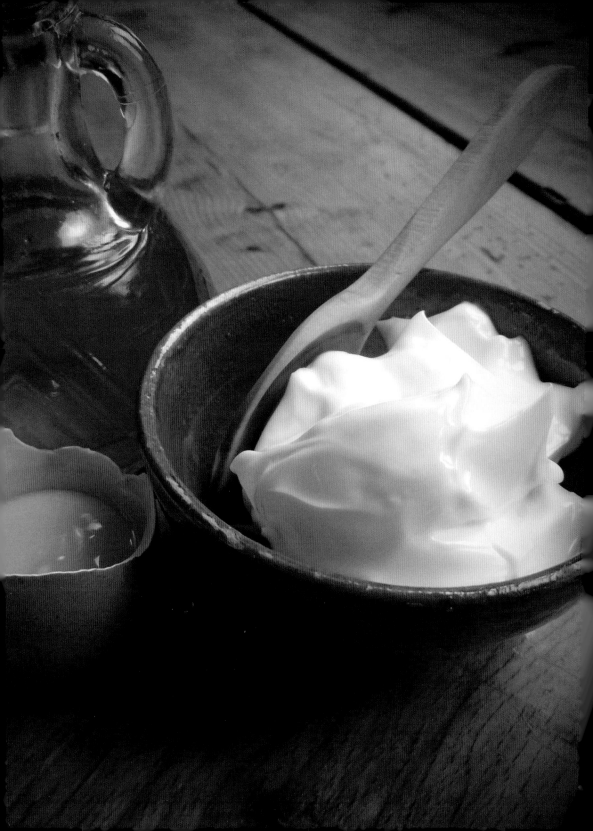

MAHONESA

DATOS NUTRICIONALES PARA 60g							
GRASA		PROTEÍNA		CARBOS		CALORÍAS TOTALES	CALORÍAS DE GRASA
40 g	96 %	2,75 g	3 %	0,75 g	1 %	374	360

La mahonesa es una de las salsas estrella de la dieta cetogénica. Esta emulsión compuesta principalmente por huevo (puede ser solo con la yema) y aceite es una salsa que además de enriquecer muchas elaboraciones culinarias, nos puede servir como base para preparar otras salsas, aperitivos o rellenos.

Hoy en día la mahonesa se comercializa y la podemos adquirir en cualquier comercio, pero recomiendo hacer tu propia mahonesa casera utilizando huevos ecológicos y un buen aceite de oliva suave y de alta calidad, y extremando todas las medidas de higiene.

Es muy importante refrigerarla y consumirla el mismo día.

. . . . INGREDIENTES: . . . .

- ❀ 1 huevo grande entero
- ❀ 150 g de aceite de oliva suave
- ❀ 1//2 cucharadita de mostaza
- ❀ 10 g de vinagre de Jerez
- ❀ Un pellizco de pimienta y sal marina

. . . . ELABORACIÓN: . . . .

Poner el huevo en el vaso de la batidora junto el vinagre, la mostaza y la sal.

Verter el aceite e introducir el brazo del batidor en el vaso hasta el fondo, poner en marcha y mantenerlo quieto y sin mover hasta que espese.

Cuando haya tomado cuerpo, se realizarán movimientos muy suaves de arriba a abajo hasta obtener una salsa homogénea.

LACTONESA

DATOS NUTRICIONALES PARA 60g						
GRASA		PROTEÍNA		CARBOS		CALORÍAS TOTALES	CALORÍAS DE GRASA
40 g	98 %	0,70 g	1 %	1 g	1 %	367	360

La lactonesa es una mahonesa sin huevo, una buena alternativa para aquellas personas que son intolerantes al huevo y también por si queremos tener la seguridad de no sufrir ninguna intoxicación derivada de la salmonela, y por esto aconsejo elaborarla durante el verano si no disponemos de huevos muy frescos.

Para preparar la lactonesa, sustituiremos el huevo por leche de vaca entera y ecológica. Es importante usar la leche a temperatura ambiente, pues de lo contrario, se nos cortaría.

Las personas intolerantes a la lactosa pueden sustituir la leche de vaca por leche de soja o de almendra.

El resultado de la lactonesa es similar a la mahonesa y de muy fácil elaboración. La ventaja es que la podemos conservar mas tiempo en el frigorífico. Hasta seis días.

Aconsejo utilizar un buen aceite de oliva extra virgen; mi favorito es el aceite de Arbequina por ser muy suave y afrutado.

. . . . **INGREDIENTES:** . . . .

- ❀ 240 g de aceite de oliva suave tipo arbequina
- ❀ 120 g de leche de almendra sin azúcar, leche de vaca o de soja
- ❀ Un hilo de vinagre de Jerez o limón
- ❀ Sal

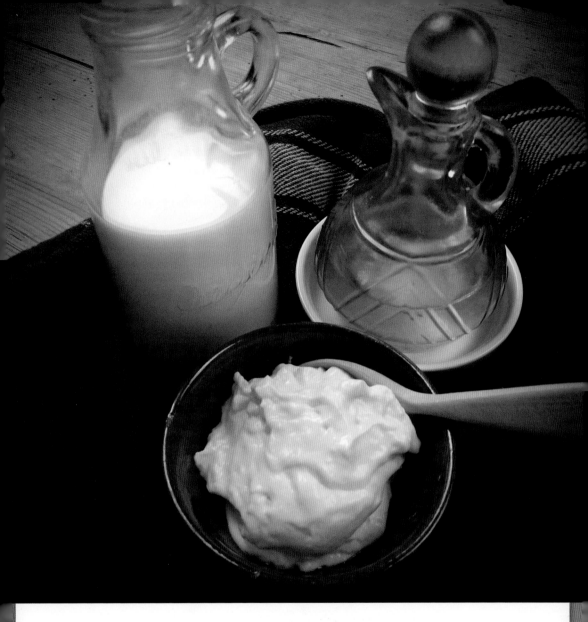

ELABORACIÓN:

En el vaso de la batidora poner la leche elegida a temperatura ambiente con un pellizco de sal y el aceite de oliva.

Introducir la batidora hasta el fondo del vaso y empezar a batir sin mover. Cuando ya empiece a emulsionar, ir haciendo movimientos muy lentos de arriba a abajo, y en ese momento añadir el vinagre de Jerez o el limón.

Seguir batiendo unos segundos y ya está preparada.

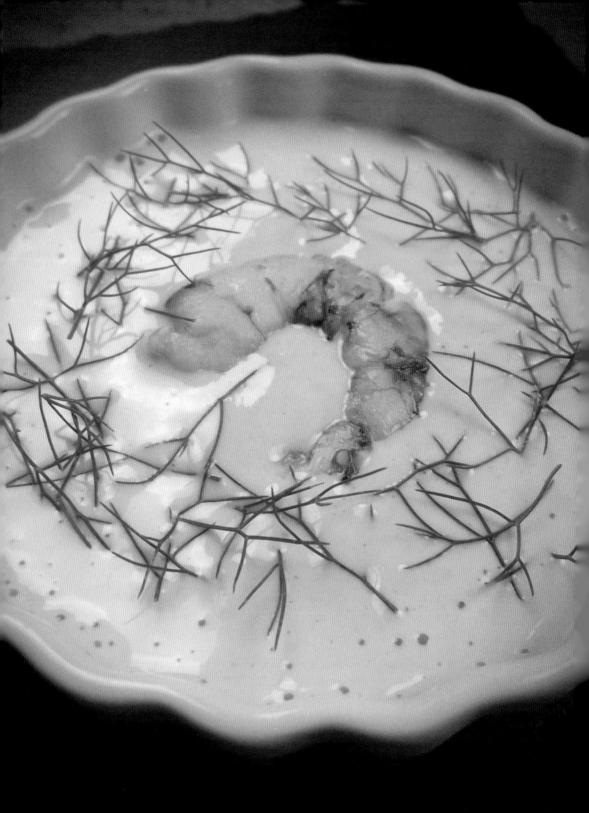

SALSA DE GAMBAS

DATOS NUTRICIONALES PARA LA RECETA							
GRASA		PROTEÍNA		CARBOS		CALORÍAS TOTALES	CALORÍAS DE GRASA
15 g	77 %	8 g	18 %	2 g	5 %	175	135

Esta salsa cremosa de gambas es ideal para acompañar pescados blancos al vapor como el filete de lenguado, la merluza, el bacalao, el rape, la dorada o el mero.

Para la salsa puedes utilizar gambas peladas congeladas que ya se comercializan en paquetes. Personalmente prefiero utilizar gambas frescas que luego cocino al vapor.

Esta salsa se prepara muy fácilmente en el último momento. Si prefieres prepararla con antelación, la puedes conservar en el frigorífico.

.... INGREDIENTES: ....

- ❀ 30 g de gambas peladas y cocidas
- ❀ 40 g de yogur griego ecológico
- ❀ 10 g de aceite de oliva virgen extra
- ❀ 10 g de mostaza

- ❀ 5 g de vinagre de manzana
- ❀ Hinojo fresco para decorar
- ❀ Una pizca de pimienta blanca
- ❀ Una pizca de sal al gusto

.... ELABORACIÓN: ....

Poner todos los ingredientes en un robot de cocina y trabajar hasta obtener una salsa cremosa.

Antes de servir disponer la salsa en un cazo y calentar a fuego muy bajo sin parar de remover lentamente.

Servir junto el pescado escogido y decorar con el hinojo.

SALSA DE MOSTAZA

DATOS NUTRICIONALES PARA LA RECETA							
GRASA		PROTEÍNA		CARBOS		CALORÍAS TOTALES	CALORÍAS DE GRASA
19 g	81 %	7 g	13 %	3 g	6 %	211	171

Las salsas son una parte fundamental de la cocina, y por tanto es necesario siempre utilizar productos de alta calidad y saber cómo mezclarlos para obtener un buen resultado.

Esta salsa es un acompañamiento perfecto para todo tipo de verduras crudas y toda clase de ensaladas de hoja verde.

La personas que son intolerantes a la lactosa pueden sustituir la nata por la crema de almendra especial para cocina, disponible en tiendas especializadas de productos dietéticos.

. . . . INGREDIENTES: . . . .

- ❁ 35 g de yema de huevo duro
- ❁ 10 g de mostaza
- ❁ 30 g de de crema de nata para cocinar
- ❁ 5 g de zumo de limón
- ❁ 3 g de cebollino picado
- ❁ Una pizca de pimienta negra
- ❁ Sal marina al gusto

. . . . ELABORACIÓN: . . . .

Mezclar las yemas de huevo con la mostaza, seguidamente añadir el zumo de limón, la sal y la pimienta. Incorporar la crema de nata, el cebollino y mezclar.

Servir junto a los vegetales escogidos.

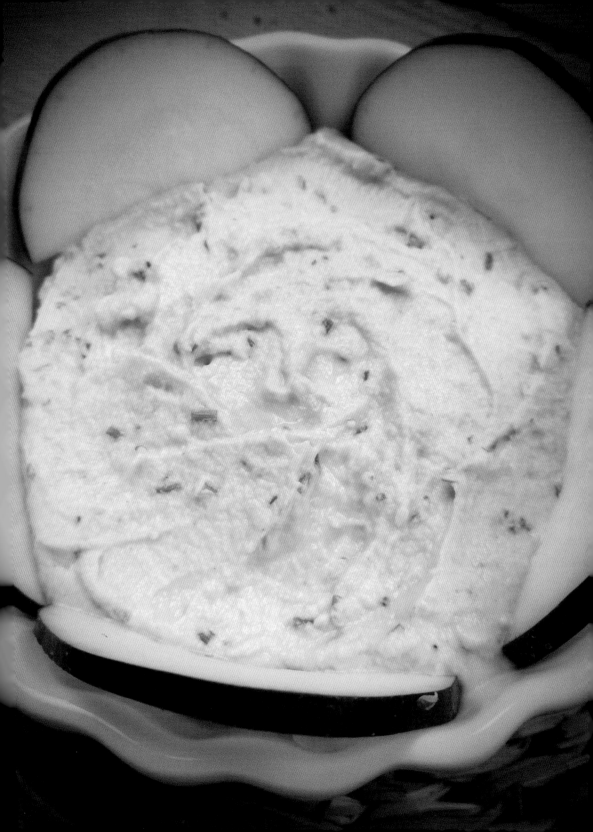

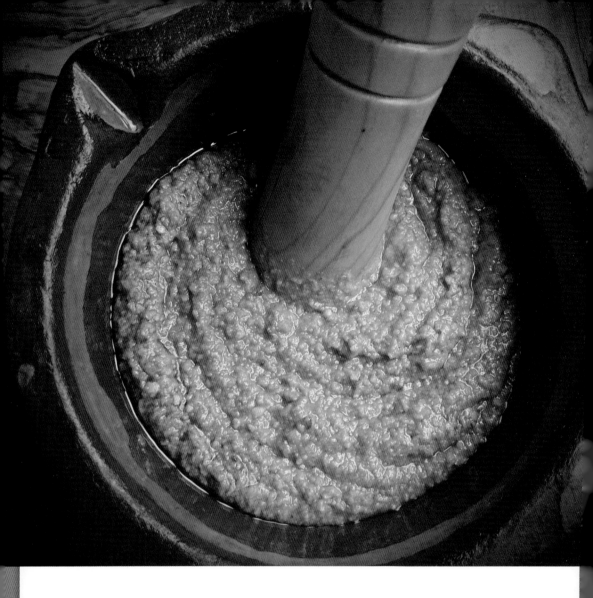

SALSA ROMESCO
(RECETA PERSONAL)

DATOS NUTRICIONALES PARA 50 g						
GRASA		PROTEÍNA		CARBOS		CALORÍAS TOTALES	CALORÍAS DE GRASA
28 g	88 %	5 g	7 %	4 g	5 %	288	252

El romesco es una de las salsas más antiguas de la cocina tradicional catalana, típica de la provincia de Tarragona. Hay mucha competencia amistosa con respecto a esta salsa, ya que cada persona tiene su propia manera secreta de hacerla, y por esta razón en el título digo que es mi receta. En cualquier caso, todas ellas son deliciosas. Esta receta no puede ser más cetogénica por su alto contenido en grasa, y la única diferencia con la original es que he eliminado el pan frito o la galleta, por ser alimentos no permitidos.

Esta fabulosa salsa se puede utilizar tanto para comer pescados o mariscos, como para acompañar todo tipo de carnes a la brasa, y es perfecta para acompañar cualquier vegetal permitido.

El auténtico romesco debería ser hecho a mano en un mortero, pero hoy en día muchas personas usan los robots de cocina. Yo la hago con el mortero y en la receta os explico como.

INGREDIENTES:

- ❀ 100 g de avellanas tostadas
- ❀ 100 g de almendras tostadas
- ❀ 20 g de piñones
- ❀ 1 pimienta de cayena (opcional)
- ❀ 5 g de ajo
- ❀ 30 g de pulpa de ajo asado al horno
- ❀ 80 g de tomate sin piel asado al horno
- ❀ 2 ñoras o en su lugar pimiento choricero
- ❀ ¼ de taza de vinagre de vino
- ❀ 150 g de aceite de oliva
- ❀ Sal marina

ELABORACIÓN:

Poner el vinagre en un cazo y llevarlo a ebullición, apartar del fuego e introducir las ñoras o pimientos choriceros, y esperar unos diez minutos para hidratarlos. Con una cuchara o cuchillo, separar la pulpa de la piel y reservar. Apartar un poco de vinagre.

En un mortero, ir añadiendo todos los ingredientes uno a uno, desde las avellanas hasta la pasta de ñora, e ir machacando con la mano del mortero hasta obtener una pasta. Añadir un poco del vinagre guardado y mezclar bien. En este momento ir añadiendo el aceite de oliva poco a poco en forma de hilo sin parar de remover, y siempre hacia la misma dirección de forma envolvente. Sazonar al gusto. Como os he comentado, si queréis ahorrar tiempo, ya que la elaboración en el mortero requiere paciencia, podéis utilizar el robot de cocina.

SALSA DE NUEZ DE MACADAMIA Y PEPINILLOS

DATOS NUTRICIONALES PARA LA RECETA						
GRASA		PROTEÍNA		CARBOS		CALORÍAS TOTALES	CALORÍAS DE GRASA
44 g	92 %	5 g	5 %	4 g	3 %	432	396

En la cocina cetogénica las nueces de macadamia se pueden utilizar de muchas maneras, como, por ejemplo, triturándolas hasta conseguir una mantequilla, en salsas, ensaladas, tostadas, fritas, helados, postres…

Es aconsejable poner las nueces de macadamia en un recipiente hermético y guardar en el frigorífico para conservar su sabor y sus cualidades nutricionales.

Esta receta es suficiente para dos personas y la podéis utilizar para aliñar: aguacates, lechugas tipo cogollos, hojas de endivias, pepinos… o simplemente encima de una galleta cetogénica.

INGREDIENTES:

- ✿ 40 g de nueces de macadamia al horno (pag. 338) bien picadas
- ✿ 40 g de crema de nata
- ✿ 20 g de pepinillos en vinagre
- ✿ Un pellizco de orégano
- ✿ Un pellizco de pimienta blanca
- ✿ Un pellizco de sal marina

ELABORACIÓN:

Utilizar un robot de cocina para triturar las nueces de macadamia. Picar los pepinillos muy pequeños.

En un bol poner la crema de nata, los pepinillos, el orégano, la pimienta blanca y la sal. Mezclar bien, y cuando estén todos los ingredientes bien incorporados, añadir las nueces de macadamia trituradas, y mezclar.

Poner en el frigorífico unos 30 minutos y ya está lista.

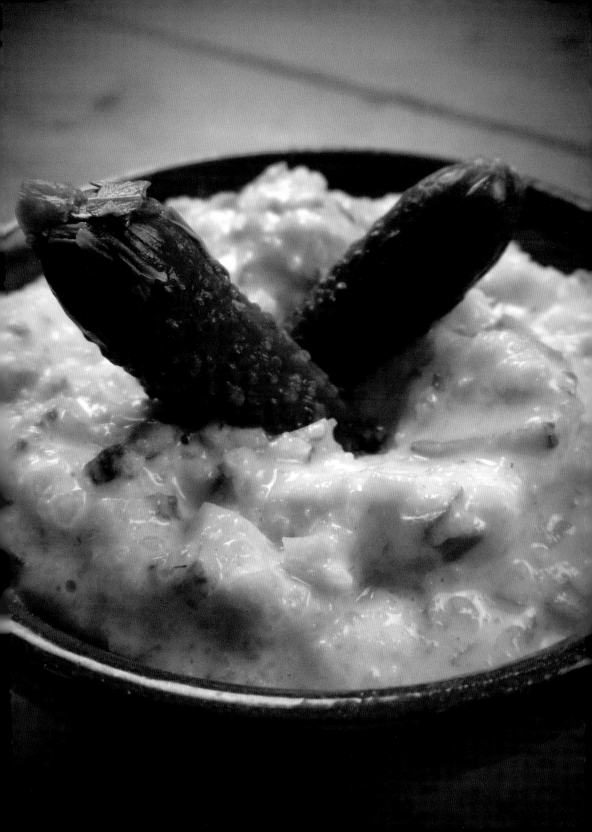

VINAGRETA A LA MAHONESA

DATOS NUTRICIONALES PARA 20g						
GRASA		PROTEÍNA		CARBOS		CALORÍAS TOTALES	CALORÍAS DE GRASA
98 g	99 %	1 g	0,5 %	1 g	0,5 %	890	882

Esta vinagreta a base de aceite de oliva, mahonesa y mostaza la recomiendo para servir junto a vegetales crudos por su textura cremosa.

Perfecta para tomar con endivias, la parte blanca del apio, el brócoli, pero personalmente también la utilizaría para tomar junto a pescado a la plancha.

INGREDIENTES:

- 75 g de aceite de oliva virgen extra
- 10 g de vinagre de manzana
- 30 g de mahonesa
- 10 g de mostaza
- 20 g de cebolla tierna picada
- Sal marina y un «pellizco» de pimienta

ELABORACIÓN:

En un bol combinar la mostaza, la mahonesa, el vinagre y la cebolla bien picada.

A continuación añadir el aceite de oliva gradualmente mientras se mezcla. Una vez la salsa quede homogénea, sazonar con la sal y la pimienta.

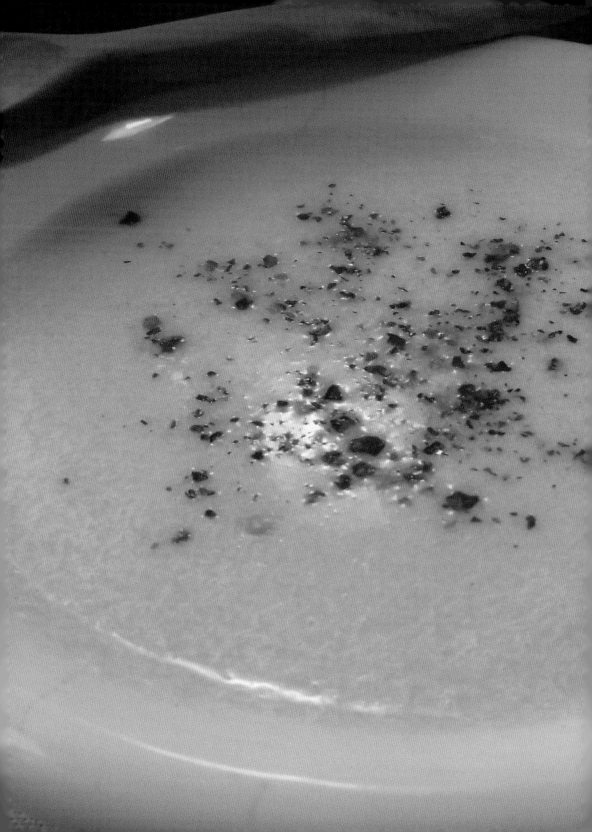

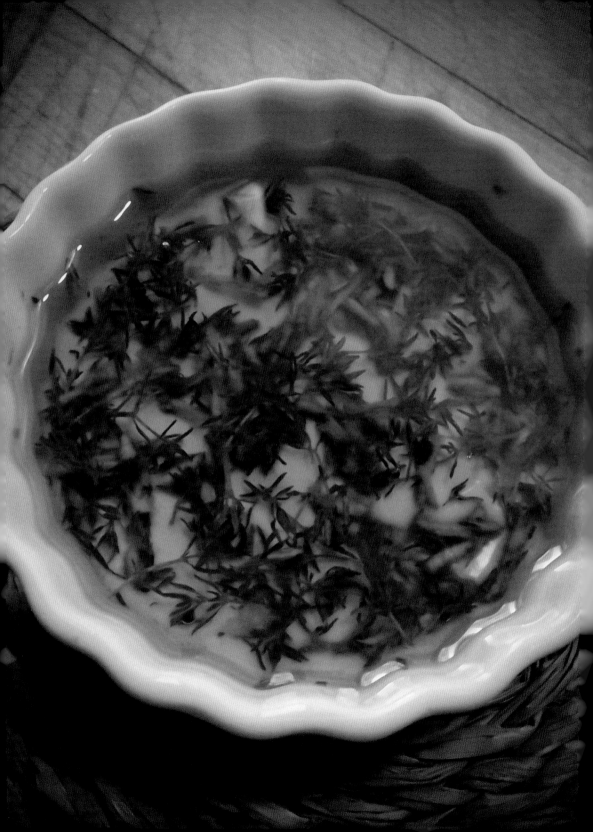

VINAGRETA DE AJO

DATOS NUTRICIONALES PARA LA RECETA						
GRASA		PROTEÍNA		CARBOS		CALORÍAS TOTALES	CALORÍAS DE GRASA
75 g	97 %	1 g	1 %	4 g	2 %	695	675

Esta vinagreta es ideal para verduras al vapor, pero sobre todo para aliñar alcachofas al horno o espárragos verdes. También la podríamos utilizar para adobar carnes y pescados a la plancha, aunque, una vez cocinados, la podríais echar por encima.

Como siempre, recomiendo, usar un buen aceite de oliva virgen extra.

Me gusta utilizar vinagre de manzana, porque resulta menos ácido que el de vino y por los muchos beneficios y propiedades para la salud. Una de estas propiedades es la de depurar los intestinos y mejorar la digestión. Muy rico en minerales y vitaminas del grupo B.

INGREDIENTES:

- ❀ 75 g de aceite de oliva virgen extra
- ❀ 5 g de zumo de limón
- ❀ 5 g de vinagre de manzana
- ❀ 10 g de ajo picado
- ❀ 2 g de tomillo fresco
- ❀ Sal marina y un «pellizco» de pimienta

ELABORACIÓN:

En un recipiente adecuado, mezclar todos los ingredientes con un batidor manual de varillas hasta obtener una salsa homogénea. Es muy importante picar los ajos finamente. Podéis utilizar un prensador de ajos.

Se puede utilizar un tarro de cristal agitando enérgicamente hasta obtener la vinagreta.

Se conserva muy bien en el frigorífico.

VINAGRETA AL ORÉGANO Y NARANJA

DATOS NUTRICIONALES PARA LA RECETA						
GRASA		PROTEÍNA		CARBOS		CALORÍAS TOTALES	CALORÍAS DE GRASA
60 g	97 %	1 g	1 %	3 g	2 %	556	540

Esta vinagreta es un excelente aliño, cuyos ingredientes significativos son la naranja y el orégano.

La ventaja de usar especias es que las podemos usar como sustituto de la sal, si se quiere prescindir de ella. Lo fundamental en la elaboración de una vinagreta es usar un buen aceite de oliva extra virgen.

Podéis hacer más cantidad, ya que se puede conservar en un tarro de cristal y conservarla en el frigorífico durante más de ocho días, aunque recomiendo elaborarla al momento.

Esta vinagreta se puede utilizar para todo tipo de ensaladas de hoja verde.

. . . . INGREDIENTES: . . . .

- 🍃 60 g de aceite de oliva virgen extra
- 🍃 10 g de cebolla tierna muy picada
- 🍃 10 g de vinagre de manzana
- 🍃 5 g de jugo de naranja fresco
- 🍃 5 g de piel de naranja ecológica
- 🍃 5 g de orégano fresco
- 🍃 Una pizca de pimienta negra
- 🍃 Sal marina al gusto

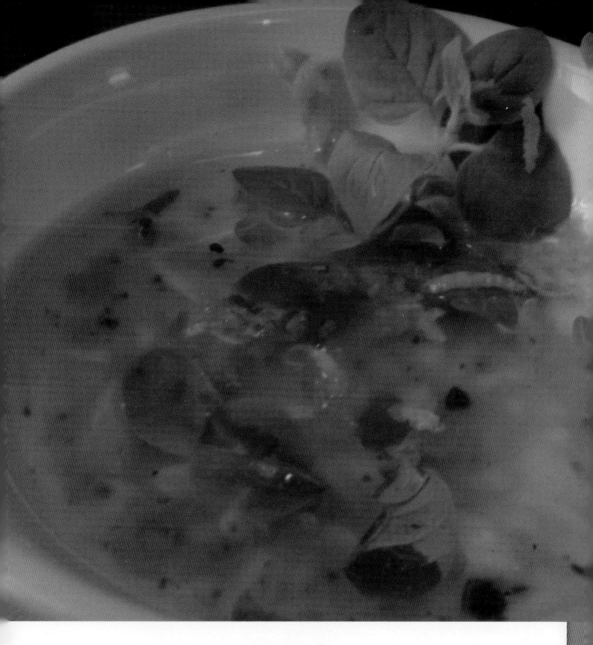

······················ **ELABORACIÓN:** ·····················

En un bol poner todos los ingredientes menos el aceite de oliva y mezclar con un batidor de varillas manual hasta obtener una salsa homogénea.

Poco a poco ir añadiendo el aceite de oliva en forma de hilo hasta que se integre totalmente.

También podéis utilizar un tarro de cristal agitando enérgicamente hasta obtener la salsa.

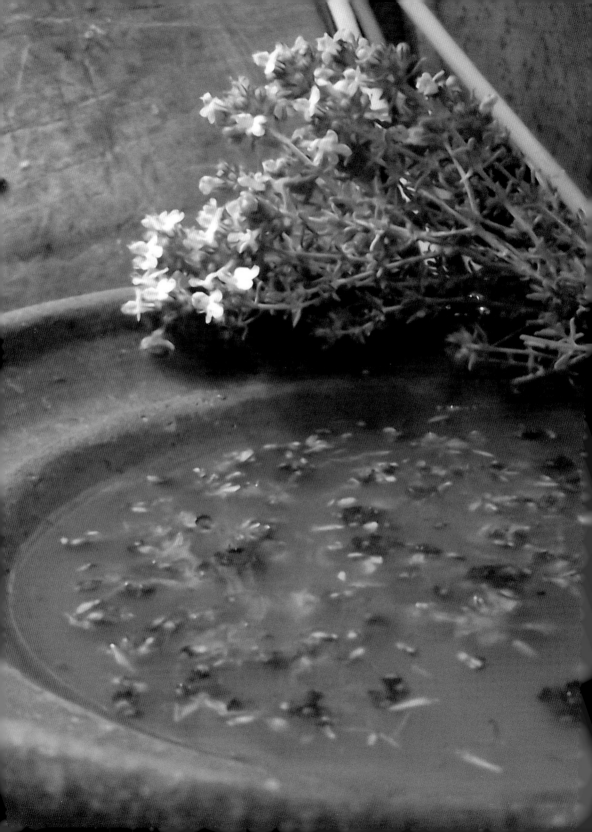

VINAGRETA AL TOMILLO Y LIMÓN

DATOS NUTRICIONALES PARA LA RECETA							
GRASA		PROTEÍNA		CARBOS		CALORÍAS TOTALES	CALORÍAS DE GRASA
60 g	98,5 %	0 g	0 %	2 g	1,5 %	548	540

Esta es una vinagreta exquisita y muy refrescante. Siempre insisto en utilizar ingredientes naturales y ecológicos, los cuales son más saludables, y en este caso vamos a utilizar la piel del limón y queremos limitar todo tipo de pesticida.

Esta vinagreta se puede utilizar para todo tipo de ensaladas de hoja verde, pero también la recomendaría para tomar junto a verdura al vapor como: bróco-li, kale, coliflor, acelgas, espinacas…

Podéis doblar la receta de acuerdo a la cantidad de comensales.

. . . . INGREDIENTES: 4 personas . . . .

- ❀ 60 g de aceite virgen extra
- ❀ 5 g de vinagre de manzana
- ❀ 5 g de zumo de limón
- ❀ 5 g de piel rallada de limón (ecológico)
- ❀ 5 g de tomillo fresco
- ❀ Un pellizco de pimienta blanca
- ❀ Sal marina (al gusto)

. . . . ELABORACIÓN: . . . .

En un bol poner todos los ingredientes y mezclar con un batidor de varillas manual. También podéis utilizar un tarro de cristal y agitar bien.

Reservar la vinagreta en el frigorífico hasta el momento de servir.

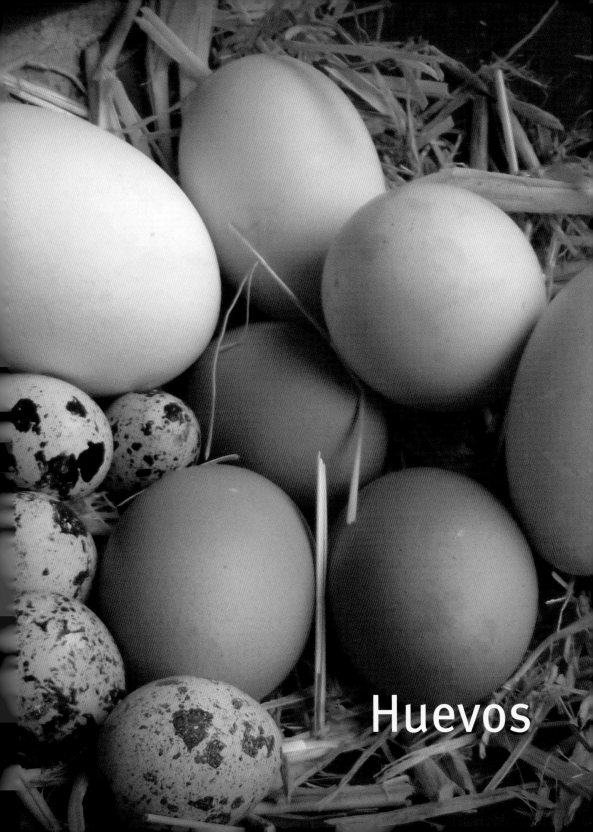

Huevos

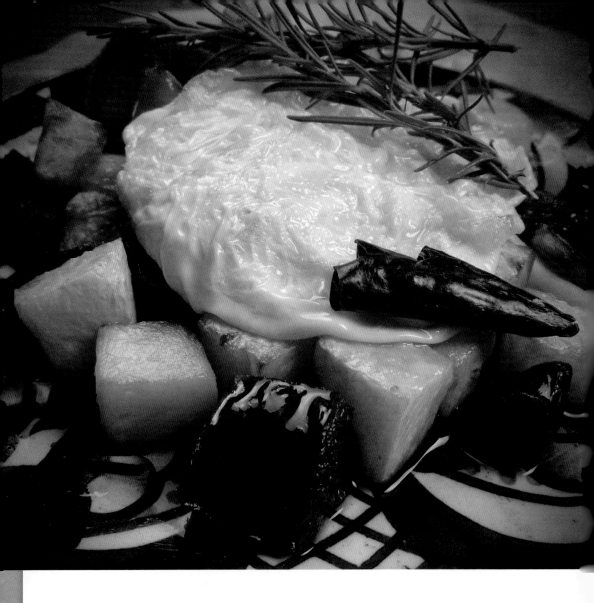

HUEVO CON FRITAS
DE APIONABO Y CHORIZO

DATOS NUTRICIONALES PARA 1 PERSONA						
GRASA		PROTEÍNA		CARBOS		CALORÍAS TOTALES	CALORÍAS DE GRASA
40 g	79 %	20 g	17 %	4 g	4 %	456	360

Esta es una fabulosa receta de huevos fritos con chorizo, todo un clásico de la gastronomía española. Este plato se sirve normalmente con patatas, y para convertirlo en cetogénico he utilizado esta versátil raíz que es el apionabo. Podemos utilizar esta receta como un menú completo simplemente acompañándolo de una ensalada verde o quizás para un buen desayuno de domingo. Lo dejo a vuestra elección.

La clave para que este plato tan auténtico nos quede excelente es utilizar un buen chorizo y aceite de oliva extra virgen. ¡¡¡Buen provecho!!!

.... INGREDIENTES: 2 personas ....

- ❀ 200 g de apionabo
- ❀ 10 g de ajos enteros
- ❀ 80 g de chorizo
- ❀ 2 huevos medianos
- ❀ 25 g de aceite de oliva
- ❀ Tomillo
- ❀ 1 guindilla grande (opcional)
- ❀ Sal marina

.... ELABORACIÓN: ....

Cortar el apionabo al gusto y freír en una sartén con una pequeña parte del aceite de oliva. A media cocción, añadir los ajos machacados sin eliminar la piel, la guindilla, un poco de sal, y un pellizco de tomillo (si es fresco mucho mejor). Cuando el apionabo esté dorado, añadir el chorizo cortado en rodajas o tacos, remover y reservar.

Con el resto del aceite hacer los huevos fritos y salar.

Emplatar el apionabo con chorizo junto los huevos.

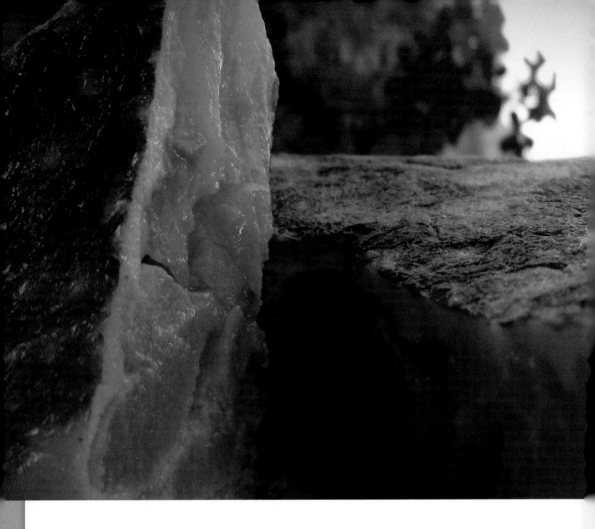

CETOTORTILLA ESPAÑOLA

DATOS NUTRICIONALES PARA ¼ DE TORTILLA (1 PERSONA)						
GRASA		PROTEÍNA		CARBOS		CALORÍAS TOTALES	CALORÍAS DE GRASA
16 g	78 %	6 g	13 %	4 g	9 %	184	144

Estamos ante unas de las recetas más arraigadas a nuestra cultura gastronómica: la tortilla española. ¿Y cuál es el ingrediente básico para su elaboración? ¡La patata! Ingrediente no permitido en la dieta cetogénica por ser muy alta en almidón o sea muy alto en índice glucémico. La cantidad de carbohidrato que contiene es de aproximadamente unos 30 g por una porción de 100 g, y la composición varía según el modo de cocción.

La buena noticia es que vais a poder disfrutar de una versión cetogénica de la tortilla española. Tenía que encontrar un ingrediente que pudiese reemplazar a la patata, y este es el chayote. Veréis cómo os va a sorprender, así que a disfrutar de esta versión, y ¡que aproveche!

Para hacer la tortilla vais a necesitar dos sartenes, una de 30 cm de diámetro que usaremos para freír los ingredientes y otra de 20 cm de diámetro, para hacer la tortilla. Es muy recomendable que uséis una sartén ecológica sin teflón.

La tortilla se puede comer inmediatamente, pero es mucho más sabrosa cuando se deja reposar como mínimo una hora.

.... INGREDIENTES: 4 personas ....

- ❀ 3 chayotes grandes (aproximadamente 300 g después de pelar) cortados en trozos irregulares de aproximadamente 2 cm
- ❀ 100 g de cebolla tierna cortada de la misma forma que el chayote
- ❀ 3 huevos grandes ecológicos
- ❀ 50 g de aceite de oliva virgen extra
- ❀ Sal marina

.... ELABORACIÓN: ....

Freír el chayote y la cebolla en la sartén grande, a fuego medio, hasta obtener un color dorado.

Pasar estos ingredientes a un colador con el fin de eliminar el aceite (reservar un poco de este aceite para elaborar la tortilla).

En un bol, batir los huevos con la sal (al gusto). Añadir el chayote y la cebolla, y mezclar. Se puede añadir más sal si es necesario.

Dejar reposar esta mezcla unos cinco minutos.

Poner la sartén pequeña en el fuego con un poco del aceite que hemos reservado, calentar un poco y seguidamente echar la mezcla y con una espátula o tenedor de madera repartir bien.

Bajar el fuego y poner un plato del tamaño de la sartén encima de esta, y dar la vuelta para que la tortilla quede en el plato. Seguidamente, volverla a deslizar desde el plato a la sartén, y bajaremos el fuego. Iremos repitiendo esta acción hasta notar que la tortilla está firme y tenga un color dorado.

HUEVOS REVUELTOS CON TRUFA NEGRA

DATOS NUTRICIONALES PARA 1 PERSONA						
GRASA		PROTEÍNA		CARBOS		CALORÍAS TOTALES	CALORÍAS DE GRASA
64 g	88 %	17 g	11 %	2 g	1 %	652	576

Este es un gran clásico de la gastronomía francesa, «Omelette brouillée à la Truffe», y me he permitido incluirla en este libro. Nadie podrá decir que la dieta cetogénica es aburrida, e incluso diría que es muy «Gourmet», como podréis ver. A la trufa se la denomina el diamante negro, y no sin razón, y hay que tener en cuenta que en España las hay buenísimas. ¡Esta receta es una exquisitez y muy cetogénica! Existen muchas maneras de preparar este revuelto. La receta que os presento es de muy fácil elaboración. Si no podéis conseguir trufa fresca en la tiendas especializadas gourmet, podréis encontrar trufas en tarros de cristal y mucho más económicas. Sé que no es un plato de menú diario, pero sí para un día que merezca una buena celebración.

Si utilizáis trufa fresca, limpiarla con un cepillo grueso bajo un hilo de agua para eliminar la tierra que pueda tener, y a continuación secarla bien y colocarla en un tarro de cristal que cierre herméticamente, junto a los huevos para que el aroma tan potente que tiene penetre a través de la cáscara. Aconsejo que sea durante unas doce horas.

. . . . INGREDIENTES: 2 personas . . . .

* 4 huevos medianos
* 125 g de mantequilla
* 20 g de trufa fresca
* Sal marina y pimienta

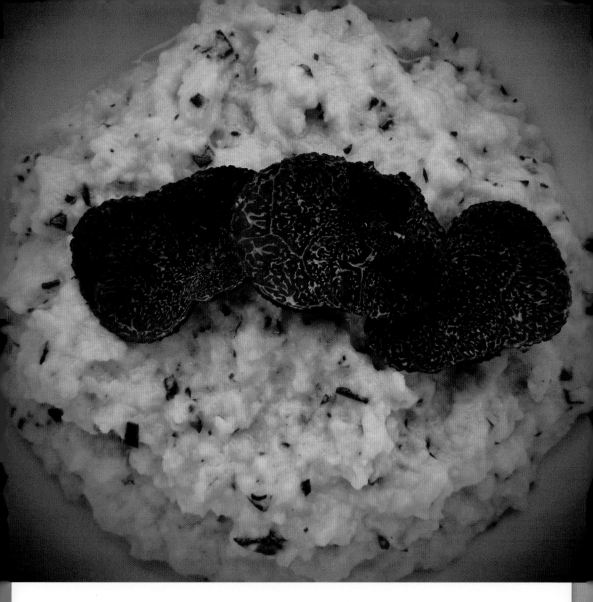

Sacar los huevos del tarro de cristal y pesar los 20 g de trufa.

Poner los huevos en un bol y batir como si fueseis a hacer una tortilla. Picar la trufa muy pequeña y añadirla a los huevos, reservando un poquito para servir en el momento de emplatar.

En un cazo, calentar la mantequilla a fuego medio, añadir los huevos y salpimentar. Con una espátula, ir removiendo suavemente sin parar, y retirar del fuego cuando los huevos estén cremosos.

Servir caliente en un bol con el resto de trufa que hemos reservado, por encima.

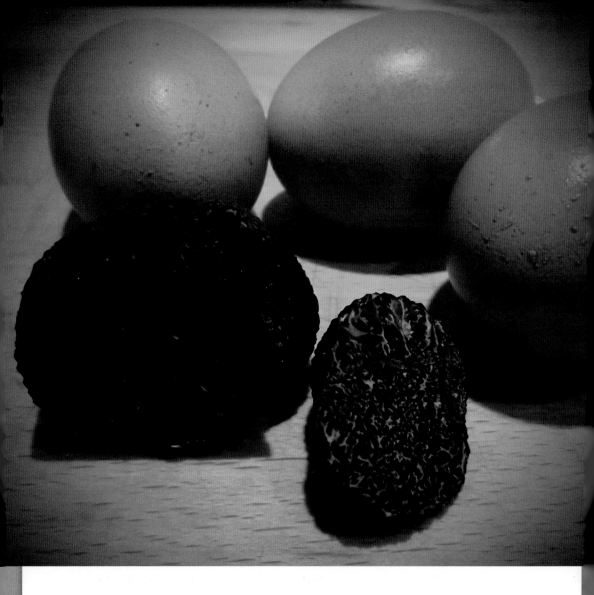

HUEVO FRITO
CON TRUFA NEGRA

DATOS NUTRICIONALES PARA 1 PERSONA						
GRASA		PROTEÍNA		CARBOS		CALORÍAS TOTALES	CALORÍAS DE GRASA
32 g	85 %	8 g	10 %	4 g	5 %	336	288

Desde mi punto de vista, no hay nada más delicioso que el aroma de la trufa. Es un lujo y por esto no quiero que falte en este libro. Este hongo se da en zonas frías junto a especies como robles, tilos o avellanos. Soria, Navarra, Cataluña, Teruel y Huesca son estos lugares tan únicos e idóneos para que este manjar se reproduzca.

Debido a las pequeñas cantidades que vamos a consumir en un plato, el valor nutricional que va a tener es inapreciable. Entre el 75 % y el 90 % es agua. Las trufas negras son muy ricas en potasio y magnesio.

La trufa negra es un producto extraordinario que puede transformar cualquier receta sencilla en un exquisito manjar. Por esto os presento esta receta de muy fácil elaboración.

Considero este plato una exquisitez, y es perfecto para un desayuno dominical cetogénico.

.... INGREDIENTES: 1 persona ....

- ❀ 1 huevo grande ecológico
- ❀ 10 g de trufa negra fresca
- ❀ 25 g de aceite de oliva extra virgen
- ❀ Sal marina en escamas

.... ELABORACIÓN: ....

Escoger un recipiente que se pueda cerrar herméticamente.

Poner una trufa entera junto a unos huevos con cáscara dentro del recipiente y guardar en el frigorífico como mínimo 24 horas, y de esta manera se van a aromatizar los huevos.

Pasado este tiempo, poner el aceite de oliva en una sartén y freír un huevo (para la receta).

Emplatar el huevo frito con 10 g de trufa rallada por encima, un poco de sal marina en escamas, y a disfrutarla.

Se puede acompañar con cualquier pan cetogénico.

TORTILLA DE COLIFLOR CON BACALAO

DATOS NUTRICIONALES PARA ¼ DE TORTILLA						
GRASA		PROTEÍNA		CARBOS		CALORÍAS TOTALES	CALORÍAS DE GRASA
22 g	74 %	15 g	23 %	2 g	3 %	266	198

A veces la gente me pregunta: «¿Coliflor en la tortilla?» Y si encima es con bacalao, pues se extrañan mucho más. La respuesta es que «Sí».

La combinación coliflor más bacalao es extraordinaria, os animo a probarla. Nutricionalmente es muy completa y la considero un plato perfecto para la dieta cetogénica.

La podéis acompañar con cualquier ensalada de hoja verde y una buena vinagreta, con pan cetogénico, o como una tapa: cortada y colocada encima de galletas saladas cetogénicas que encontraréis en el capítulo de panes de este libro.

Para su elaboración proceder igual que con la tortilla española, usando las mismas medidas de sartenes, y muy importante que estas estén libres de teflón.

. . . . INGREDIENTES: 4 personas . . . .

- ❀ 300 g de coliflor al vapor (sólo las flores)
- ❀ 150 g de bacalao desalado y desmigado
- ❀ 20 g de ajetes (ajos tiernos) cortados a rodajas pequeñas
- ❀ 5 g de perejil picado
- ❀ 3 huevos ecológicos
- ❀ 60 g de aceite de oliva extra virgen
- ❀ Una pizca de sal y pimienta

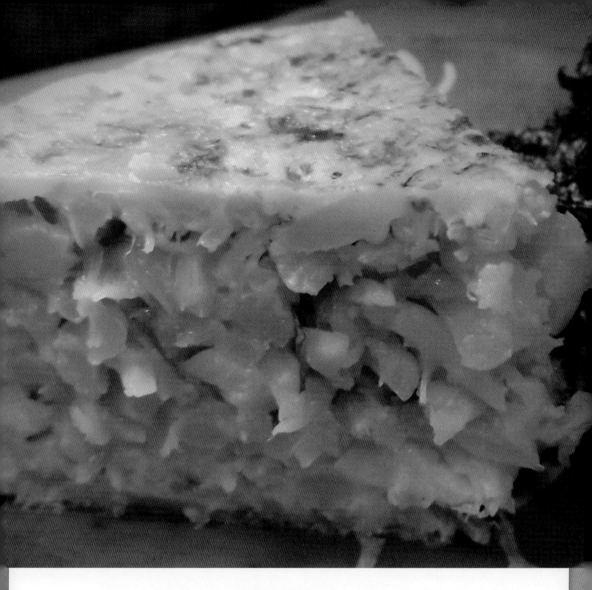

· · · · · · · · · · · · · · · · ELABORACIÓN: · · · · · · · · · · · · · · · ·

Poner el aceite en una sartén a fuego medio, y añadir los ajos cortados en rodajas pequeñas. Cuando estén tiernos, poner la coliflor, e ir aplastando con la ayuda de un tenedor de madera. Echar el bacalao, la sal y la pimienta, y mezclar bien. Dejar cocinar unos diez minutos.

En un bol, batir los huevos y echar la coliflor y el bacalao. Mezclar bien para que todos los ingredientes queden bien integrados.

Si es necesario, se puede añadir más sal, pero con cuidado, ya que el bacalao ya tendrá un punto salado.

Proceder a cocinar como la tortilla española.

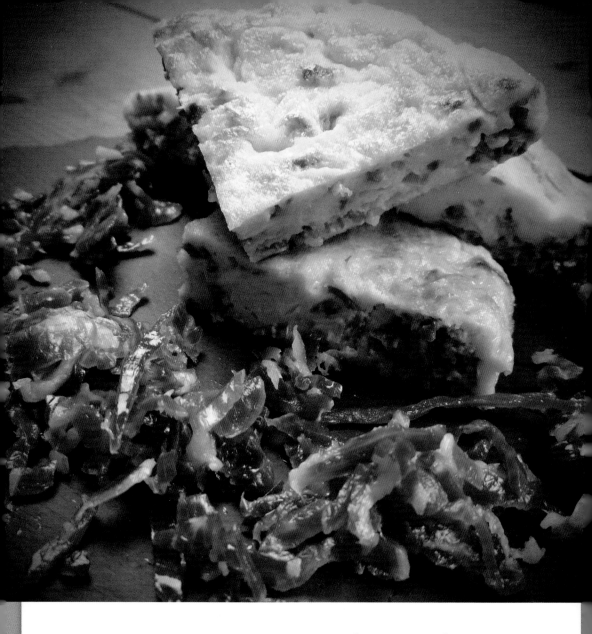

TORTILLA DE JAMÓN IBÉRICO

DATOS NUTRICIONALES PARA ¼ DE TORTILLA (1 RACIÓN)						
GRASA		PROTEÍNA		CARBOS		CALORÍAS TOTALES	CALORÍAS DE GRASA
7 g	71 %	6,5 g	29 %	0 g	0 %	89	63

Si queréis una «tapa cetogénica», esta cumple con todos los requisitos. Es una receta que no va a dejar a nadie indiferente, incluidos a los niños.

Si por cualquier razón no tenéis jamón ibérico, podéis utilizar jamón serrano. Es muy importante no eliminar la grasa que pueda tener el jamón. No olvidéis que la grasa es la estrella de la dieta cetogénica.

El resultado será el de una tortilla muy original y muy ligada a nuestra gastronomía, y de un sabor único con solo tres ingredientes.

Para su elaboración procederemos igual que con la tortilla española, pero si lo deseáis, la podéis elaborar a la francesa, y usando el mismo tipo de sartenes sin olvidar que estén libres de teflón.

También es ideal para la elaboración de un «pincho», y claro está que lo haremos con un pan cetogénico, pero si no os queréis complicar, pues servidla sola acompañada con una ensalada verde. A veces los platos más sencillos son los mas exquisitos.

INGREDIENTES: 4 raciones

- 40 g de jamón ibérico cortado en virutas
- 2 huevos ecológicos de tamaño mediano
- 5 g de aceite de oliva virgen extra

ELABORACIÓN:

En un bol batir los huevos con un tenedor o con un batidor de varillas manual, hasta que queden esponjosos. A continuación añadir las virutas de jamón ibérico (cortadas muy finas y en trozos pequeños). Mezclar bien para que todos los ingredientes queden bien integrados. Poner el aceite de oliva en la sartén, calentar a fuego medio bajo, y elabora la tortilla al gusto deseado.

Para esta tortilla no he utilizado sal, porque el jamón ya es suficientemente salado, y tampoco recomiendo saltear el jamón antes de incorporarlo al huevo ya que el jamón se volvería mas salado.

Para que quede una tortilla jugosa es recomendable no hacer una cocción larga.

TORTILLA DE ESPINACAS CON NUECES Y AJETES

DATOS NUTRICIONALES PARA ¼ DE TORTILLA						
GRASA		PROTEÍNA		CARBOS		CALORÍAS TOTALES	CALORÍAS DE GRASA
11 g	76 %	5 g	15 %	3 g	9 %	131	99

Hay personas que son reticentes a comer las espinacas por sí solas, o quienes no les gusta el sabor, así que esta es una buena manera de incluir esta súperverdura a nuestra dieta cetogénica por su alto valor en proteínas vegetales, en minerales y en vitaminas.

Esta es una versión de la conocida «tortilla de espinacas con piñones y pasas». He sustituido los piñones por nueces y he eliminado las pasas por tener un alto índice glucémico. Las pasas son uvas que maduran y se secan y cuanto más madura sea una fruta, mayor será su contenido en azúcar.

Una ración de 100 g de pasas contiene 76 g de carbohidratos.

Por lo tanto, he sustituido las pasas por ajetes (ajos tiernos). El resultado de esta tortilla es deliciosa.

. . . . INGREDIENTES: 4 personas . . . .

- ✿ 450 g de espinacas congeladas
- ✿ 20 g de ajetes (ajos tiernos)
- ✿ 30 g de nueces picadas
- ✿ 3 huevos ecológicos
- ✿ 45 g de aceite de oliva virgen extra
- ✿ Sal marina

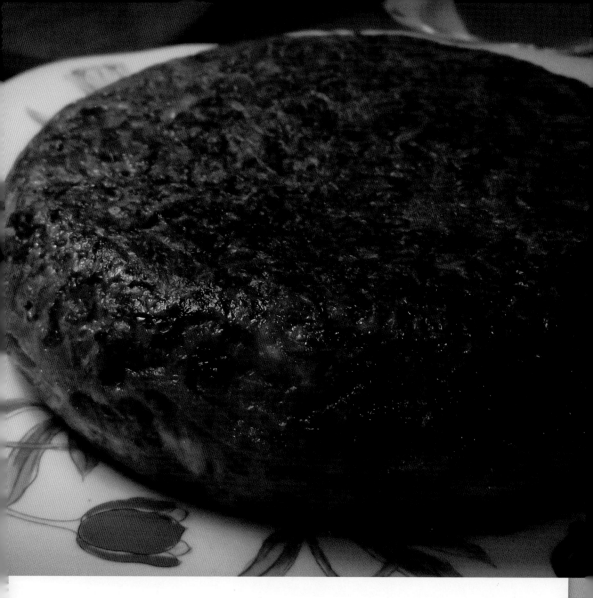

Poner el aceite en una sartén a fuego medio, añadir los ajetes en rodajas pequeñas, y cuando estén tiernos poner las nueces picadas, remover con una cuchara de madera y echar las espinacas previamente descongeladas y la sal. Mezclar bien, y dejar cocinar unos diez minutos.

En un bol, batir los huevos y echar las espinacas. Mezclar bien para que todos los ingredientes queden bien integrados. Si es necesario, se puede añadir más sal.

Utilizar una sartén de 20 cm y proceder de la misma forma que con la tortilla española.

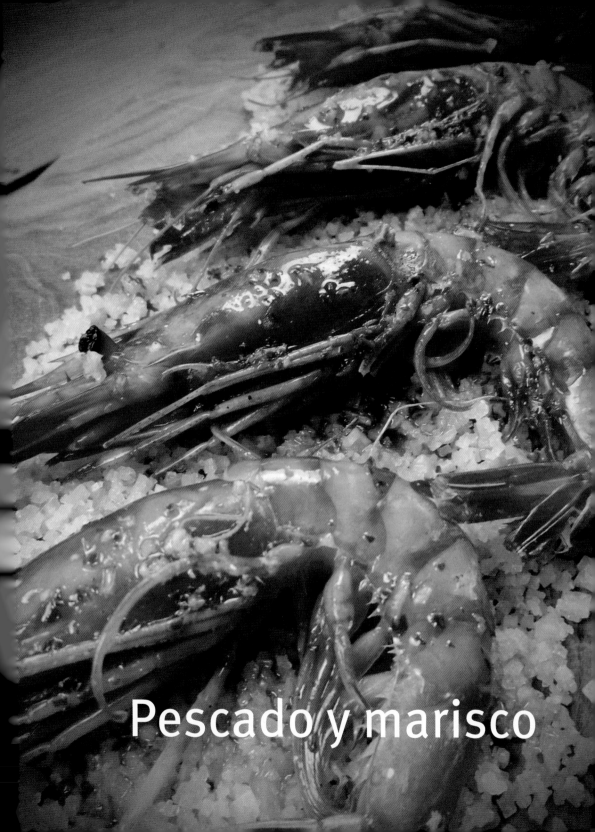

Pescado y marisco

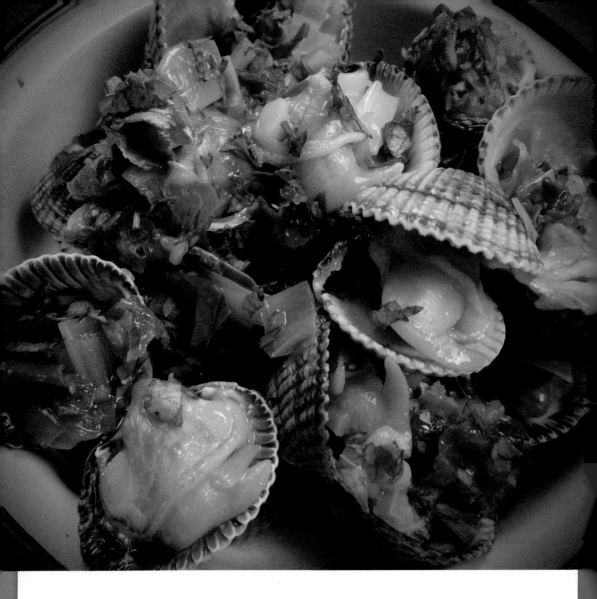

BERBERECHOS CON JAMÓN IBÉRICO

DATOS NUTRICIONALES PARA 1 PERSONA						
GRASA		PROTEÍNA		CARBOS		CALORÍAS TOTALES	CALORÍAS DE GRASA
43 g	71 %	34 g	25 %	6 g	4 %	547	387

Los berberechos forman parte de la gastronomía de mayor prestigio y se pueden cocinar de diferentes maneras. La receta que os presento es muy original, por la mezcla de sabores entre el mar y la tierra adentro, y que segura la vais a disfrutar mucho.

He sustituido las cebollas por cebolla tierna o cebolleta, y los ajos secos por ajetes (ajos tiernos), porque la diferencia en cantidad de carbohidratos es muy significativa. Os extrañaréis al ver que he incluido vino, ya que el alcohol es anticetogénico, pero la cantidad es muy poca y a nivel calórico es casi de 0. Esta receta merece esta excepción. Si no tenéis jamón ibérico podéis utilizar jamón serrano, que también los hay de una calidad y de un sabor excelentes.

Lo más importante para el buen resultado de esta receta es que los berberechos sean muy frescos, y por esto siempre aconsejo comprar marisco en vuestra pescadería de confianza. La mejor forma de asegurarse de que el berberecho sea fresco es comprobar que estén vivos y que su aroma sea limpio y con olor a mar. Hay que limpiarlos muy bien, porque suelen tener bastante arena, y por lo tanto habrá que ponerlos en agua fría con sal durante al menos una hora para que suelten la arena que puedan tener.

A nivel nutricional cabe destacar su alto contenido en calcio y su gran aporte en hierro.

. . . . **INGREDIENTES: 1 persona** . . . .

- ❀ 1/2 kg de berberechos frescos con concha
- ❀ 50 g de jamón ibérico de bellota cortado en virutas
- ❀ 30 g de cebolla tierna picada

- ❀ 30 g de ajetes cortados a rodajas (en su lugar ajopuerro si no hay de temporada)
- ❀ 5 g de perejil picado
- ❀ 50 g de vino blanco seco
- ❀ 30 g de aceite de oliva extra virgen

. . . . **ELABORACIÓN:** . . . .

Picar la cebolla y el ajete bien pequeño y pochar con el aceite de oliva en una cazuela de barro a fuego muy bajo hasta que quede transparente. Echar el vino y esperar hasta que se evapore el alcohol.

Incorporar los berberechos y tapar la cazuela. Cuando se abran, añadir el jamón, mezclar y dejar cocer 2 minutos.

Servir caliente con perejil picado por encima.

SARDINAS RELLENAS DE SOBRASADA

DATOS NUTRICIONALES PARA 1 PERSONA						
GRASA		PROTEÍNA		CARBOS		CALORÍAS TOTALES	CALORÍAS DE GRASA
33 g	77 %	22 g	23 %	<1 g	0 %	385	297

La combinación de este «mar y tierra» es fabulosa y toda una experiencia *gourmet,* que convierten a esta receta en una auténtica delicia.

Ideal para tomar como plato principal, pero también se podría servir como tapa, colocando una sardina en plato individual acompañada de unos brotes verdes para dar un toque de color.

Os animo a prepararlas, una exquisita manera de añadir pescado azul a vuestra dieta.

. . . . INGREDIENTES: 1 persona . . . .

- ❀ 3 sardinas medianas (30g/pieza aprox. Sin cabeza ni espinas)
- ❀ 45 g de sobrasada de Mallorca
- ❀ Un pellizco de sal marina
- ❀ Pimienta blanca

. . . . ELABORACIÓN: . . . .

Quitar la cabeza y la espina central de cada sardina, limpiar con agua y secar con un papel de cocina.

Disponer pequeños trozos de sobrasada por encima, procurando que queden en el centro de la sardina. Doblar cada pieza desde la aleta de la cola y colocarlas en una fuente de horno con un pellizco de sal marina y pimienta blanca.

Hornear a 200 °C durante 10 minutos.

Servir las sardinas acompañadas de una ensalada o verdura al vapor.

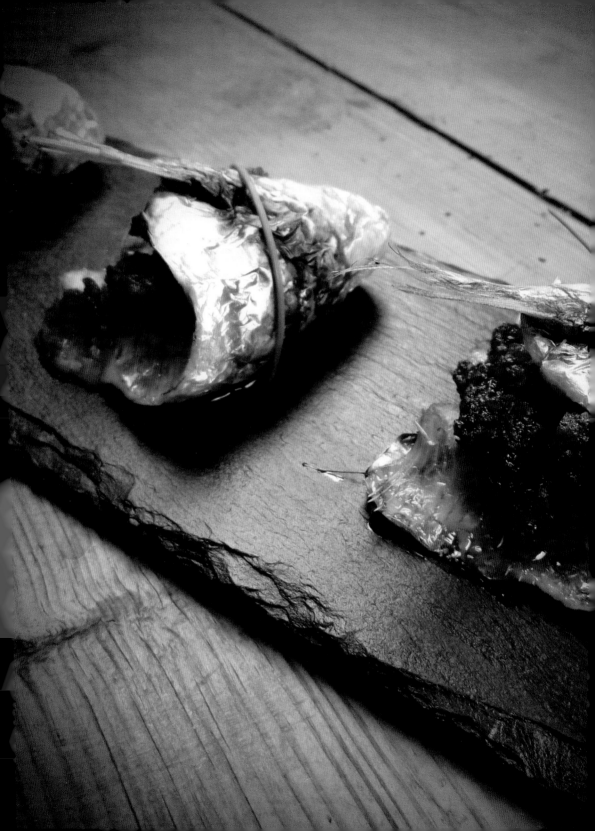

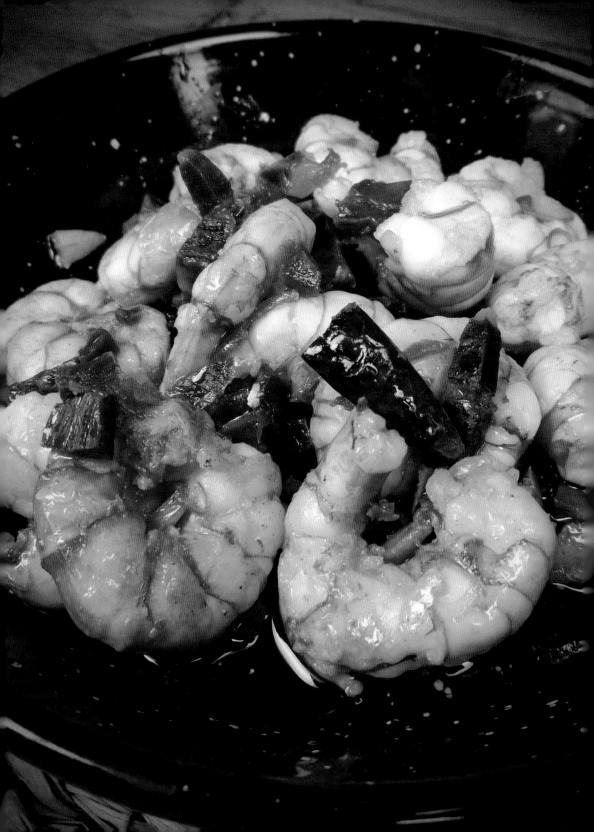

GAMBAS AL AJILLO CON JAMÓN

DATOS NUTRICIONALES PARA 1 PERSONA						
GRASA		PROTEÍNA		CARBOS		CALORÍAS TOTALES	CALORÍAS DE GRASA
17 g	60 %	25 g	39 %	1 g	1 %	257	153

Plato exquisito, que mezcla el sabor de las gambas con el jamón. Las gambas al ajillo son un plato muy tradicional dentro de nuestra gastronomía mediterránea. Este toque de ajo y guindilla es lo que hace que sea tan apetecible a cualquier hora del día, ya sea como plato principal, o como tapa.

Las recetas de gambas al ajillo son muy variadas, tanto en ingredientes como en preparación, pero la que os presento a continuación es deliciosa, sana y muy rápida de elaborar.

. . . . **INGREDIENTES: 1 persona** . . . .

* ❀ 100 g de gambas limpias y peladas
* ❀ 20 g de tacos de jamón ibérico o serrano
* ❀ 5 g de ajo
* ❀ 1 guindilla
* ❀ 10 g de aceite de oliva

. . . . **ELABORACIÓN:** . . . .

En una sartén o cazuelita de barro poner el aceite, el ajo laminado y la guindilla, todo en frío para que no se queme el ajo, ya que, de lo contrario, amargaría el plato. Cuando empiece a tener un bonito color dorado, echar las gambas, y dar unas vueltas con la cuchara de madera. Los tiempos de cocción son muy bajos, ya que no queremos que se cocinen demasiado. A continuación añadir el jamón cortado a dados muy pequeños o en forma de viruta, remover, y listo.

Servir caliente.

*Nota: Recomiendo no añadir sal a este plato, ya que el jamón es lo suficientemente salado.

BACALAO CON ESPINACAS Y ALCAPARRAS

DATOS NUTRICIONALES PARA 1 PERSONA						
GRASA		PROTEÍNA		CARBOS		CALORÍAS TOTALES	CALORÍAS DE GRASA
30 g	68 %	29 g	29 %	3 g	3 %	398	270

El bacalao forma parte de la dieta mediterránea y hoy en día se puede considerar una estrella gastronómica. Sus proteínas son de un alto valor biológico, por lo cual recomiendo consumirlo al menos una vez a la semana. Hay infinidad de maneras de cocinar el bacalao, y existe un refrán culinario que dice: «En Cataluña el bacalao se guisa, en el norte se salsea y en el sur se fríe».

Tiempos atrás el bacalao fue el pescado que consumían las personas alejadas de la costa, tierra adentro, gracias a su conservación en salazón, debido a la falta de acceso al pescado fresco.

La parte del desalado es muy importante, además de ser la clave para obtener un plato delicioso.

Hoy en día se puede encontrar bacalao desalado en su punto listo para cocinar en todos nuestros mercados y en tiendas dedicadas a la venta de salazones.

. . . . **INGREDIENTES: 2 personas** . . . .

- ❀ 2 lomos de bacalao desalado de 100 g cada uno
- ❀ 250 g de espinacas congeladas ecológicas, o cocidas al vapor
- ❀ 20 g de alcaparras con aceite de oliva
- ❀ 40 g de aceite de oliva extra virgen
- ❀ 20 g de mantequilla
- ❀ Pimienta

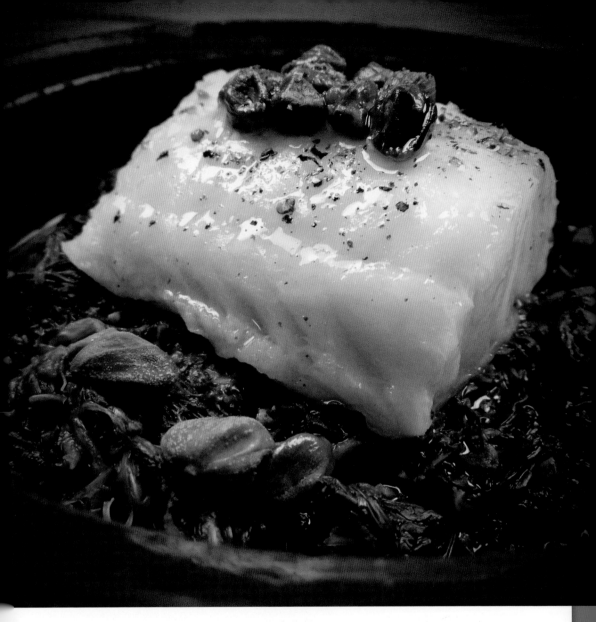

Precalentar el horno a 180 °C.

Mezclar las espinacas con la mantequilla a temperatura ambiente, y un poco de pimienta. Mezclar bien y ponerlas en una cazuelita de barro.

Colocar encima los lomos de bacalao junto a las alcaparras y la pimienta y rociar con el aceite de oliva.

Hornear durante 15 minutos, teniendo cuidado de no cocinar demasiado, ya que se quedaría muy seco y el resultado final ha de ser jugoso.

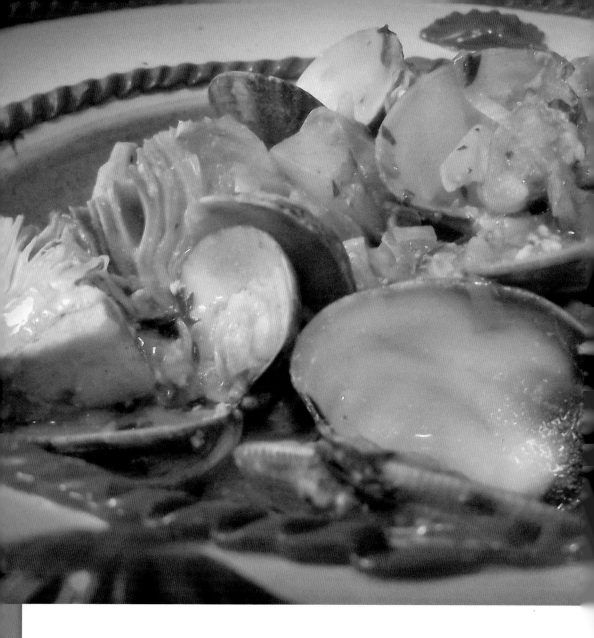

ALMEJAS CON ALCACHOFAS

DATOS NUTRICIONALES PARA 1 PERSONA							
GRASA		PROTEÍNA		CARBOS		CALORÍAS TOTALES	CALORÍAS DE GRASA
25 g	73 %	15 g	19 %	6 g	8 %	309	225

Este es un rico plato típico de la gastronomía navarra. En la receta original la salsa se liga con harina, pero en este caso, para adaptarla a la cocina cetogénica, he usado como espesante una yema de huevo.

Para obtener este suculento plato aconsejo utilizar una cazuela de barro.

Los beneficios de consumir almejas son muy destacables. Tienen un alto contenido en hierro que las hacen muy beneficiosas para las personas anémicas, o las mujeres embarazadas y son una buena ayuda para la falta de concentración. Contienen un gran contenido en vitamina B_{12}, muy importante para nuestra salud, y otros nutrientes como las proteínas, el yodo, el magnesio, el zinc, el selenio y el potasio.

. . . . **INGREDIENTES: 2 personas** . . . .

- 200 g de alcachofas (limpias y sin tallos)
- 300 g de almejas
- 60 g de cebolla tierna picada
- 20 g de ajo tierno cortado a rodajas pequeñas
- 5 g de perejil picado
- Caldo de pescado (suficiente para cubrir)
- 1 yema de huevo duro (para espesar)
- 40 g de aceite de oliva extra virgen
- Sal y pimienta blanca

. . . . **ELABORACIÓN:** . . . .

Limpiar las alcachofas sacando las hojas verdes hasta llegar a las hojas tiernas y eliminar el tallo. Cortar a cuartos, seis trozos por cada alcachofa.

Ponerlas en agua con sal y limón y hervir hasta que estén al dente y reservar.

Poner una cazuela de barro a fuego muy bajo con el aceite de oliva. Cuando el aceite esté caliente (no dejar que humee), hacer un sofrito con la cebolla, y cuando esté blanda, echar el ajo y esperar hasta que coja un color dorado (este paso llevará bastante tiempo, ya que la cocción será muy lenta). Una vez finalizado el sofrito, añadir la yema de huevo duro, el perejil y un poco de caldo de pescado, y con una cuchara de madera trabajarlo hasta que espese. Añadir las alcachofas, las almejas, la sal y la pimienta, al gusto.

Echar el caldo de pescado sin sobrepasar los ingredientes. Cubrir con una tapa.

Cuando las almejas se abran el plato estará listo.

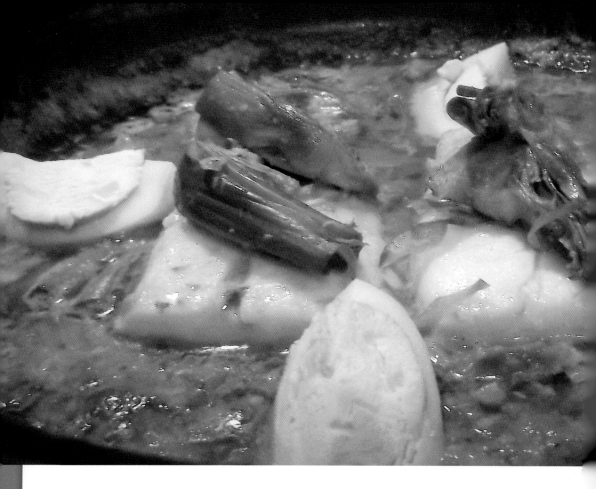

BACALAO CONFITADO CON ALCACHOFAS

DATOS NUTRICIONALES PARA 1 PERSONA						
GRASA		PROTEÍNA		CARBOS		CALORÍAS TOTALES	CALORÍAS DE GRASA
70 g	81 %	31 g	16 %	6 g	3 %	778	630

Esta receta tradicional, también llamada «Bacalao de Cuaresma», constituye uno de los muchos platos antiguos que se consumían en los hogares de nuestras abuelas durante la Cuaresma. Deberíamos preservar estos guisos y sabores tradicionales, ya que son una seña de identidad mediterránea que une a los pueblos.

La receta que os presento es de mi madre, Rosa, pero he tenido que hacer una adaptación cetogénica, como la de eliminar la harina que utilizaba para enharinar el bacalao y de la que se servía para espesar la salsa. En su lugar usaremos una yema de huevo que aplastaremos con un tenedor y ayudará a espesar. Asimismo, he eliminado el pan frito o tostado, o las galletas que se suelen poner en la majada o picada, que también ayudan a espesar cualquier guiso.

No os preocupéis, que sin estos ingredientes vuestros guisos cetogénicos ligarán perfectamente.

¡¡¡Receta ideal para un día de fiesta!!!

· · · · · · · · · · · · · · · **INGREDIENTES: 2 personas** · · · · · · · · · · · · · ·

- ❀ 2 lomos de bacalao desalado de 100 g cada uno
- ❀ 125 g de alcachofas
- ❀ 1 huevo duro
- ❀ 1 yema de huevo duro (para espesar la salsa)
- ❀ 100 g de aceite de oliva virgen extra

MAJADA:

- ❀ 50 g de ajetes (ajos tiernos) asados al horno 15 minutos a 170 °C
- ❀ 2 g de ajo crudo
- ❀ 30 de almendras tostadas
- ❀ 15 g de avellanas tostadas
- ❀ 5 g de perejil

· · · · · · · · · · · · · · · · · · · **ELABORACIÓN:** ·

Poner los huevos a hervir con agua y sal unos 12 minutos y dejar enfriar.

Limpiar las alcachofas eliminando las hojas duras exteriores y cortarlas en octavos.

En un cazo con agua hirviendo echar las alcachofas y hervir unos 3 minutos, retirar del fuego y reservar en su propio agua.

Preparar una majada con los ajetes, el ajo, la almendra, la avellana y el perejil, con un poco de agua de las alcachofas (se puede hacer con mortero o con un robot de cocina).

Poner el aceite en una cazuela, a poder ser de barro, y confitar el bacalao a fuego muy bajo durante unos 10 minutos y reservarlo.

En el mismo aceite freír la alcachofas previamente escurridas con una pizca de sal.

Añadir los lomos de bacalao, caldo de las alcachofas, y la majada. Para espesar, chafaremos una yema de huevo dentro de la salsa.

Cortar el huevo duro en cuatro cuartos y echarlo por encima.

Dejar cocinar unos 10 minutos a fuego lento.

TALLARINAS AL ACEITE DE OLIVA

DATOS NUTRICIONALES PARA 1 PERSONA						
GRASA		PROTEÍNA		CARBOS		CALORÍAS TOTALES	CALORÍAS DE GRASA
12 g	75 %	9 g	25 %	0 g	0 %	144	108

Las tallarinas, también llamadas tellinas o coquinas, son uno de los moluscos estrella de la zona mediterránea, pero también de Cádiz, Huelva y Galicia.

Para mí son una delicia por su textura y sabor tan delicado. Me confieso ser una adicta, y aún recuerdo cuando de pequeña las recogíamos en la playa, donde las comíamos crudas.

Este molusco se adapta muy bien a muchas preparaciones culinarias tales como: cocidas al vapor, a la marinera, al ajillo… Para conseguir un buen resultado las tendremos que limpiar muy bien y el truco consiste en ponerlas con agua fría con sal marina durante al menos unas dos horas para que suelten toda la arena que puedan tener.

Las tallarinas son ricas en proteínas de muy buena calidad, y también muy ricas en vitaminas del grupo B, y los minerales como el hierro, el potasio, el selenio y el zinc.

Esta receta la dedico al pueblo marinero de Sant Carles de la Rápita, en Tarragona, donde se pueden degustar unas de las mejores tallarinas. A destacar «El Día de la Tallarina» que se celebra en julio.

· · · · · · · · · · · · · · · INGREDIENTES: 2 personas · · · · · · · · · · · · · · ·

❀ 500 g de tallarinas
❀ 20 g de aceite de oliva extra virgen
❀ Unas gotas de vinagre de vino de Jerez
❀ Sal marina en escamas

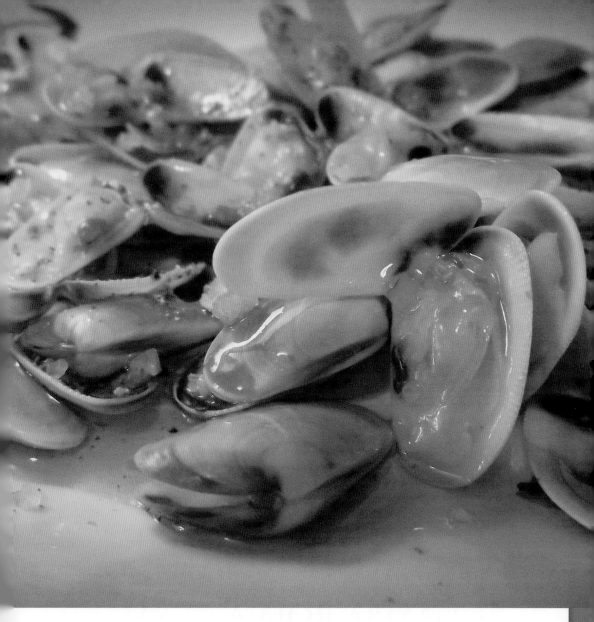

ELABORACIÓN:

Una vez tengamos limpias las tallarinas, ponerlas en una olla especial para cocer al vapor (vaporera), y una vez se abran, hay que retirar del fuego o, de lo contrario, quedarían resecas. También se pueden poner en un cazo, tapar y cocinar hasta que se abran, pero después tendréis que escurrirlas muy bien.

Emplatar con el aceite de oliva por encima, la sal en escamas y unas gotas de vinagre de vino de Jerez.

Servir inmediatamente.

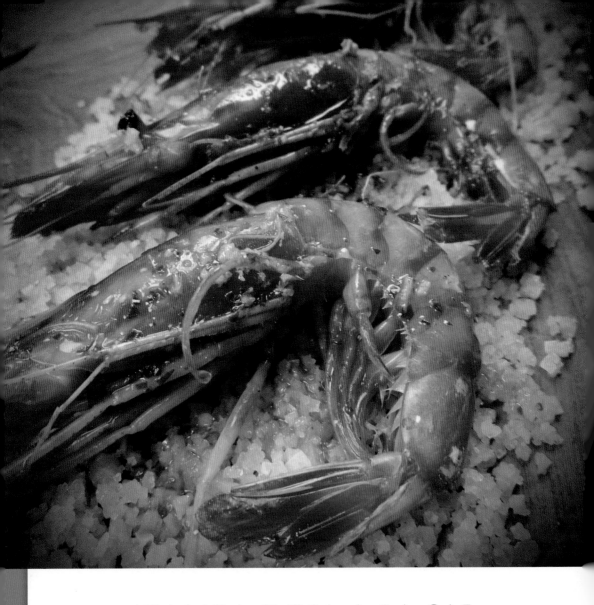

GAMBA ROJA A LA SAL
CON ACEITE PEREJILADO

DATOS NUTRICIONALES PARA 1 PERSONA							
GRASA		PROTEÍNA		CARBOS		CALORÍAS TOTALES	CALORÍAS DE GRASA
42 g	83 %	18 g	16 %	1 g	1 %	454	378

La gamba roja del Mediterráneo es una de mis debilidades y os confieso que podría consumirlas a diario si no fuera por el alto precio de las frescas. Por tanto, las he juntado a mi carpeta de «platos de fiesta».

Defino a la gamba roja como el marisco más elegante por excelencia. Puede prepararse a la plancha, al vapor, cocida, o cruda, y esto va a depender del gusto del comensal.

Cabe destacar que la gamba roja es un alimento muy rico en yodo. Con esta receta apreciaréis los sabores de este tesoro gastronómico. Para la perejilada, recomiendo utilizar un aceite afrutado y suave como el de la aceituna Arbequina, pero esto dependerá de vuestro gusto.

. . . . INGREDIENTES: 2 personas . . . .

- ✿ 8 gambas rojas bien frescas (aproximadamente 25 g por gamba)
- ✿ 80 g de aceite de oliva extra virgen
- ✿ 10 g de hojas de perejil
- ✿ Sal gruesa marina

. . . . ELABORACIÓN: . . . .

Cubrir una plancha de hierro (a ser posible) con una buena capa de sal gruesa.

Cuando esté bien caliente ir colocando las gambas por encima. Al cabo de unos minutos darle la vuelta y dejarlas cocer unos minutos más.

Emplatar inmediatamente con el aceite perejilado por encima.

No hace falta añadir sal.

*Nota: Es muy importante no dejar cocer demasiado, ya que nos quedarían resecas y se perderían todos sus jugos y su sabor excepcional.

. . . . ELABORACIÓN DE LA PEREJILADA: . . . .

Poner el aceite de oliva y el perejil en un robot de cocina y triturar hasta que quede una salsa homogénea.

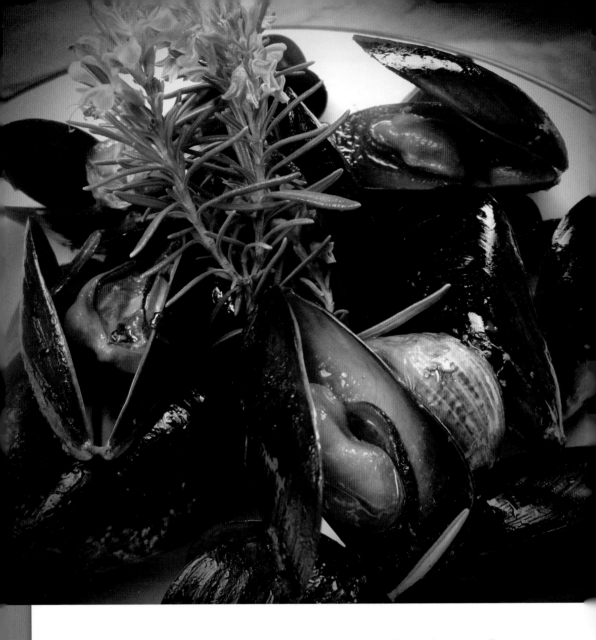

MEJILLONES AL ROMERO

DATOS NUTRICIONALES PARA 1 PERSONA						
GRASA		PROTEÍNA		CARBOS		CALORÍAS TOTALES
34 g	73 %	24 g	23 %	4 g	4 %	418

CALORÍAS DE GRASA
306

Llevo muchos años enseñando a cocinar esta receta en mis clases de cocina, en las cuales se ha convertido en una de las favoritas de mis alumnos, y os puedo asegurar que incluso las personas que eran reticentes a comer mejillones, acababan reconciliándose con ellos.

Yo utilizo el mejillón del delta del Ebro, que para mi gusto es uno de los mejores, por su sabor, su carnosidad y su tamaño. También he de hacer mención del mejillón gallego, pero podéis utilizar el que tengáis a vuestro alcance y aconsejo que sea de tamaño pequeño.

De su composición nutricional cabe destacar su gran aporte en proteínas y alto contenido en hierro.

Un exquisito y refinado plato Mediterráneo perfecto para incorporar semanalmente a nuestro estilo de vida cetogénico.

. . . . **INGREDIENTES: 1 persona** . . . .

- ❀ 1/2 K g de mejillones de tamaño pequeño
- ❀ Un buen puñado de Romero fresco
- ❀ 4 dientes de ajos enteros de tamaño mediano (15 g aproximadamente)
- ❀ 30 g de aceite de oliva extra virgen

. . . . **ELABORACIÓN:** . . . .

Poner los dientes de ajo enteros y con las pieles en una cazuela u olla con el aceite en frío, a fuego medio, y de esta manera se infusionarán los ajos.

Una vez salteados, subir el fuego, añadir el puñado de romero fresco, y saltear durante 2 minutos.

Añadir los mejillones, y remover con una cuchara de madera para mezclar todos los ingredientes. Tapar y cocinar hasta que los mejillones estén abiertos. Ir removiendo de vez en cuando.

Servir los mejillones en un bol, con una cuchara para poder disfrutar del jugo que obtendremos después de la cocción, que es extraordinario.

Decorar con romero fresco.

ZAMBURIÑAS AL HORNO CON MANTEQUILLA PEREJILADA

DATOS NUTRICIONALES PARA 1 PERSONA						
GRASA		PROTEÍNA		CARBOS		CALORÍAS TOTALES	CALORÍAS DE GRASA
10 g	69 %	6 g	19 %	4 g	12 %	130	90

Las zamburiñas son un tipo de molusco parecido a las vieiras, pero su sabor es diferente, aunque los dos son todo un manjar. Hoy en día se encuentran muy fácilmente en los mercados, y son mucho más económicas que las vieiras. Estos moluscos se encuentran principalmente en las costas gallegas. Debido a que tienen un tamaño pequeño, las zamburiñas hay que cocinarlas durante un periodo corto de tiempo. Recomiendo comprarlas ya abiertas, porque si las compráis enteras tendréis que abrirlas y esto requiere mucha destreza y práctica.

Hay muchas maneras de cocinar las zamburiñas, pero os presento una receta muy cetogénica, fácil, rápida y con un resultado exquisito, muy adecuada para un día de fiesta y acompañada simplemente de una ensalada.

. . . . INGREDIENTES: 1 persona . . . .

- 6 zamburiñas
- 12 g de mantequilla
- 3 g de perejil
- Pimienta y sal marina

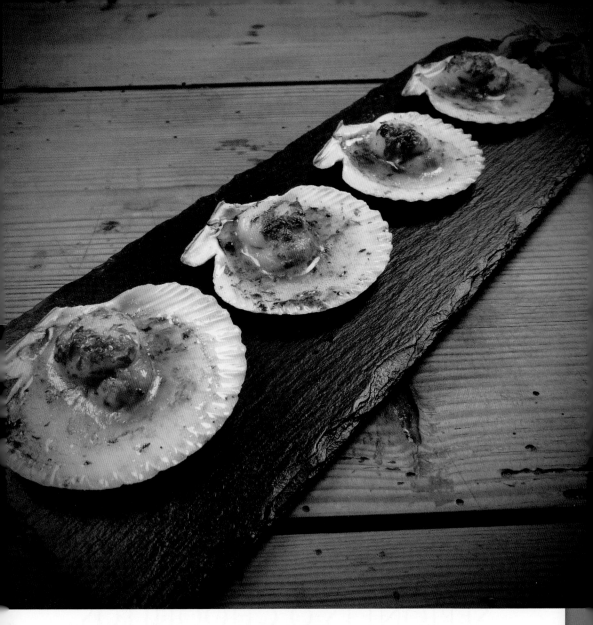

Si no se tienen las zamburiñas ya abiertas, hay que abrirlas y limpiarlas, deján-
dolas pegadas en la concha inferior.

Colocar las zamburiñas en una fuente para horno. Mezclar la mantequilla
pomada con el perejil muy picado y repartir por cada una de las zamburiñas.
Poner un pellizco de sal y pimienta.

Hornear a 170 °C entre 4 y 5 minutos. Recordad que necesitan muy poco
tiempo de cocción.

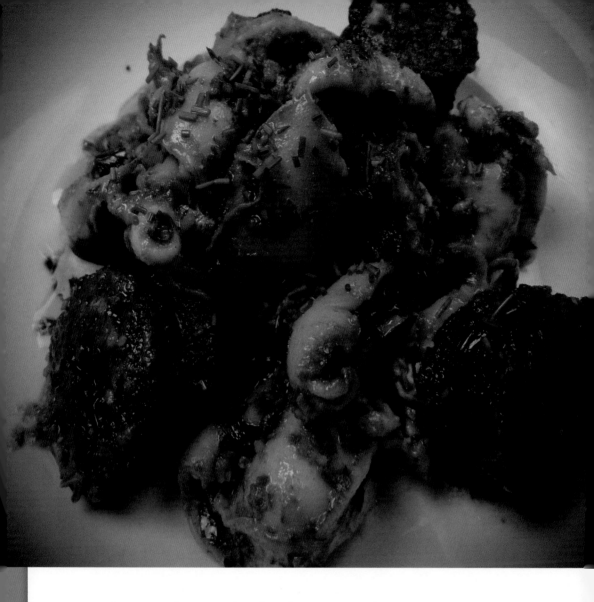

SEPIONETS O CHOQUITOS
CON BUTIFARRA NEGRA

DATOS NUTRICIONALES PARA 1 PERSONA							
GRASA		PROTEÍNA		CARBOS		CALORÍAS TOTALES	CALORÍAS DE GRASA
38 g	68 %	35 g	28 %	5,5 g	4 %	504	342

Los *sepionets* son las sepias pequeñas también llamadas *choquitos*.

Esta es otra estrella gastronómica de la costa mediterránea. Su sabor es extraordinario, tierno y con sabor real a mar.

Si puedo elegir entre un sepionet o sepia, me decanto por el primero, siempre y cuando esté de temporada (en verano). Una de las ventajas del sepionet es que no tenemos que limpiarlos, y de esta manera preservaremos todo su sabor. Solo hay que quitarles la pluma y la cutícula que se encuentra entre los tentáculos y les pasaremos un agua. Recomiendo lavarlos de uno en uno en agua de mar, ya que hoy en día se encuentra envasado en muchos establecimientos, y escurrirlos muy bien antes de ser cocinados.

Lo que os presento en esta receta que denomino «mar y tierra» que significa la combinación de pescado y carne en un mismo plato.

He de resaltar que siempre que se guisen los sepionets obtendremos una salsa muy densa, y al usar los frutos secos obtendremos un perfecto ligado en nuestro guiso, sin tener que utilizar ninguna harina… Plato perfecto para los seguidores de la dieta cetogénica y para toda la familia que se quiere beneficiar de la cocina baja en carbohidratos.

. . . . **INGREDIENTES: 2 personas** . . . .

- ❀ 300 g de sepionets
- ❀ 100 g de butifarra negra
- ❀ 50 g de tomate rallado
- ❀ 30 g de ajetes (ajos tiernos)
- ❀ 150 g de caldo de pescado

- ❀ 10 g de almendra tostada
- ❀ 10 g de avellana tostada
- ❀ 40 g de aceite de oliva virgen extra
- ❀ sal marina

. . . . **ELABORACIÓN:** . . . .

En una cazuela calentar el aceite a fuego medio bajo.

Freír los ajetes cortados finamente en rodajas, y cuando empiecen a tener color, añadir el tomate rallado. Como siempre, el truco de un buen sofrito es el tiempo.

Una vez hecho, añadir los «sepionets» enteros , limpios, bien secos, previamente salados, y el caldo de pescado. Mientras tanto, hacer una majada con los frutos secos y añadirla al guiso con los demás ingredientes.

Mezclar con una cuchara de madera y después de unos tres minutos añadir la butifarra en trozos pequeños.

Cocinar un par de minutos y servir caliente.

TARTAR DE SALMÓN Y AGUACATE

DATOS NUTRICIONALES PARA 1 TARTAR						
GRASA		**PROTEÍNA**		**CARBOS**		**CALORÍAS TOTALES**	**CALORÍAS DE GRASA**
44 g	72 %	32 g	23 %	7 g	5 %	552	396

Receta muy fresca, sencilla y rápida de hacer, ideal para servir como entrante en un día de fiesta.

El tartar es una elaboración hecha a base de carne o pescado crudo. Esta receta es una deliciosa mezcla de salmón fresco con la cremosidad del aguacate que combina a la perfección. Es muy importante utilizar un salmón muy fresco y de alta calidad y congelarlo previamente para evitar el anisakis. De todas formas hoy en día ya se puede comprar salmón salvaje congelado de muy buena calidad y listo para consumir. La receta está calculada para un tartar (una persona), pero si es demasiado para una comida, se puede guardar perfectamente una mitad en el frigorífico.

Un plato diferente y muy saludable.

. . . . INGREDIENTES: 1 tartar . . . .

- ❀ 150 g de salmón fresco
- ❀ 100 g de aguacate
- ❀ 20 g de aceite de oliva extra virgen
- ❀ 20 g de zumo de limón
- ❀ 5 g de perejil
- ❀ 3 g de cebollino
- ❀ Sal marina y pimienta blanca

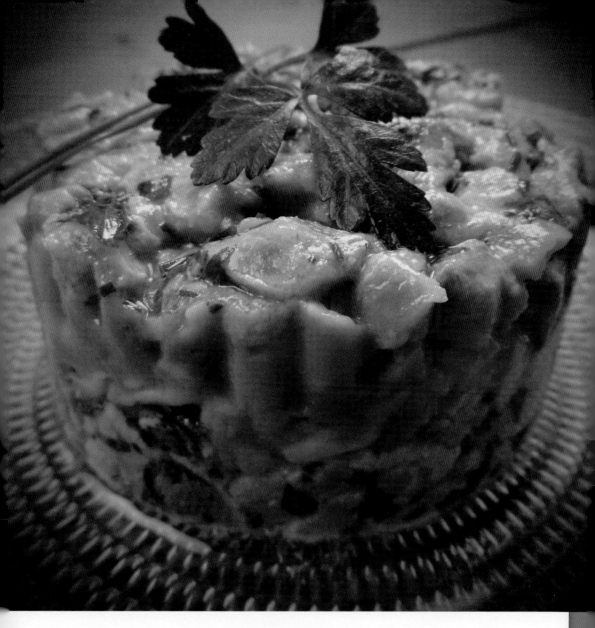

ELABORACIÓN:

Descongelar el salmón y cortar en dados muy pequeños. Proceder de la misma manera con el aguacate. En un bol, poner el perejil y el cebollino picado junto el zumo de limón, el aceite de oliva, la sal y la pimienta. Añadir el salmón, mezclar bien y rectificar de sal.

Con la ayuda de un aro de emplatar redondo ir intercalando capas de aguacate y la mezcla de salmón. Reservar en el frigorífico unos 30 minutos. No desmoldar hasta el momento de servir.

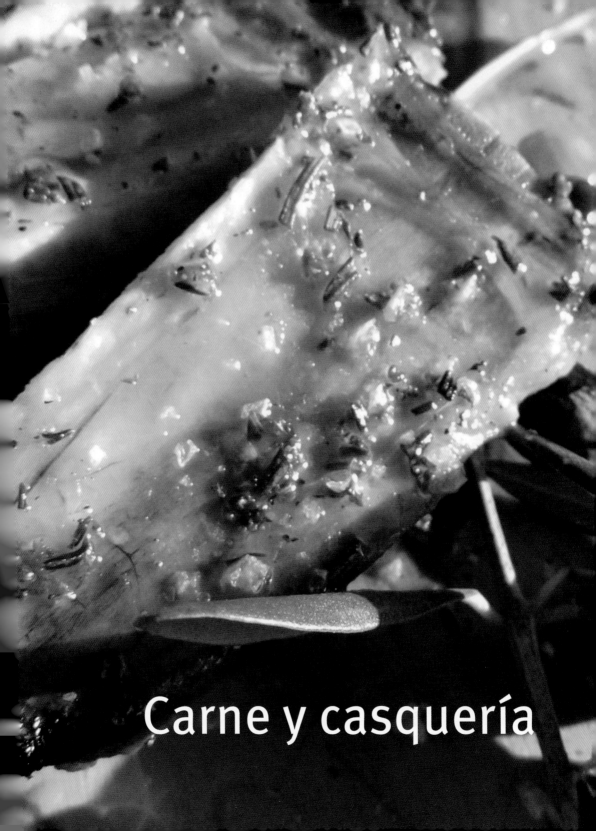

Carne y casquería

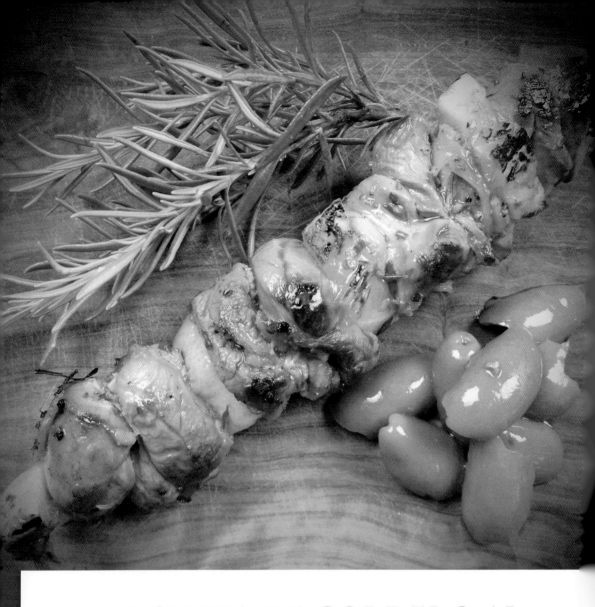

BROCHETA DE CORDERO AL LIMÓN Y ACEITUNAS VERDES

DATOS NUTRICIONALES PARA 1 BROCHETA						
GRASA		PROTEÍNA		CARBOS		CALORÍAS TOTALES	CALORÍAS DE GRASA
48 g	79 %	24 g	17 %	5 g	4 %	548	432

El éxito de esta receta depende del tiempo de maceración, y aunque la preparación es muy rápida, hay que tener paciencia antes de poner la brocheta a la plancha, grill o parrilla.

El cordero es muy consumido y apreciado en la cocina mediterránea, y se presta a multitud de preparaciones, cuya elección dependerá del gusto personal.

El cordero es una carne ideal para incorporar a nuestra dieta cetogénica ya que contiene una alta cantidad de grasa que va desde un 12 % hasta un 25 % de su composición. Las proteínas que aporta son de un alto valor biológico y de una gran calidad. El cordero tiene un alto contenido de vitamina B, sobre todo la B_6 y la B_{12}, y minerales como el fósforo, el hierro y el zinc.

INGREDIENTES: 1 brocheta

- ❀ 130 g de cordero (pierna)
- ❀ 20 g de aceitunas verdes sin hueso
- ❀ 15 g de aceite de oliva extra virgen
- ❀ 5 g de zumo de limón
- ❀ 1 rodaja de limón de 20 g cortado a cuartos
- ❀ Hojas de tomillo fresco picado
- ❀ Romero fresco picado
- ❀ Pimienta y sal marina

ELABORACIÓN:

Cortar el cordero en dados y salpimentar.

En un bol, poner el resto de ingredientes junto al cordero, mezclar bien para que quede muy integrado, y dejar reposar 2 horas para que el cordero absorba todos los sabores.

Pasado este tiempo, insertar la carne en una brocheta, intercalando los trozos de limón, y cocinar al gusto. Servir junto a las aceitunas de maceración.

LOMO DE CERDO IBÉRICO EN MANTEQUILLA DE HIERBAS MEDITERRÁNEAS

DATOS NUTRICIONALES PARA 1 PERSONA						
GRASA		PROTEÍNA		CARBOS		CALORÍAS TOTALES	CALORÍAS DE GRASA
66 g	88 %	19 g	11 %	1 g	1 %	674	594

La carne del cerdo ibérico tiene unas excelentes propiedades nutricionales por su alto contenido de ácido oleico, su alto valor proteico y su alto contenido en vitaminas.

Este plato es de elaboración muy sencilla, y la combinación de los sabores que dan las hierbas mediterráneas lo convierte en un plato exquisito. Al utilizar la mantequilla, el resultado final de este plato será el de un lomo de cerdo muy jugoso.

Si te gusta la buena carne, no dejes de probar este sabroso plato.

. . . . **INGREDIENTES: 1 persona** . . . .

- ❀ 125 g de lomo de cerdo Ibérico
- ❀ 25 g de mantequilla
- ❀ 5 g de aceite de oliva extra virgen
- ❀ Un atadillo de hierbas mediterráneas (menta, tomillo, salvia, romero, orégano)
- ❀ Pimienta y sal marina

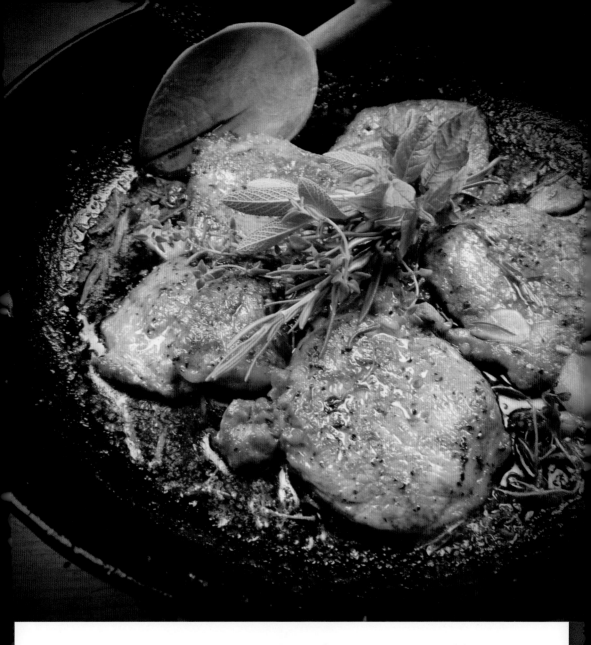

ELABORACIÓN

Cortar el lomo en rodajas y salpimentar.

En una sartén (a poder ser de hierro fundido), poner a calentar el aceite de oliva y saltear el lomo de cerdo por los dos lados. A media cocción añadir los ajos laminados, cocinar unos segundos e incorporar la mantequilla junto el atadillo de hierbas. Ir dando unas vueltas al lomo con el cuidado de no cocinarlo demasiado para que no se reseque, ya que ha de quedar jugoso.

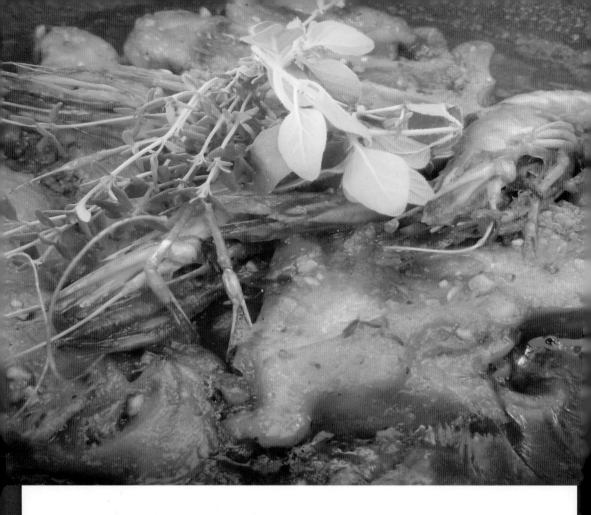

MANITAS DE CERDO CON GAMBAS

DATOS NUTRICIONALES PARA 1 PERSONA						
GRASA		PROTEÍNA		CARBOS		CALORÍAS TOTALES	CALORÍAS DE GRASA
42 g	85 %	14 g	12 %	3 g	3 %	446	378

Los pies de cerdo son una parte muy importante de la cocina tradicional, formando parte de la cocina de antaño, cuando las familias tenían pocas posibilidades económicas, lo que obligaba a las amas de casa a cocinar guisos con poco dinero, pero a la vez muy contundentes, y que pudiesen alimentar a toda la familia.

Por suerte, estos excelentes platos se siguen cocinando. Yo los consumo cada semana, porque los considero un alimento imprescindible para la dieta cetogénica, por su alto contenido en grasa.

Las manitas se pueden cocinar de muchas formas como: guisados, a la brasa, al horno, en carpaccio, con caracoles, con alcachofas, con setas, con pescado, etc.

El plato que os presento es otra combinación de «mar y tierra». Si cocináis vosotras/os mismas/os las manitas de cerdo con hierbas, verduras y especias, el resultado será mucho mejor, pero, si no tenéis tiempo, las podéis comprar cocidas y empaquetadas al vacío en cualquier charcutería especializada.

• • • • • • • • • • • • • • • INGREDIENTES: 2 personas • • • • • • • • • • • • • • •

- ❀ Una manita de cerdo cocida, partida en cuatro trozos
- ❀ 6 gambas rojas
- ❀ 30 g de cebolleta picada
- ❀ 60 g de tomate sin piel, ni semillas, y bien picado
- ❀ 5 g de ajo picado
- ❀ 5 g de perejil

- ❀ Unas hojas de orégano fresco
- ❀ Un poco de tomillo fresco
- ❀ Una majada con: 5 g de almendras tostadas + 5 g de avellanas tostadas
- ❀ 60 g de caldo de pescado
- ❀ 40 g de aceite de oliva extra virgen
- ❀ Un pellizco de pimienta negra y sal marina

• • • • • • • • • • • • • • • • • ELABORACIÓN: • • • • • • • • • • • • • • • • • • •

Poner el aceite en una cazuela de barro y ponerlo a calentar a fuego medio.

Salpimentar las gambas, marcar en el aceite un par de segundos por cada lado y reservar. En el mismo aceite marcar las manitas un par de minutos por cada lado y reservarlas.

Todavía en el mismo aceite, poner el ajo, y dar unas vueltas con una cuchara de madera, cuidando de que no se queme, ya que en este caso se amargaría.

Seguidamente añadir el perejil picado, dar unas vueltas, y añadir la cebolleta picada. Bajar el fuego al mínimo, y dejar cocinar hasta que esté translúcida. En este momento añadir el tomate picado y las hojas de orégano, y dejar cocinar hasta obtener una buena salsa. Se puede añadir un poco de sal.

Una vez terminado el sofrito, añadir las manitas de cerdo, las gambas y la «majada», y remover un poco con una cuchara de madera. Cubrir con el caldo de pescado y las hojas de tomillo. Tapar y dejar cocer unos diez minutos.

TUÉTANO ASADO

DATOS NUTRICIONALES PARA 1 PERSONA							
GRASA		PROTEÍNA		CARBOS		CALORÍAS TOTALES	CALORÍAS DE GRASA
42 g	93 %	4 g	4 %	3 g	3 %	406	378

El tuétano es una sustancia grasa y blanquecina que se encuentra en en el interior de los huesos. Es muy nutritivo, ya que casi el 90 % del contenido es en forma de grasa, o sea 84 g de grasa por 100 g de tuétano, y esto es lo que le da untuosidad al paladar. También contiene 7 g de proteína por 100 g. Es muy rico en minerales como el fósforo, el magnesio, el calcio y el zinc, y vitaminas del grupo A, E, D y K.

Una vez cocinado, se convierte en todo un alimento *gourmet*. Su sabor es cremoso y muy intenso. Gastronómicamente hablando es un alimento muy económico, incluso en algunas carnicerías te lo regalan. Con el tuétano se pueden elaborar verdaderas exquisiteces culinarias, y su consumo es conocido desde la antigüedad, apareciendo en casi todos los tratados de cocina, en recetas como salsas, guisos, etc. La receta que os presento es una de las maneras más simples de poder deleitarse con este delicioso manjar. No hace falta mencionar que es un alimento a incluir en la dieta cetogénica.

. . . . **INGREDIENTES: 1 persona** . . . .

- ❀ 1 hueso del caña de ternera de 20 cm de largo
- ❀ 10 g de ajo picado
- ❀ Perejil y tomillo picado
- ❀ Pimienta y sal marina

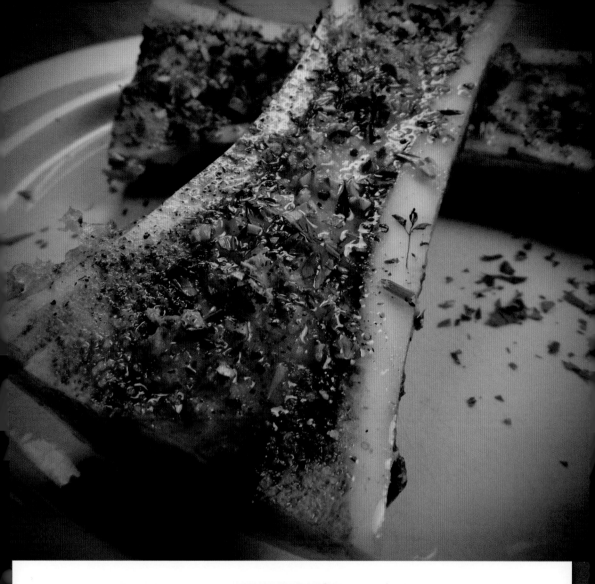

ELABORACIÓN:

Pedir a vuestro carnicero de confianza que os corte el hueso por la mitad.

Antes de cocinarlo, hay que remojar el hueso del tuétano en un bol con agua fría durante 2 horas. Esto ayudará a que drene la sangre.

Precalentar el horno a 200 °C.

En una bandeja de horno poner las dos partes del hueso, salpimentar, poner el ajo picado por encima con el perejil y el tomillo picado.

Hornear durante 15 minutos.

Servir caliente y con la ayuda de una cucharita ir sacando el tuétano y ponerlo sobre cualquier pan o galleta cetogénica.

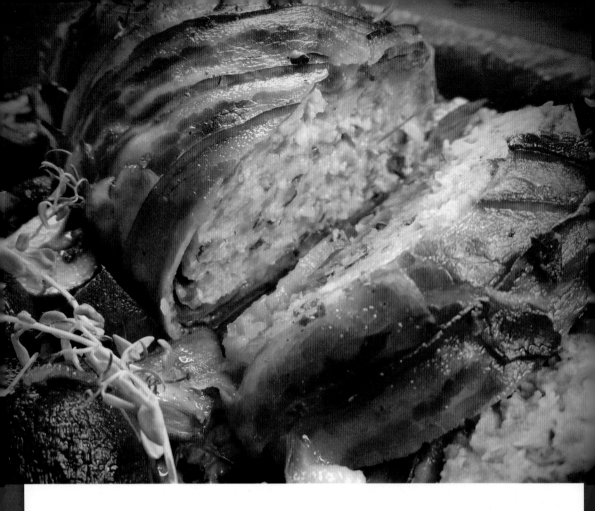

PASTEL DE POLLO CON BEICON

DATOS NUTRICIONALES PARA 1 PORCIÓN						
GRASA		PROTEÍNA		CARBOS		CALORÍAS TOTALES	CALORÍAS DE GRASA
24 g	75 %	16 g	22 %	2 g	3 %	288	216

Este pastel de pollo con beicon es una de las recetas con carne que más me gusta cocinar, por su sabor y vistosidad en el plato, sobre todo cuando tengo invitados en casa y esperan un menú cetogénico. De hecho, es una receta muy usual, pero que nadie identifica con la cocina cetogénica. La diferencia es que cuando se prepara la carne, no utilizo miga de pan, sino que la reemplazo por avellanas tostadas sin piel y trituradas, lo que también ayudará a ligar la carne. Recomiendo usar muslo de pollo y no pechuga, recordad que hemos de elegir partes más grasas. Como guarnición se utilizarán setas en vez de patatas.

Una receta muy sabrosa, ideal para un día de fiesta y que espero que os guste.

INGREDIENTES: 8 porciones

- ❀ 300 g de muslo de pollo deshuesado, sin piel y picado
- ❀ 250 g de beicon ahumado, cortado fino (unas 30 lonchas)
- ❀ 1 huevo
- ❀ 20 g de nata
- ❀ 50 g de queso de Mahón curado y rallado
- ❀ 30 g de cebolla picada

- ❀ 20 g de avellanas tostadas sin piel y picadas
- ❀ 250 g de setas tipo Portobello
- ❀ 5 g de ajo muy picado
- ❀ 5 g de perejil picado
- ❀ 30 g de aceite de oliva extra virgen
- ❀ Un pellizco de tomillo seco
- ❀ Pimienta y sal marina

ELABORACIÓN:

En un bol poner la carne de pollo, el huevo, la nata, el queso rallado, la cebolla picada, las avellanas picadas, el tomillo, el ajo picado y el perejil. Salpimentar y mezclar bien con la mano. Cubrir el bol y reservarlo en el frigorífico durante 15 minutos. Limpiar las setas, cortarlas en cuatro y ponerlas en un bol con sal y pimienta y una parte del aceite. Reservar.

Encima de una tabla de cocina de cortar, ir colocando las lonchas de beicon de dos en dos, una a continuación de la otra a lo largo, con una solapando ligeramente a la otra. Empezar con dos lonchas a proximidad del borde de la tabla más cercano a nosotras/os, colocar dos más juntas y paralelas a estas, y seguidamente hasta conseguir una superficie cuadrada de beicon de aproximadamente 25 cm x 25 cm. Sacar la farsa del frigorífico y formar un cilindro que tenga la dimensión de este cuadrado y colocarlo en el centro del cuadrado, perpendicular al borde cercano de la tabla. O sea, que pasará por encima de todas las juntas solapadas de las lonchas de beicon. Coger el extremo de la primera loncha de la izquierda y colocarla encima de la farsa. Hacer lo mismo con la de la derecha, y luego seguidamente con todas las lonchas hasta cubrir por completa el cilindro. Poner el pastel con cuidado en una fuente de horno con las setas alrededor, rociar con el resto del aceite, y hornear a 180 °C durante 45 minutos. Cortar en ocho porciones y servir con una parte de las setas. Si no se utiliza todo el pastel, se puede conservar en el frigorífico.

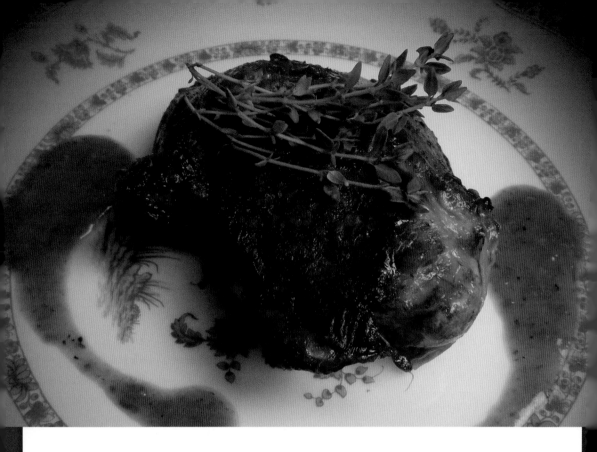

CARRILLERAS DE CERDO IBÉRICO AL HORNO

DATOS NUTRICIONALES PARA 1 PERSONA						
GRASA		PROTEÍNA		CARBOS		CALORÍAS TOTALES	CALORÍAS DE GRASA
15 g	54 %	22 g	35 %	7 g	11 %	251	135

La carrillera de cerdo es una pieza de carne con un marcado veteado de grasa que está situada a ambos lados de la mandíbula del animal. También tiene carrillera la ternera y la del pescado se llama kokotxa, que puede ser de bacalao o de merluza.

Este producto se considera de «casquería». Las carrilleras se pueden cocinar al horno, a la brasa o en estofado. Esta carne es muy magra, gelatinosa y muy tierna. La clave del buen resultado del plato es el de una cocción lenta. La carne de cerdo ibérico es muy rica en grasas monoinsaturadas, un tipo de ácido oleico muy característico del aceite de oliva.

Con esta exquisita carne se pueden elaborar maravillosos platos cetogénicos como esta receta. Las verduras que utilizo son la cebolleta, los ajetes y los tomates maduros en muy baja proporción, solo para realzar su sabor.

Para realzar los sabores y aromas de un guiso, ocasionalmente utilizo un poco de vino, en este caso Manzanilla, pero puede ser cualquier vino blanco, siempre que sea muy seco, ya que contiene menos del 0,5 g de azúcar por copa (cada gramo de azúcar contiene 4 Kcal).

· · · · · · · · · · · · · · · INGREDIENTES: 2 personas · · · · · · · · · · · · · ·

- ❊ 2 carrilleras de cerdo (a poder ser de cerdo ibérico)
- ❊ 80 g cebolletas
- ❊ 80 g de ajetes
- ❊ 200 g de tomates maduros
- ❊ 15 g de aceite de oliva extra virgen

- ❊ 2 hojas de laurel y una ramita de tomillo
- ❊ 50 ml de Manzanilla (o en su lugar, vino blanco seco)
- ❊ Un poco de agua filtrada
- ❊ Pimienta y sal

· · · · · · · · · · · · · · · · · · · ELABORACIÓN: · · · · · · · · · · · · · · · · · · ·

Precalentar el horno a 180 °C

Poner las carrilleras en una fuente de horno, y a poder ser, de barro. Salpimentar y regar con el aceite de oliva. Hornear hasta que cojan un bonito color dorado. A continuación añadir la cebolla tierna y los ajetes cortados a lo largo (sin la parte verde).

Cuando las verduras estén tiernas, añadir las hierbas y los tomates en cuartos. Una vez que el tomate esté casi hecho, añadir la Manzanilla o el vino blanco.

Durante la cocción ir girando las carrilleras y añadir un poco de agua filtrada para que no se resequen. Estarán hechas cuando estén tiernas y melosas.

Retirar la fuente del horno, y pasar las verduras junto a los jugos a un colador chino, y presionar con una maza para formar una salsa.

Poner las carrilleras otra vez en el horno bañadas con la salsa y dejar cocinar unos minutos.

*Nota: Se pueden servir con unos nabos fritos a dados en sustitución de las patatas.

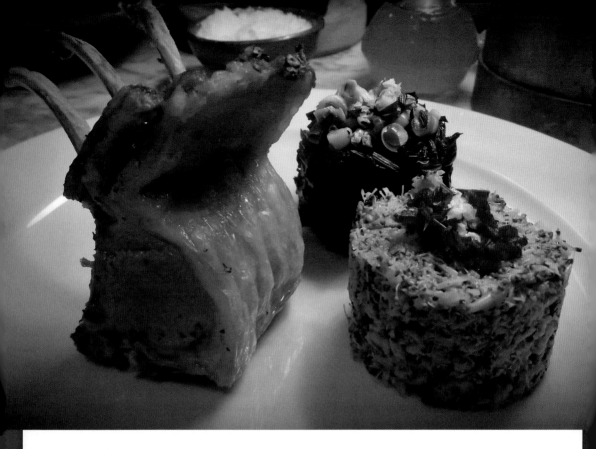

CARRÉ DE CORDERO AL HORNO CON BRÓCOLI Y ACELGAS

DATOS NUTRICIONALES PARA 1 PERSONA						
GRASA		PROTEÍNA		CARBOS		CALORÍAS TOTALES	CALORÍAS DE GRASA
41 g	73 %	28 g	22 %	6 g	5 %	505	369

El carré, también conocido como costillar, es el término utilizado para definir un corte de carne que puede ser de cordero, cerdo o ternera.

En cocina se prepara entero. La receta que os presento es carré de cordero, que suele ser el más utilizado.

El carré se puede cocinar al horno, a la plancha, a la parrilla, o a la brasa… sólo tenéis que pedir a vuestro carnicero de confianza que os prepare el corte.

Su preparación es muy fácil y es una receta ideal para fiestas especiales, tales como la Navidad. Y es que queda muy vistoso y delicioso... Es ideal para acompañar con verduritas.

. . . . **INGREDIENTES: 1 persona** . . . .

- ❀ 150 g de costillar cordero ecológico
- ❀ 10 g de aceite
- ❀ 70 g de acelga roja picada (hervida)
- ❀ 90 g de brócoli (hervido)
- ❀ 15 g de ajos tiernos (ajetes)
- ❀ 2 g de pimienta negra machacada en un mortero
- ❀ 2 g de orégano seco
- ❀ Flor de sal

. . . . **ELABORACIÓN:** . . . .

Utilizar la mitad del aceite para cubrir el carré; seguidamente, ponerle la flor de sal, la pimienta que partiremos en un mortero a trozos grandes, y el orégano, y dejaremos macerar. Mientras tanto, cocer el brócoli y las acelgas al vapor por separado. Cuando las verduras estén cocidas, cortarlas muy pequeñas con un cuchillo bien afilado.

Las aliñaremos con la otra mitad del aceite, y sal y pimienta al gusto.

Poner el carré en el horno previamente precalentado a 180 °C, y cocer durante 25 minutos para que la carne quede al punto. Si se prefiere la carne más hecha, dejar 5 minutos adicionales.

Cortar los ajos en rodajas pequeñas y saltearlas con muy poco aceite hasta que queden dorados (cuidado de no quemar).

También cortar en trozos muy pequeños una parte de la penca de la acelga.

. . . . **PARA EMPLATAR:** . . . .

Con la ayuda de unos moldes redondos de cocina, pondremos en uno, el brócoli, que decoraremos con la penca cortada de la acelga, y en otro las acelgas decoradas con los ajos. Poner un poco de flor de sal encima. Servir junto el carré de cordero.

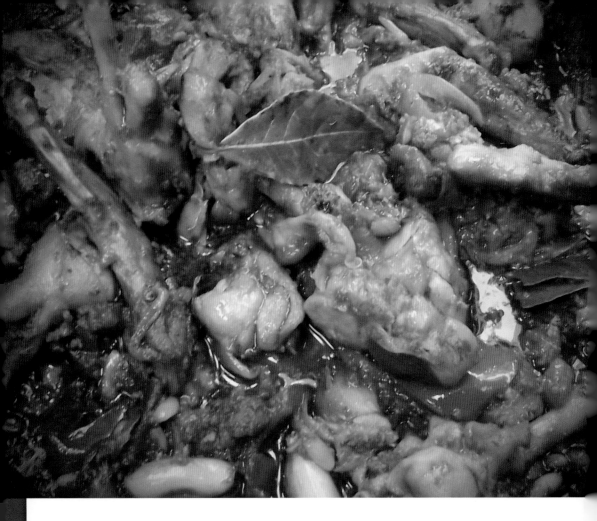

CONEJO CON SOBRASADA

DATOS NUTRICIONALES PARA 1 PERSONA						
GRASA		PROTEÍNA		CARBOS		CALORÍAS TOTALES	CALORÍAS-GRASA
67 g	84 %	23 g	13 %	6 g	3 %	719	603

Esta es una receta que forma parte de la cocina mallorquina. Fácil de elaborar y de extraordinario sabor.

Se pueden encontrar diferentes versiones tal y como ocurre en la cocina tradicional. La que os presento es mi versión cetogénica. En la tradicional la cantidad de cebolla es mayor que en esta, y en algunos casos añaden pasas, que he eliminado por su alto contenido en azúcar.

Si no os gusta el conejo lo podéis sustituir por pollo. Como podéis ver, utilizo la manteca de cerdo o «saïm» que tanto se usa en la cocina mallorquina, y la sobrasada, un embutido emblemático de esta isla.

Este plato tan exquisito es uno de mis favoritos, y también de mucho éxito con comensales invitados, se puede tomar caliente o frío, en verano o en invierno, como plato principal o como tapa, y, sobre todo, para disfrutar con familia y amigos.

INGREDIENTES: 2 personas

- ❀ 500 g de conejo cortado a trozos pequeños
- ❀ 100 g de cebolla tierna
- ❀ 60 g de ajos tiernos
- ❀ 60 g de tomate maduro
- ❀ 25 g de manteca de cerdo
- ❀ 30 g de aceite de oliva virgen extra
- ❀ 60 g de sobrasada de Mallorca
- ❀ 30 g de piñones
- ❀ 2 hojas de laurel
- ❀ Sal marina y un «pellizco» de pimienta

ELABORACIÓN:

Poner el aceite de oliva en una cazuela de barro a fuego medio. Mientras tanto salpimentar los trozos de conejo, y cuando el aceite esté a punto, echar el conejo, y cocer hasta que esté dorado. Añadir la manteca de cerdo y los ajos cortados en rodajas de 1cm aproximadamente, dar unas vueltas a la carne, y cocer durante 5 minutos.

En este momento añadir las hojas de laurel y la sobrasada cortada a trocitos.

Cuando la sobrasada esté un poco frita, añadiremos las cebollas tiernas cortadas finamente, y cocinaremos hasta que estén blandas, entonces añadiremos el tomate cortado a trozos bien pequeños, y los piñones.

Reducir el fuego y cocer unos 15 minutos. Cubrir con papel de aluminio, y poner la cazuela en el horno a 180 °C durante unos 30 minutos.

COSTILLAS DE CERDO IBÉRICO AL AJILLO

DATOS NUTRICIONALES PARA 1 PERSONA						
GRASA		PROTEÍNA		CARBOS		CALORÍAS TOTALES	CALORÍAS DE GRASA
41 g	82 %	17 g	15 %	3 g	3 %	449	369

Esta es una receta tradicional de nuestra cultura gastronómica española, y que seguro que cualquier madre o abuela ha preparado en alguna ocasión. También se puede elaborar con diferentes carnes. Recuerdo la receta que preparaba mi madre, pero ella lo hacía con pollo, y siempre fue para mí un plato de fiesta para «chuparse los dedos». Sí, habéis oído bien…

Lo mejor de este plato es que se puede comer con los dedos. Yo siempre utilizo el cerdo Ibérico por todas sus cualidades tanto gustativas como nutricionales. Podéis acompañar este plato con unas «Fritas de apionabo», cuya receta está en la página 125.

· · · · · · · · · · · · · · · **INGREDIENTES: 2 personas** · · · · · · · · · · · · · · ·

- ❀ 350 g de costilla de cerdo ibérico
- ❀ 6 dientes de ajo enteros
- ❀ 2 hojas de laurel
- ❀ 1 guindilla (opcional)
- ❀ Un poco de perejil
- ❀ 50 g de vino tipo Manzanilla
- ❀ 20 g de aceite de oliva extra virgen
- ❀ Pimienta y sal marina

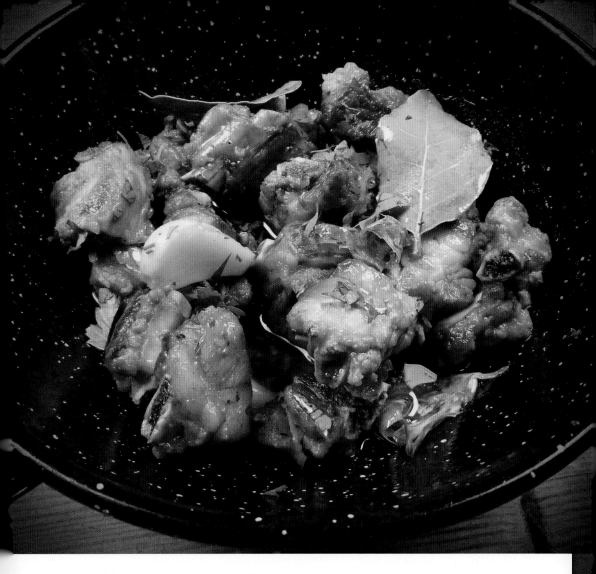

ELABORACIÓN:

Cortar las costillas de cerdo en trozos pequeños (vuestro carnicero lo puede hacer).

Hacer una incisión en cada diente de ajo por la parte gruesa.

Cubrir el fondo de una sartén honda con el aceite de oliva y cuando esté caliente echar los trozos de costilla previamente salpimentados y freír hasta que tengan un bonito color dorado. Añadir los ajos, la guindilla y el laurel. Remover bien para que todos los ingredientes queden bien integrados, y dejar cocer unos cinco minutos. Incorporar el vino y dejar que hierva, para que el alcohol se evapore.

Bajar el fuego, tapar, y dejar cocinar unos diez minutos. Una vez terminado, echar el perejil picado, remover y servir.

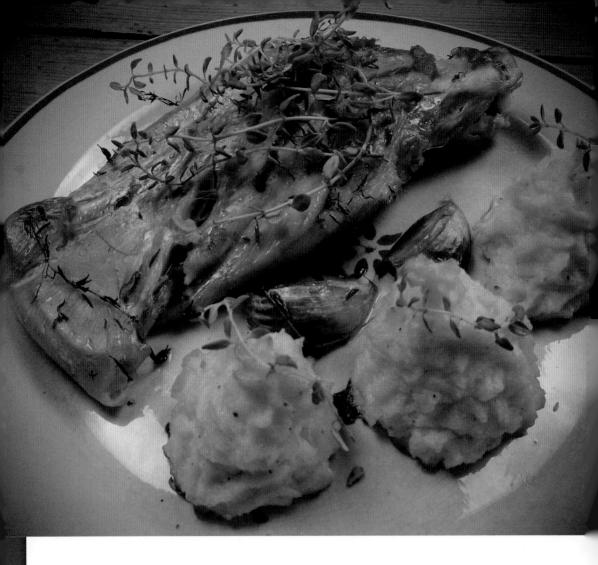

PALETILLA DE CORDERO LECHAL AL HORNO CON COLIFLOR DUQUESA

DATOS NUTRICIONALES PARA 1 PERSONA						
GRASA		PROTEÍNA		CARBOS		CALORÍAS TOTALES	CALORÍAS DE GRASA
35 g	64 %	39 g	31 %	6 g	5 %	495	315

Esta excelente receta es uno de los platos típicos de la provincia de Soria, y en general de toda la comunidad de Castilla y León, y que normalmente se cocina al horno de manera artesanal. Su cordero tiene una fama bien ganada por su alta calidad, y esta receta no tiene ningún secreto, pero si requiere de tiempo y paciencia. Toda una especialidad gastronómica.

El tiempo de cocción será de 2 horas y 10 minutos repartidas en 4 temperaturas diferentes de cocción.

Poner el agua en una bandeja o cazuela de barro, la paletilla previamente salpimentada, un poco de vinagre de manzana, la cabeza de los ajos y el tomillo. Conviene no comer todos los ajos, ya que su contenido en carbohidrato es muy alto, y por tanto aconsejo limitarse a dos o tres solamente.

Acompañar este plato con seis coliflor duquesa. Gran plato de fiesta.

INGREDIENTES: 1 persona

- ❀ 1 paletilla de cordero lechal
- ❀ 6 coliflor duquesa para acompañar
- ❀ 1 cabeza de ajos
- ❀ Ramitas de tomillo enteras
- ❀ Un poco de vinagre de manzana
- ❀ Un vaso grande de agua filtrada
- ❀ Pimienta y sal

ELABORACIÓN:

Precalentar el horno a 120 °C y cocer la paletilla durante 60 minutos.

Elevar la temperatura a 160 °C, darle la vuelta a la paletilla, mojar con el agua, y cocer durante 30 minutos más.

Elevar la temperatura a 200 °C, dar la vuelta a la paletilla, mojar este con el agua, y dejar cocer otros 30 minutos.

Elevar la temperatura a 250 °C, mojar otra vez la paletilla, y terminar con 10 minutos más e cocción.

El cordero tiene que quedar crujiente pero no reseco.

Acompañar con la coliflor duquesa.

HAMBUPIZZA CETO

Esta receta es simplemente una hamburguesa camuflada y por esto la he llamado *hambupizza*, porque la doy una forma y aspecto de pizza. Una manera diferente y divertida de comer hamburguesa.

Recomiendo comprar ternera ecológica de alta calidad y sobre todo escoger la parte más grasa. Es una receta que podéis servir con amigos como aperitivo, o como plato acompañada de una buena ensalada con aceitunas y la vinagreta que más os apetezca. En este libro tenéis algunos ejemplos. Os confieso que a veces yo la tomo como desayuno de domingo.

· · · · · · · · · · · · · **INGREDIENTES: 1 hambupizza** · · · · · · · · · · · · ·

- ❋ 50 g de ternera picada ecológica
- ❋ 5 g de beicon
- ❋ 10 g de espinacas frescas
- ❋ 20 g de tomate picado o rallado
- ❋ 10 g de queso Gruyère rallado
- ❋ Un pellizco de orégano
- ❋ Pimienta y sal marina

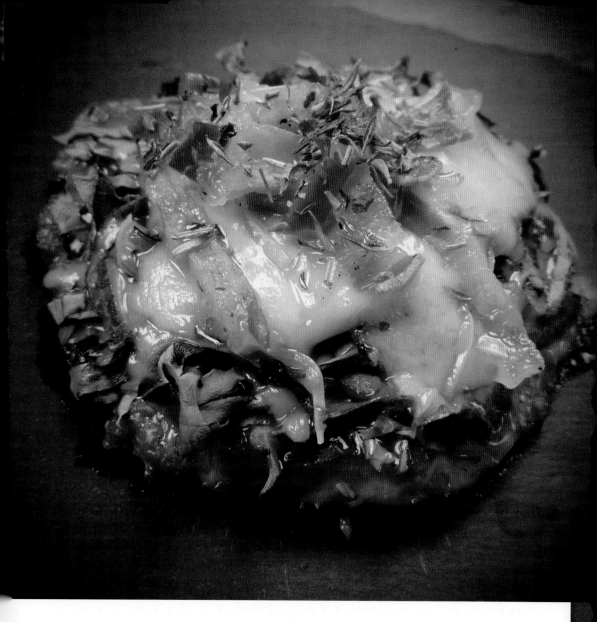

ELABORACIÓN:

Precalentar el horno a 180 °C.

Sazonar la carne picada al gusto, formar una bola, y colocar sobre papel de horno o «silpat» en una bandeja de horno. Ir aplastando la carne con la mano hasta formar un circulo y una fina capa.

Esparcir el tomate por encima, el orégano, las espinacas picadas, el beicon cortado muy pequeño, el Gruyère, y un pellizco más de orégano.

Hornear durante 15 minutos.

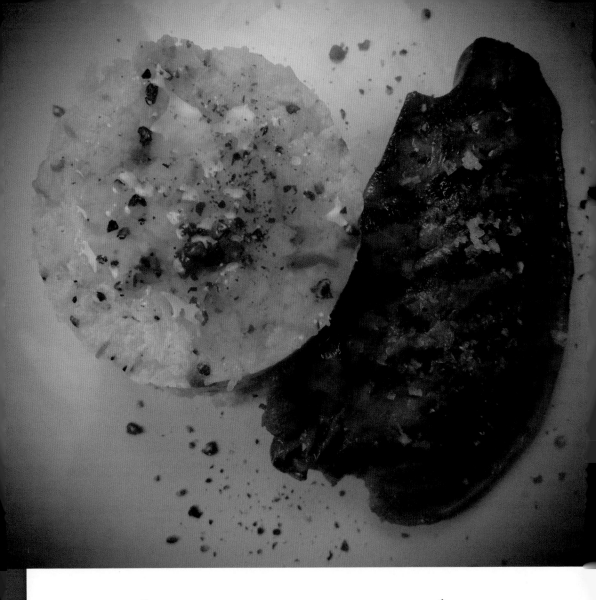

PURÉ DE TRUFA CON HÍGADO DE CORDERO

DATOS NUTRICIONALES PARA 1 PERSONA						
GRASA		PROTEÍNA		CARBOS		CALORÍAS TOTALES	CALORÍAS DE GRASA
22 g	70 %	16 g	23 %	5 g	7 %	282	198

El consumo de hígado es muy controvertido, y muchas personas son reacias a consumir este súper alimento.

El hígado es el alimento mas denso en nutrientes, y tiene la medalla de oro en vitamina B$_{12}$. Esta vitamina solo se absorbe bien si procede de animales que están sanos, y el hígado la contiene en forma concentrada.

Pienso que se debería consumir hígado al menos una vez por semana, siempre que sea de animales alimentados de forma natural, libre de químicos, sanos y que viven al aire libre.

El hígado es un alimento delicioso si se cocina bien, y la receta que os presento está adaptada a la dieta cetogénica, y espero que os anime a consumir este beneficioso alimento.

He utilizado la coliflor para hacer un puré que normalmente se haría con patata.

Me gusta usar el hígado de cordero porque es muy delicado, tierno, y tiene un sabor muy suave y agradable, y además es el único que podemos encontrar en forma ecológica muy fácilmente.

Una exquisita receta cetogénica.

. . . . **INGREDIENTES: 2 personas** . . . .

- ❀ 250 g de coliflor al vapor (solo las flores)
- ❀ 25 g de mantequilla a temperatura ambiente o Ghee
- ❀ 10 g de trufa negra

- ❀ 150 g de hígado de cordero ecológico
- ❀ 5 g de aceite de oliva extra virgen
- ❀ 2 g de pimienta
- ❀ Flor de sal

. . . . **ELABORACIÓN:** . . . .

Limpiar la coliflor y cocerla al vapor durante 20 minutos. Luego, pasarla por el pasapurés.

Con una cuchara de madera añadir la mantequilla o ghee, y mezclar. Reservar en caliente.

Antes de servir, añadir la trufa, y rectificar de sal.

Calentar una plancha de hierro, y calentar el aceite de oliva. Poner el hígado de cordero y la pimienta. Cocinar al gusto.

Emplatar el puré de coliflor con el hígado encima y un poco de flor de sal.

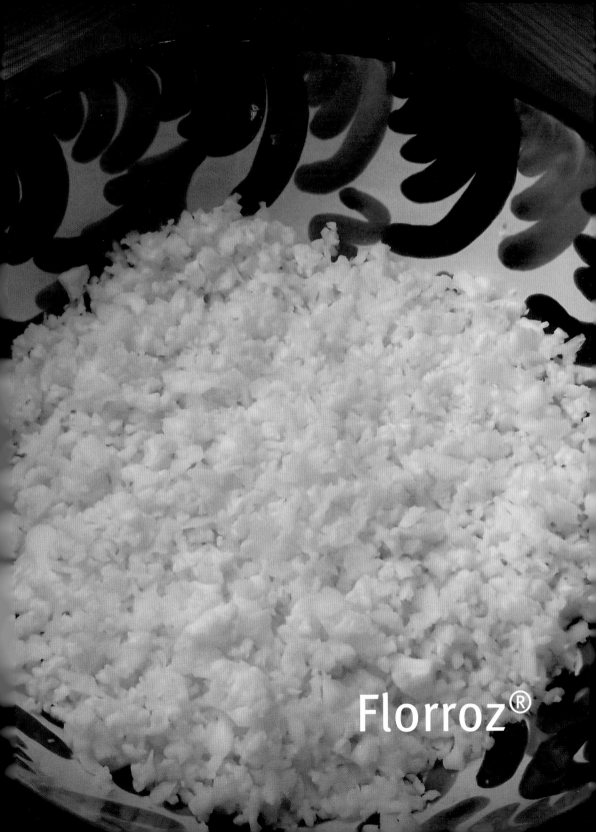

Florroz®

ELABORACIÓN DEL FLORROZ

Este es mi capítulo favorito, el de la «coliflor», alimento estrella de la cocina cetogénica, y la denomino «estrella», porque en nuestra cultura gastronómica son muy importantes los platos tradicionales elaborados con arroz que se utilizan en todo el territorio español.

Hay unos más conocidos, como la paella valenciana, y otros no tan conocidos, pero también extraordinarios, como el arroz montañés, el arroz caldoso, el arroz al horno, el arroz seco,… por nombrar algunos. Cada comunidad tiene sus recetas destacadas.

Volviendo a la cocina cetogénica, la coliflor nos va a servir para reemplazar al arroz, que no está permitido en cetogénica por ser un grano que tiene una cantidad de carbohidrato muy alto, y que puede interferir en la cetosis.

Es muy fácil de elaborar, y nos dará un resultado increíble, tanto de sabor como de textura. Sobre todo, es importante la manera en que la cortamos para darle la forma de grano de arroz.

A esta forma de corte la he dado el nombre de florroz.

· · · · · · · · · · CÓMO ELABORAR EL FLORROZ: · · · · · · · · · · · ·

Lavar la coliflor y quitar las hojas. Separar el tallo de las flores, que son las que vamos a utilizar.

La mejor manera de formar nuestro florroz es utilizando un rallador convencional, ya que así, el tamaño, en forma de grano de arroz, nos quedará más uniforme.

Hay que utilizar la parte gruesa del rallador y rallaremos las flores.

También se puede utilizar un robot de cocina, pero hay que ir con cuidado, porque, si no se controla el triturado, y el aparato tiene mucha potencia, quedará muy fino y el resultado no será el esperado.

Es de vital importancia escoger una coliflor completamente sana, blanca y sin manchas y a ser posible recomiendo que sea ecológica.

Otra señal que nos demuestra que la coliflor está en optimas condiciones es que las hojas deben ser fuertes, verdes y bien apretadas.

Para ahorrar tiempo aconsejo elaborar una buena cantidad de florroz, porque se conserva muy bien en fiambreras de cristal, en la parte baja del frigorífico, durante varios días. De esta manera siempre tendremos florroz a mano, y listo para elaborar el plato escogido.

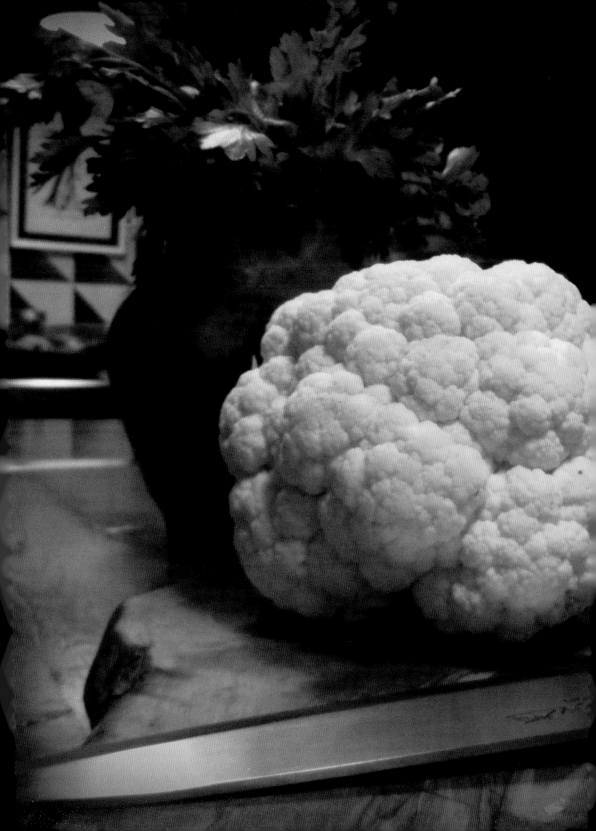

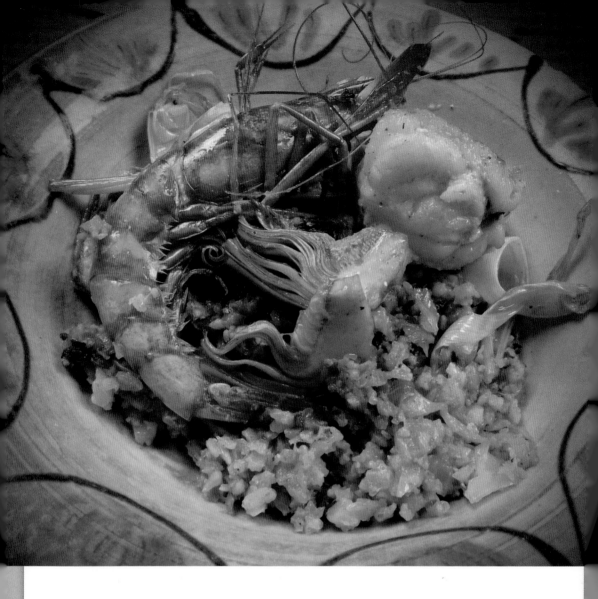

FLORROZ DE RAPE, GAMBAS, Y ALCACHOFAS, A LA CAZUELA

DATOS NUTRICIONALES PARA 1 PERSONA							
GRASA		PROTEÍNA		CARBOS		CALORÍAS TOTALES	CALORÍAS-GRASA
40 g	68 %	32 g	24 %	11 g	8 %	532	360

Con este florroz seguro que vais a triunfar. Es un plato que suelo preparar en días de frío.

Es una receta sencilla y sabrosa, que tiene como ingredientes principales la alcachofa de invierno, la cebolleta y los ajetes.

Un florroz muy marinero con sabor a huerta invernal. Lo más importante de este plato es utilizar un rape y unas gambas bien frescos.

Un florroz magnífico y muy recomendable para todos.

· · · · · · · · · · · · · · INGREDIENTES: 2 personas · · · · · · · · · · · · · ·

- ❀ 2 medallones de rape (aprox. 120 g cada uno)
- ❀ 4 gambas rojas medianas
- ❀ 100 g de corazón de alcachofa, cortados a gajos
- ❀ 400 g de florroz
- ❀ 100 g de cebolleta cortada fina a lo largo

- ❀ 100 g de ajetes (fuera de temporada ajo-puerro) cortados a lo largo
- ❀ Caldo de pescado (el suficiente para cubrir el florroz)
- ❀ 60 g de aceite de oliva virgen extra
- ❀ 2 pellizcos de azafrán
- ❀ Pimienta negra y sal marina

· · · · · · · · · · · · · · · · · · · ELABORACIÓN: ·

Poner el aceite en una cazuela de barro a fuego medio-bajo para evitar que humee.

Salpimentar el medallón de rape, sellar rápidamente por cada lado, y reservar.

Salpimentar las gambas, proceder de la misma forma que como con el rape, y reservar. En el mismo aceite sofreír las cebolletas y los ajetes hasta que estén transparentes.

En este momento añadir las alcachofas, salar, y cocinar hasta que estén casi hechas.

Añadir el florroz y remover para integrar todos los sabores, seguidamente añadir el caldo de pescado caliente (el florroz solo tiene que quedar cubierto), y el azafrán.

Antes de que absorba todo el líquido poner por encima el rape y las gambas junto al jugo que habrán soltado al saltearlos.

Tiempo de cocción: hasta que absorba casi todo el líquido.

Importante: no remover el florroz mientras se está cocinando.

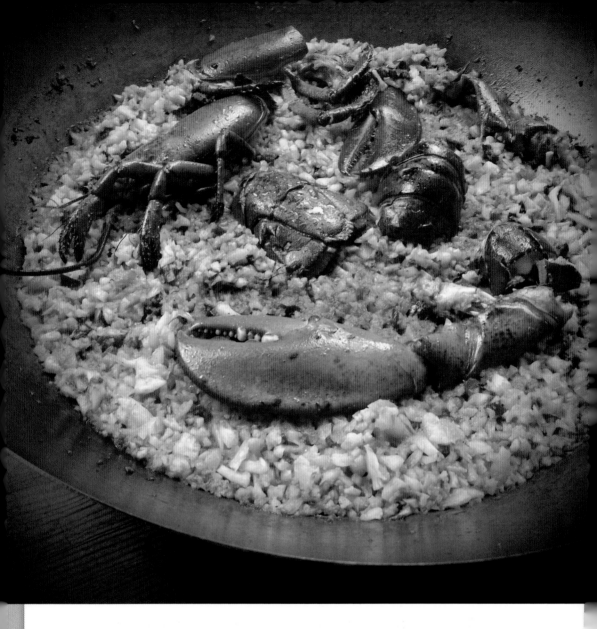

FLORROZ DE BOGAVANTE

DATOS NUTRICIONALES PARA 1 PERSONA						
GRASA		PROTEÍNA		CARBOS		CALORÍAS TOTALES	CALORÍAS DE GRASA
34 g	71 %	23 g	21 %	9 g	8 %	434	306

El bogavante es uno de los crustáceos que más se comercializan. Los hay de piscicultura, y salvajes, y personalmente prefiero el salvaje.

Su carne es exquisita, muy consistente, y sabrosa. El bogavante es muy rico en yodo, y vitamina B_5.

Definitivamente este es un lujo de plato. Los jugos del bogavante junto a un buen caldo de pescado hecho en casa, serán el truco para obtener un buen resultado, y que hará las delicias de quienes lo degusten.

Este florroz tiene un intenso sabor a mar, y es muy sencillo de realizar, por lo cual os animo a preparar esta delicia. Es la receta perfecta para grandes ocasiones.

. . . . INGREDIENTES: 2 personas . . . .

- ❀ 1 bogavante (Aprox. 0,5 Kg)
- ❀ 400 g de florroz
- ❀ 50 g de cebolla picada
- ❀ 10 g de ajo picado
- ❀ 75 g de tomate de ramillete (en su defecto tomate tipo Roma)
- ❀ 60 g de pimiento rojo picado
- ❀ 50 g de aceite de oliva extra virgen
- ❀ 2 pellizcos de azafrán
- ❀ 250 g de caldo de pescado
- ❀ Pimienta y sal

. . . . ELABORACIÓN: . . . .

Cortar el bogavante en dos partes a lo largo, separar la cabeza, y cortar las dos mitades del cuerpo en tres trozos. Separar las pinzas de la cabeza, y con la ayuda de una maza de mortero, darles unos golpes para que se abran un poco.

Poner el aceite de oliva en una paellera honda, a fuego medio, para que el aceite no humee. Salpimentar los trozos del bogavante, y saltearlos hasta que tomen un calor rosado. Sacar inmediatamente y reservar en una bandeja.

En el mismo aceite, sofreír la cebolla picada a fuego muy bajo. Cuando esté pochada, añadir el ajo picado, sin dejar de remover durante unos 2 minutos.

Añadir el pimiento rojo picado, y cuando esté blando, añadir el tomate rallado, y dejar cocinar a fuego lento hasta obtener una textura de mermelada.

Echar el florroz, y mezclar con el sofrito para integrar los sabores. Añadir el caldo de pescado (solo tiene que cubrir el florroz) y el azafrán, y con cuidado, poner los trozos del bogavante por encima juntos con el jugo que haya soltado.

Tiempo de cocción: hasta que absorba casi todo el líquido.

Importante: no remover el Florroz mientras se esté cocinando.

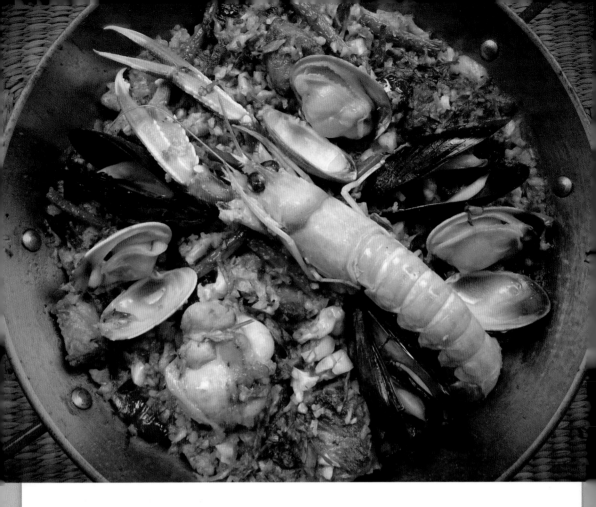

PAELLA MIXTA DE FLORROZ

DATOS NUTRICIONALES PARA 1 PERSONA						
GRASA		PROTEÍNA		CARBOS		CALORÍAS TOTALES	CALORÍAS DE GRASA
58 g	69 %	50 g	27 %	8 g	4 %	754	522

Esta es otra paella adaptada a la cocina cetogénica, utilizando florroz en lugar de arroz, que combina diferentes tipos de carne, y también de mariscos, y que podéis hacer de varias maneras con distintos ingredientes, los que más os gusten.

Personalmente siempre utilizo la costilla de cerdo, porque da una melosidad que no me ofrece otro tipo de carne. Nunca uso colorante artificial alimentario, sino el natural que da el pimiento rojo caramelizado, el pimentón y el azafrán. Tampoco utilizo cebolla ni tomate. Es una cuestión de gusto y es tal como mi madre me la enseñó.

Una paella mixta de florroz que sorprenderá a tus invitados.

·················· INGREDIENTES: 2 personas ··················

- 400 g de florroz
- 150 g de costillas de cerdo ibérico cortada pequeña y con hueso
- 150 g de pollo ecológico cortado en trozos pequeños (no utilizar la pechuga por ser muy seca)
- 100 g de salchicha de cerdo ibérico con pimienta cortada en trozos
- 150 g de sepia o calamar
- 2 cigalas grandes o gambas rojas
- 8 mejillones
- 8 almejas grandes

- 50 g de judía tierna cortada a trozos
- 20 g de guisantes (frescos o congelados)
- 60 g de pimiento rojo en tiras finas
- 5 g de ajo picado
- 10 g de perejil picado
- 2 pellizcos generosos de azafrán
- 1 cucharadita de pimentón dulce de La Vera
- 60 g de aceite de oliva virgen extra
- caldo de pescado (el suficiente para cubrir el florroz)

···················· ELABORACIÓN: ····················

Poner la paellera en el fuego, con el aceite de oliva en el centro, y la sal en las esquinas para que no se queme. Si no puede ser al fuego de leña, utilizar gas. Salar la carne, la sepia y las cigalas.

Sofreír todo por separado. Empezar por la salchicha, y reservar; a continuación la costilla de cerdo, y reservar; finalmente el pollo y reservarlo. En el mismo aceite sellar las cigalas muy rápidamente y reservar. Seguir con la sepia, dar unas vueltas, sin cocer demasiado y reservarla.

Echar las judías y dejarlas un par de minutos sin dejar de remover, y reservar.

Poner el pimiento rojo hasta caramelizarlo, y una vez hecho, incorporar todos los ingredientes previamente cocinados y removerlos para que se integren todos los sabores. Seguidamente añadir el pimentón y mezclar muy rápido, con cuidado que no se queme, ya que amargaría.

En este momento añadir el florroz y mezclar. Echar el caldo de pescado caliente, los guisantes, el azafrán, el perejil picado, y colocar con cuidado las cigalas encima, con el líquido que hayan soltado, junto con los mejillones y las almejas.

Tiempo de cocción: hasta que absorba todo el líquido.

Importante: no remover el florroz mientras se esté cocinando.

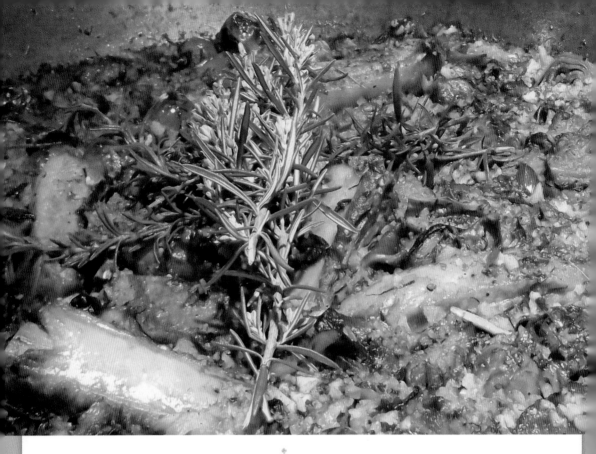

FLORROZ MONTAÑÉS

DATOS NUTRICIONALES PARA 1 PERSONA						
GRASA		PROTEÍNA		CARBOS		CALORÍAS TOTALES	CALORÍAS DE GRASA
88 g	89 %	15 g	7 %	10 g	4 %	892	792

Este es un florroz de invierno, que me recuerda a pueblo, a olor de leña quemada, a frío, a tiempo de setas…. Solo he utilizado la carne de cerdo ibérico por su melosidad y su grasa de alta calidad, que se necesita en la dieta cetogénica, pero puede ser otro tipo de carne.

Lo principal es utilizar ingredientes de máxima calidad, de temporada, y un buen caldo, ingrediente básico para cualquier plato. Esta receta es laboriosa, pero vale la pena tomarse el tiempo, porque es extraordinario, y definitivamente sabe a montaña. Ideal para un domingo y para disfrutar tanto la personas que adoptan una vida cetogénica como las que no.

- 400 g de florroz
- 75 g de corazón de alcachofa en gajos finos
- 20 g de pimiento verde en tiras
- 50 g de pimiento rojo en tiras
- 50 g de setas de temporada (al gusto)
- 30 g de cebolla en juliana
- 30 g de ajo tierno en tiras
- 75 g de tomate de ramillete
- 10 g de perejil picado
- 2 pellizcos de azafrán

- 125 g de panceta fresca en tiras
- 200 g de costilla de cerdo ibérico cortado en trozos pequeños
- Caldo de huesos de ternera, para cubrir el florroz
- 1 ramillete de hierbas: romero y tomillo fresco.
- 30 g de aceite de oliva virgen extra
- Una cucharada de pimentón dulce
- Un «pellizco» de pimienta negra y sal marina

.... ELABORACIÓN: ....

En una paellera de fondo hondo, poner el aceite a fuego medio bajo, no dejar que humee.

Cocinar los ingredientes base por separado, en el mismo aceite, y reservarlos:

1°) Costilla de cerdo ibérico previamente salpimentada (reservar); 2°) panceta de cerdo Ibérica previamente salpimentada (no cocinar demasiado y reservar); 3°) alcachofas previamente saladas (reservar); 4°) pimiento verde (reservar); 5°) pimiento rojo (reservar); 6°) cebolla y ajo tierno, cocinar hasta que estén transparentes con un poco de sal (reservar); 7°) por último, sofreír el tomate rallado. Es muy importante hacerlo muy lentamente. Estará hecho cuando alcance la textura de mermelada.

Una vez tengamos el sofrito listo, añadir los ingredientes ya precocinados y mezclar bien con una cuchara de madera, para que se integren todos los sabores y dejar unos 2 minutos siempre a fuego lento. En este momento añadir el pimentón de La Vera, mezclar bien cuidando de que no se queme (amargaría), y después echar el florroz. Mezclar bien para que se integre a los demás ingredientes (como si de un arroz normal se tratase).

Cubrir con el caldo de huesos caliente, azafrán, perejil picado y el ramillete de hierbas en el medio.

Cantidad de caldo: solo cubrir los ingredientes para obtener un Florroz seco.

Tiempo de cocción: hasta que absorba todo el liquido.

Importante: no remover el florroz mientras se está cocinando.

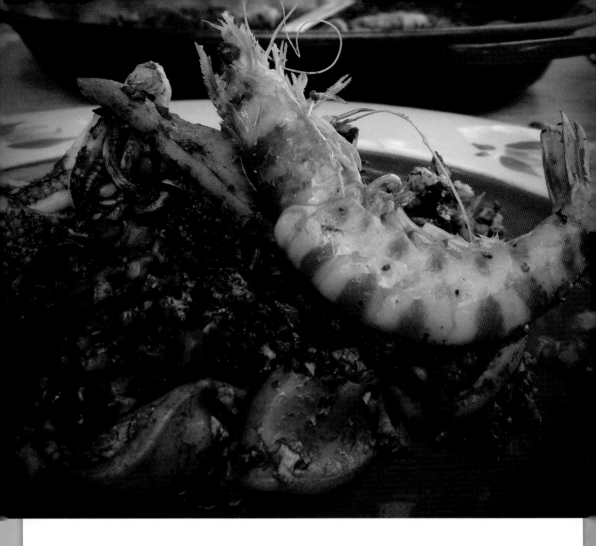

FLORROZ NEGRO DE CALAMAR

DATOS NUTRICIONALES PARA 1 PERSONA						
GRASA		PROTEÍNA		CARBOS		CALORÍAS TOTALES	CALORÍAS DE GRASA
45 g	72 %	33 g	23 %	7 g	5 %	565	405

Este es un plato muy mediterráneo, caracterizado por su color negro, y es una de las maneras más deliciosas y fáciles de preparar una paella negra, su nombre original, pero de florroz, en vez de arroz.

Su buen resultado dependerá de la calidad de los ingredientes, y de la de utilización de un buen caldo de pescado. Estoy segura de que vais a sorprender a vuestros comensales con este plato.

· · · · · · · · · · · · · · INGREDIENTES: 2 personas · · · · · · · · · · · · · ·

- ❀ 400 g de florroz
- ❀ 100 g de cebolla
- ❀ 5 g de ajo
- ❀ 60 g de pimiento verde
- ❀ 100 g de tomate rallado
- ❀ 300 g de calamares
- ❀ 4 langostinos (de tamaño medio)

- ❀ 2 bolsitas de tinta o la tinta del calamar
- ❀ caldo de pescado (el necesario para cubrir el florroz)
- ❀ 80 g de aceite de oliva extra virgen
- ❀ un pellizco de azafrán
- ❀ sal marina

· · · · · · · · · · · · · · · · · · ELABORACIÓN: · · · · · · · · · · · · · · · · · · ·

Limpiar los calamares y separar el cuerpo de las patas.

Poner la paella a fuego medio, y empezar a sofreír la cebolla lentamente. Cuando esté blanquecina y empiece a tomar un color dorado, añadir el ajo muy machacado, y seguidamente el pimiento verde muy picado. Esto llevará tiempo, ya que el resultado final es, como siempre digo, la elaboración de un buen sofrito.

Cuando el sofrito está listo, añadir los cuerpos de los calamares cortados en trozos, y sal marina.

Dar unas vueltas, incorporar el tomate rallado, y cocinarlo hasta que tome un bonito color. En este momento añadir el florroz, rectificar de sal, y remover bien como si de un arroz tradicional se tratase.

Echar el caldo de pescado. La cantidad será la suficiente para cubrir el florroz.

El tiempo de cocción será hasta que veáis que el líquido se haya absorbido por completo, y el florroz quede seco.

Emplatar, y por encima de cada plato poner las patitas y los langostinos que previamente habremos pasado por la plancha.

*Nota: Se puede servir junto con salsa «alioli».

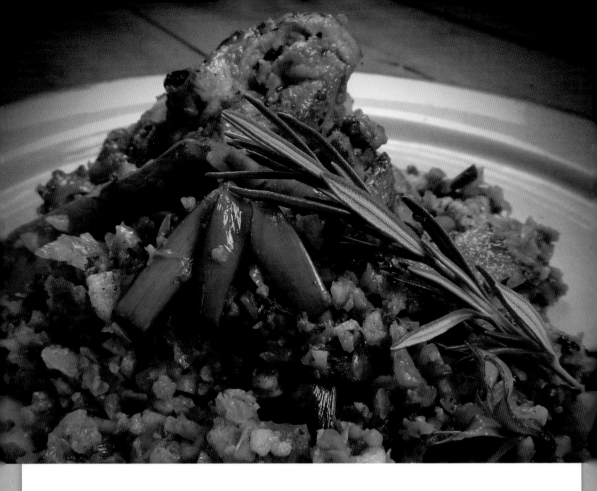

CETOPAELLA VALENCIANA DE FLORROZ

DATOS NUTRICIONALES PARA 1 PERSONA							
GRASA		PROTEÍNA		CARBOS		CALORÍAS TOTALES	CALORÍAS DE GRASA
46 g	70 %	36 g	24 %	9 g	6 %	594	414

Os presento una adaptación cetogénica de la paella valenciana, plato estrella de la cocina española, reina de las paellas, y que he intentado respetar al máximo.

Por desgracia, existe mucha confusión alrededor de su elaboración, especialmente fuera de nuestras fronteras, donde a todo se le llama paella.

Se confunde con la paella de marisco, que es solo con marisco, e incluso con la paella mixta, que es con marisco y carne. La paella valenciana es de conejo y pollo, nunca con marisco, y por supuesto sin cebolla, y también se le puede añadir caracoles de tierra.

Pido disculpas a los valencianos por omitir uno de los ingredientes básicos, El Garrofón, una judía blanca grande, imprescindible para la paella valenciana original, pero que al ser una legumbre no puede ser utilizada en la dieta cetogénica.

Os animo a preparar esta adaptación, y si la podéis cocinar al fuego de leña, pues mucho mejor.

.... INGREDIENTES: 2 personas ....

- ❀ 400 g de florroz
- ❀ El hígado del pollo y del conejo
- ❀ 150 g de pollo en trozos pequeños
- ❀ 150 g de conejo en trozos pequeños
- ❀ 150 g de judía plana
- ❀ 60 g de corazón de alcachofa cortada en gajos finos
- ❀ 50 g de tomate rallado
- ❀ 1 ramita de romero
- ❀ 3 pellizcos de azafrán
- ❀ 1 cucharadita de pimentón
- ❀ 75 g de aceite de oliva virgen extra
- ❀ Agua filtrada y sal marina

.... ELABORACIÓN: ....

Poner la paellera en el fuego, y si no puede ser al fuego de leña, utilizar gas.

Poner el aceite en el centro de la paellera, y la sal por las esquinas para que no se queme. Cuando esté a punto, empezar a sofreír el pollo previamente salado, e ir dando vueltas hasta que la carne esté dorada. Colocar el pollo por los lados de la paella, y echar el conejo previamente salado en el centro. Cuando esté a media cocción, añadir los hígados partidos en trozos y mezclar todas las carnes. Cocer hasta que estén doradas. Añadir las judías verdes planas cortadas a trozos, y las alcachofas. Rectificar de sal.

Separar la carne y la verdura por los lados de la paella, y dejar un hueco en medio, añadir el tomate rallado, y sofreír a fuego medio. Añadir el pimentón cuidando de que no se queme, porque se amargaría.

Echar agua hasta pasar los remaches de las asas de la paella, el azafrán, y una ramita de romero, y dejamos hervir a fuego vivo hasta que el líquido se reduzca a la mitad, unos 20 a 25 minutos. Rectificar de sal si es necesario.

Una vez que se haya reducido, echar el florroz y dejar cocer hasta que quede seco.

*Nota: También nos puede quedar «socarrat», que es como se conoce al arroz que se queda agarrado y quemado en el fondo de la paella al final de la cocción.

Importante: no remover el florroz mientras se está cocinando.

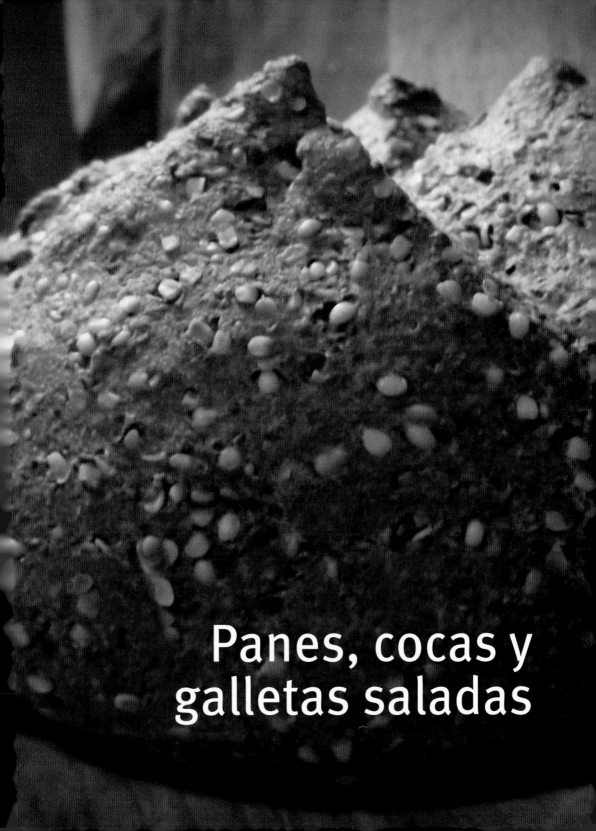

Panes, cocas y
galletas saladas

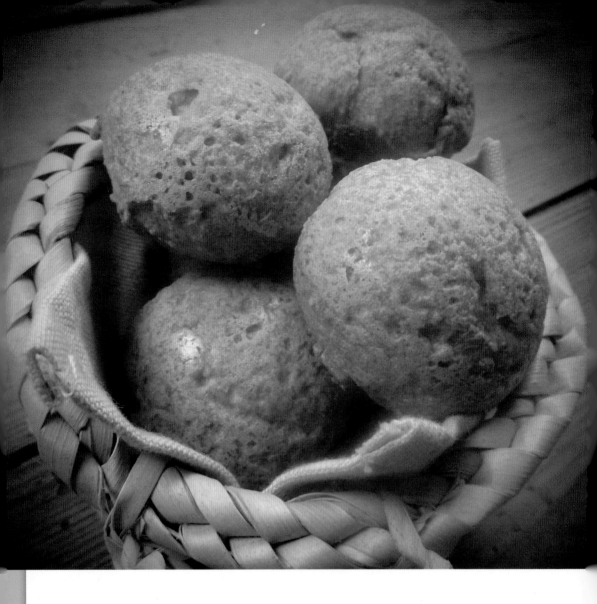

PANECILLOS DE SEMILLAS
DE LINO

DATOS NUTRICIONALES PARA 1 PANECILLO						
GRASA		PROTEÍNA		CARBOS		CALORÍAS TOTALES	CALORÍAS DE GRASA
7 g	80 %	3 g	15 %	1 g	5 %	79	63

Estos panecillos los podréis utilizar de múltiples maneras, y son muy fáciles de elaborar. Se pueden congelar muy bien, y por esto recomiendo que hagáis más cantidad, para, de esta manera, siempre tenerlos a mano. Aunque os parezcan pequeños, veréis que con un solo panecillo os vais a quedar rápidamente satisfechos.

Son muy buenos untados con mantequilla, con vegetales, con queso, con cualquier encurtido, o simplemente solos. También son ideales para llevar al trabajo, tomar como tentempié, o para desayunar.

Muchos de vosotros, y sobre todo los puristas en nutrición, os preguntaréis por qué utilizo el lino en esta receta, dado que es sobradamente conocido que el lino pierde todas sus propiedades con la cocción, y lo sé. Pero a veces, cuando a un paciente se le restringe el consumo de pan, y sobre todo para la transición de una dieta estándar a una dieta cetogénica, esta receta le va a ayudar mucho.

Así que si pongo en una balanza «lino no cocinado *vs* lino cocinado», en esta ocasión gana el cocinado, y lo digo por experiencia propia. A veces es mucho más importante el placer… seguro que los vais a disfrutar… ¿Con un buen jamón ibérico por ejemplo?

¡Ánimo y manos a la masa!

.... INGREDIENTES: 8 PANECILLOS ....

- ❀ 15 g de aceite de coco
- ❀ 70 g de semillas de lino molidas
- ❀ 25 g de agua a temperatura ambiente
- ❀ 65 g de huevo batido
- ❀ ¼ de cucharadita de levadura de pastelería
- ❀ ¼ de cucharadita de sal marina

.... ELABORACIÓN ....

Precalentar el horno a 180 °C.

En un bol poner las semillas de lino, la levadura, la sal y mezclar bien.

En otro bol mezclar el aceite, el agua y los huevos. Añadir esta mezcla a las semillas molidas.

Mezclar bien y dejar reposar unos 10 minutos.

Con la ayuda de las cucharillas medidoras, rellenar un molde de silicona que tenga 8 huecos.

Hornear durante 20 minutos, retirar y dejar enfriar sobre una rejilla.

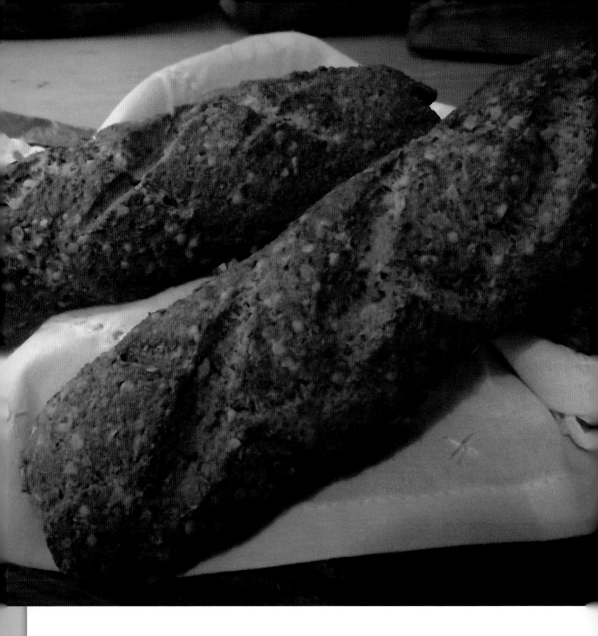

MINIBAGUETTES CETO

DATOS NUTRICIONALES PARA 1 MINI-BAGUETTE						
GRASA		PROTEÍNA		CARBOS		CALORÍAS TOTALES	CALORÍAS DE GRASA
21 g	75 %	13 g	20 %	3 g	5 %	253	189

Uno de los mayores problemas para las personas que empiezan con un estilo de vida cetogénico es el de no poder consumir pan.

Os presento una versión cetogénica de la famosa *baguette* francesa.

La palabra *baguette* significa «palo» o «barra», y los franceses la incorporaron al vocabulario de los panaderos.

Para esta receta he utilizado ingredientes cetogénicamente permitidos, en sustitución de la harina de trigo que se utiliza para la elaboración de las *baguettes*.

Una vez horneadas las *baguettes,* se pueden congelar perfectamente o utilizar como pequeño bocadillo para el desayuno, acompañado de queso, de embutidos, de patés, de tortillas,… o en cualquier otra ocasión.

· · · · · · · · · · · · INGREDIENTES: 3 mini-*baguettes* · · · · · · · · · · · ·

- ❁ 35 g de semillas de cáñamo
- ❁ 25 g de almendra molida
- ❁ 20 g de semilla de lino dorado recién molido
- ❁ 20 g de harina de coco
- ❁ ½ cucharadita de sal marina

- ❁ 5 g de levadura deshidratada sin gluten
- ❁ 10 g de Psyllium
- ❁ 1 huevo + 2 claras de huevo
- ❁ 15 g de aceite de oliva
- ❁ 5 g de vinagre de manzana
- ❁ 60 g de agua caliente

· · · · · · · · · · · · · · · · · ELABORACIÓN: · · · · · · · · · · · · · · · · · ·

Precalentar el horno a 170°.

En un bol, mezclar todos los ingredientes secos. Una vez estén bien integrados, añadir el huevo, y las claras previamente batidas a punto de nieve, el aceite de coco, y el vinagre de manzana. Volver a mezclar con movimientos envolventes, y a continuación echar el agua caliente.

Mezclar hasta obtener una masa que se pueda trabajar con las manos. Si os queda un poco pegajosa, poner un poco de aceite de oliva en vuestras manos.

Repartir la masa en tres partes y formar las *baguettes*.

Colocar las *baguettes* en una bandeja de horno sobre papel sulfurado o silpat, y con la ayuda de una espátula, hacer unos cortes en forma de cruz para darle un bonito aspecto.

Hornear durante 45 minutos.

Sacar y dejar enfriar encima de una rejilla.

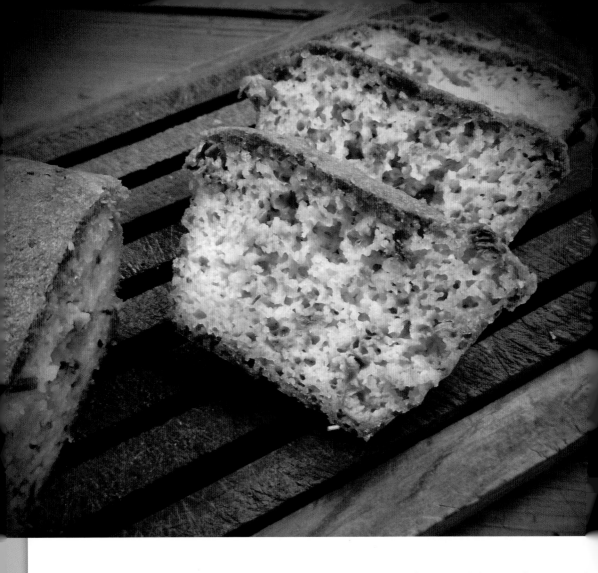

PAN DE MOLDE DE TOMATES SECOS CON ALCAPARRAS Y HIERBAS PROVENZALES

DATOS NUTRICIONALES POR UNA PORCIÓN DE 100g							
GRASA		PROTEÍNA		CARBOS		CALORÍAS TOTALES	CALORÍAS-GRASA
33 g	81 %	13 g	14 %	5 g	5 %	369	297

Esta es una versión cetogénica de pan de molde. Suave, gustoso, original, e ideal para tomar en cualquier ocasión, como aperitivo, como base para canapés, tostado y untado con mantequilla aromatizada, con aceite de oliva, tapenade, anchoas, queso, etc.

Recomiendo una rebanada de este pan de molde con jamón ibérico recién cortado. ¡¡¡Excelente!!!

Este pan de molde se puede congelar perfectamente, pero para esto hay que esperar que esté muy frío y luego cortar las rebanadas a la medida deseada. Lo pondremos dentro de bolsas pequeñas, especiales para congelación. El resultado es muy bueno, porque las rebanadas se pueden separar con facilidad según la cantidad que se necesite en cada momento.

...... INGREDIENTES: para dos moldes de 15cm x 6cm ......

- ❀ 100 g de almendra molida
- ❀ 2 huevos
- ❀ 10 g de levadura de pastelería
- ❀ 50 g de queso Gruyère Suizo rallado
- ❀ 50 g de aceite de coco o aceite de oliva

- ❀ 50 g de crema de almendra para cocinar (en su lugar crema de coco)
- ❀ 20 g de alcaparras
- ❀ 20 g de tomates secos
- ❀ 1 cucharadita de hierbas provenzales secas
- ❀ 1/2 cucharadita de pimienta negra
- ❀ 1 cucharadita de sal marina

.... ELABORACIÓN: ....

Precalentar el horno a 180 °C.

En un bol mezclar la harina de almendra junto a la levadura.

En otro bol mezclar con un batidor de varillas eléctrico la crema de almendra, los huevos, el aceite, la sal y la pimienta.

Echar esta mezcla a la harina de almendra y mezclar con cuidado.

Picar los tomates y las alcaparras, rallar el queso Gruyère, y añadir todo a la mezcla.

Una vez todo mezclado, verter la preparación en dos moldes de 15 x 6, previamente untados con aceite de coco.

Introducir en el horno, en la bandeja o rejilla del medio, y hornear durante 35 minutos.

Antes de desmoldar y cortar el pan de molde, hay que dejar enfriar completamente sobre una rejilla.

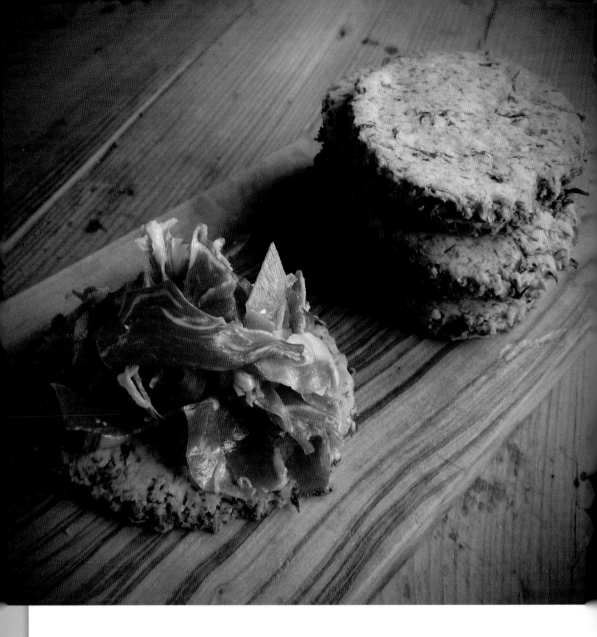

GALLETAS DE ESPINACAS

DATOS NUTRICIONALES PARA 1 GALLETA						
GRASA		PROTEÍNA		CARBOS		CALORÍAS TOTALES	CALORÍAS DE GRASA
7 g	84 %	2 g	11 %	1 g	5 %	75	63

Estas galletas de espinacas cetogénicas, de un bonito color verde, son ideales para acompañar embutidos, quesos, salazones o, simplemente, para tomar solas.

La harina de coco y el psyllium son un buen sustituto del gluten, por la capacidad que tienen de absorber los líquidos, lo que nos ayudará a compactar la masa.

Sería bueno tener estas galletas en nuestra despensa, para poder consumirlas como un tentempié, en cualquier momento de sensación de hambre.

Estas galletas son ricas en fibra, hierro y proteínas vegetales.

Aconsejo conservar las galletas en tarros de cristal.

· · · · · · · · · · · · · · INGREDIENTES: 18 galletas · · · · · · · · · · · · · ·

- ❀ 150 g de espinacas congeladas
- ❀ 75 g de almendra molida
- ❀ 50 g de harina de coco
- ❀ 10 g de psyllium
- ❀ 70 g de mantequilla ecológica
- ❀ 30 g de queso de cabra curado rallado
- ❀ 1/4 de cucharadita de tomillo seco
- ❀ 1/2 cucharadita de sal marina

· · · · · · · · · · · · · · · · · ELABORACIÓN: · · · · · · · · · · · · · · · · · ·

Precalentar el horno a 170 °C.

Descongelar las espinacas y escurrir todo el agua que puedan tener. Triturarlas con un procesador de alimentos hasta obtener una crema y reservarla.

En un bol, mezclar la almendra molida, la harina de coco, el psyllium, el queso de cabra rallado, el tomillo y la sal.

Una vez bien mezclado, agregar las espinacas junto a la mantequilla a temperatura ambiente, y amasar con las manos hasta obtener una masa homogénea, suave y firme.

Utilizar un Silpat, y colocar la masa con un papel sulfurizado especial de horno por encima, y con un rodillo iremos estirando la masa hasta obtener un grosor de 3 mm. Sacar el papel de la parte superior, y con la ayuda de un cortapastas, ir formando las galletas e irlas colocando en la bandeja del horno. Volver a formar una bola con el resto, para empezar otra vez a estirar y formar más galletas. Y así hasta terminar la masa, y formar las 18 galletas.

Hornear durante 20 minutos. Dejar enfriar las galletas encima de una rejilla, y guardar en un tarro de cristal.

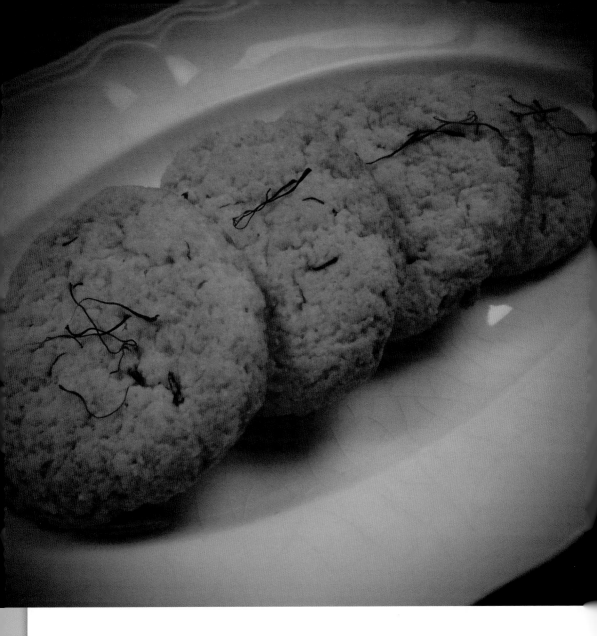

GALLETAS DE AZAFRÁN

DATOS NUTRICIONALES PARA 1 GALLETA						
GRASA		PROTEÍNA		CARBOS		CALORÍAS TOTALES	CALORÍAS DE GRASA
8 g	86 %	2 g	9 %	1 g	5 %	84	72

Deliciosa y especial galleta que no os va a dejar sin apreciación. Mezcla de gustos salados y dulces, con el sabor intenso del azafrán, un tesoro de especia, y tan utilizado en nuestra cultura gastronómica.

La almendra molida la uso en sustitución de la harina de trigo, y el Erythritol en sustitución del azúcar. Es ideal para tomar sola, pero os recomiendo tomarlas junto a un paté, y es extraordinaria con sobrasada.

Si las tenéis que almacenar, utilizad un tarro de cristal.

Una perfecta galleta cetogénica.

·········· INGREDIENTES: 12 galletas de 20g ··········

- 🌸 60 g de mantequilla
- 🌸 40 g de Erythritol
- 🌸 50 g de huevo batido
- 🌸 30 hebras de azafrán
- 🌸 1 cucharada sopera de agua caliente

- 🌸 2 g de ralladura de naranja
- 🌸 100 g de almendra molida cruda sin piel
- 🌸 ½ cucharadita de goma xantana
- 🌸 1 cucharadita de levadura pastelera sin gluten
- 🌸 ¼ de cucharadita de sal marina

················· ELABORACIÓN: ·················

Precalentar el horno a 180 °C.

Poner las hebras de azafrán a infusionar con el agua caliente.

Mezclar bien la almendra con la goma xantana, la levadura y la sal.

Con el robot de varillas batir la mantequilla pomada junto el Erythritol hasta obtener una crema. Añadir el huevo batido, el azafrán junto el agua, y la ralladura de naranja, y batir.

Incorporar la mezcla de harina de almendra y trabajar hasta obtener una masa.

Formar las galletas a partir de bolitas de unos 20 g cada una y colocar encima de papel de horno o silpat, y aplastar con la mano para dar forma de galleta.

Hornear durante 12 minutos. Sacar del horno y dejar enfriar sobre una rejilla antes de consumirlas.

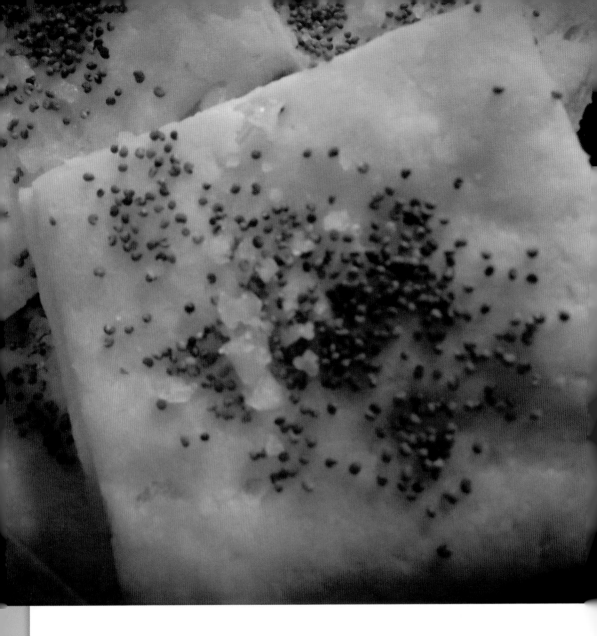

GALLETAS SALADAS

DATOS NUTRICIONALES PARA 1 GALLETA						
GRASA		PROTEÍNA		CARBOS		CALORÍAS TOTALES	CALORÍAS DE GRASA
6 g	75 %	4 g	22 %	0,5 g	3 %	72	54

Estas galletas saladas cetogénicas deberían formar parte de la despensa de las personas que practican la dieta cetogénica, muy fáciles de elaborar y muy apetitosas. Son ideales como aperitivo, para acompañar con queso, embutidos, patés etc… unas galletas saladas deliciosas para picotear a cualquier hora del día.

- ❀ 30 g de almendra cruda molida sin piel
- ❀ 30 g de avellanas tostadas, sin piel, y trituradas
- ❀ 60 g de nueces de macadamia trituradas
- ❀ 40 g de clara de huevo
- ❀ 30 g de aceite de oliva extra virgen
- ❀ 20 g de escalonia finamente picada
- ❀ 5 g de semilla de amapola
- ❀ Un pellizco de orégano
- ❀ Pimienta de cayena (opcional)
- ❀ Sal marina gruesa

· ELABORACIÓN: ·

En un bol mezclar la almendra, las avellanas, las nueces de macadamia, la clara de huevo, el orégano, el aceite de oliva y la escalonia.

Amasar hasta formar una bola.

Disponer la masa encima de un papel de horno, y estirar con la ayuda de una espátula, o con los dedos, hasta obtener un rectángulo de 25 cm x 20 cm.

Con el cortapizza ir marcando las galletas (20 en total), para así poder separarlas una vez hechas.

Espolvorear con las semillas de amapola, sal gruesa y, si os gusta el picante, con un poco de pimienta de cayena.

Hornear a 170 °C durante 15 minutos.

Dejar enfriar totalmente encima de una rejilla antes de almacenar en un tarro de cristal.

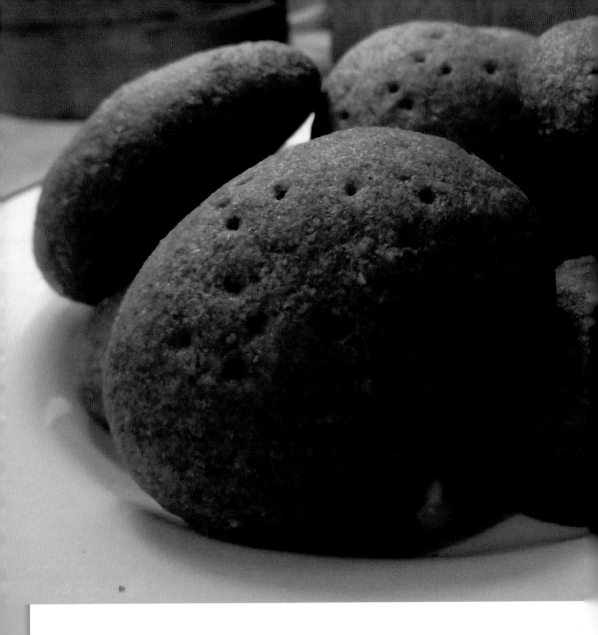

GALLETAS DE INCA O DE ACEITE

DATOS NUTRICIONALES PARA 1 GALLETA						
GRASA		PROTEÍNA		CARBOS		CALORÍAS TOTALES	CALORÍAS DE GRASA
8 g	86 %	2 g	9 %	1 g	5 %	84	72

Las galletas de Inca, también llamadas de aceite, son típicas de Mallorca. Se conocen con este nombre en referencia a Inca, el pueblo de origen.

La receta que os presento es una adaptación para la cocina cetogénica. He sustituido la harina de trigo por harina de almendra, pero, al no tener gluten, he utilizado el Psyllium y clara de huevo para que la masa suba y quede compacta.

Estas galletas se pueden partir por la mitad, y se pueden comer con queso, sobrasada, paté de aceituna, anchoas, sardinas en aceite, paté de cerdo, embutido, etc., o simplemente con un trozo de tomate, aceite de oliva y un poco de sal.

Son estupendas para un picoteo. Excelentes!!

· · · · · · · · · · · · · · · INGREDIENTES: 10 galletas · · · · · · · · · · · · · · ·

- ❀ 50 g de almendra molida
- ❀ 25 g de manteca de cerdo
- ❀ 25 g de aceite de oliva extra virgen
- ❀ 50 g de clara de huevo
- ❀ 10 g de Psyllium (molido muy fino)
- ❀ 15 g de levadura fresca
- ❀ 50 g de agua tibia
- ❀ Un pellizco de sal marina

· · · · · · · · · · · · · · · · · · · ELABORACIÓN: · · · · · · · · · · · · · · · · · · ·

Precalentar el horno a 180 °C.

Mezclar la levadura fresca con el agua tibia.

En un bol grande poner los ingredientes secos, y mezclar con un batidor de varillas eléctrico,. Una vez mezclados, añadir la clara de huevo, y volver a mezclar. Finalmente, añadir la levadura deshecha con el agua tibia y el pellizco de sal, y mezclar otra vez hasta formar la masa que dejaremos reposar durante 5 minutos para poder manipularla.

Dividir la masa en diez partes iguales, y formar las galletas poniéndolas encima de una bandeja de horno con papel de horno. Con un tenedor, pinchar las galletas para que queden unos pequeños agujeros de decoración.

Hornear 30 minutos. Dejar enfriar encima de una rejilla. Almacenar siempre en tarros de cristal.

TOSTAS CRUJIENTES DE BEICON

DATOS NUTRICIONALES PARA 1 TOSTA						
GRASA		PROTEÍNA		CARBOS		CALORÍAS TOTALES	CALORÍAS DE GRASA
4 g	86 %	1,50 g	14 %	0 g	0 %	42	36

¿A quién no le gusta el beicon? ¿Y cuántas veces nos lo hemos prohibido porque nos han inculcado que no es saludable? Pero esto no quiere decir que se pueda consumir a diario como muchos de los seguidores de la dieta cetogénica dicen… He visto, y veo, muchos errores que se cometen con la cetogénica, e insisto otra vez: siempre bajo control médico, y como todo hay que ser moderado.

Si nunca habéis probado este delicioso bocado, os animo a cocinarlo. Elaborar estas tostas crujientes de beicon es más fácil de lo que pensáis. En muchas recetas, sobre todo en Estados Unidos, utilizan un poco de agua para cocinarlo, pero es que su beicon tiene un alto contenido de grasa. El que se consume en España es mucho más curado, y no hace falta utilizar el agua.

Podéis usar las tostas de diferentes maneras, tales como: aperitivos, elaboración de pinchos, con huevos fritos, con huevos revueltos, acompañando a ensaladas, con aguacate, etc. No olvidéis de escoger un beicon de calidad, y a poder ser ecológico.

INGREDIENTES: 20 tostas

❀ 20 lonchas de beicon de aproximadamente 10 g cada una

ELABORACIÓN:

Precalentar el horno a 200 °C.

En una bandeja de horno poner papel sulfurizado o un Silpat.

Colocar las lonchas de beicon una al lado de la otra, sin que lleguen a tocarse.

Hornear entre 15 y 20 minutos, o hasta que el beicon esté dorado. Retirar del horno, y poner el beicon encima de papel absorbente, para que suelte el exceso de grasa y queden lo más crujientes posible.

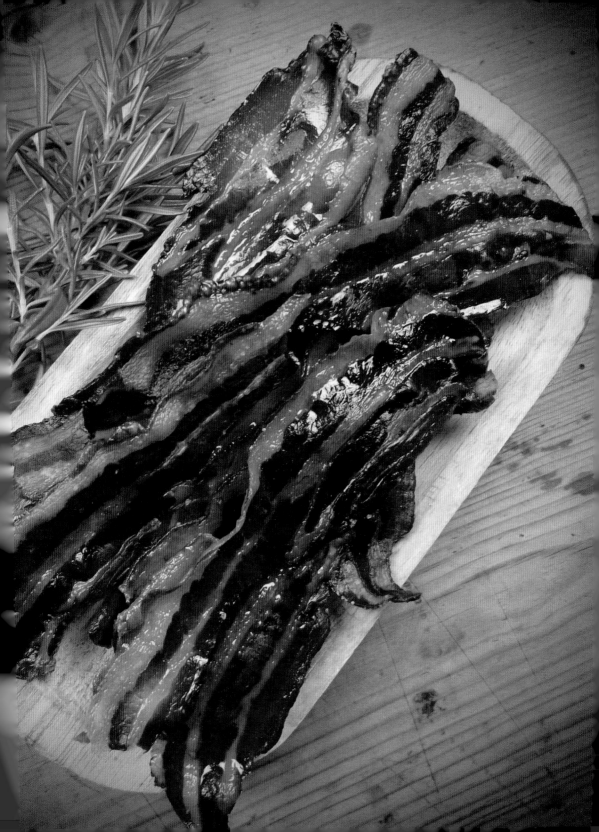

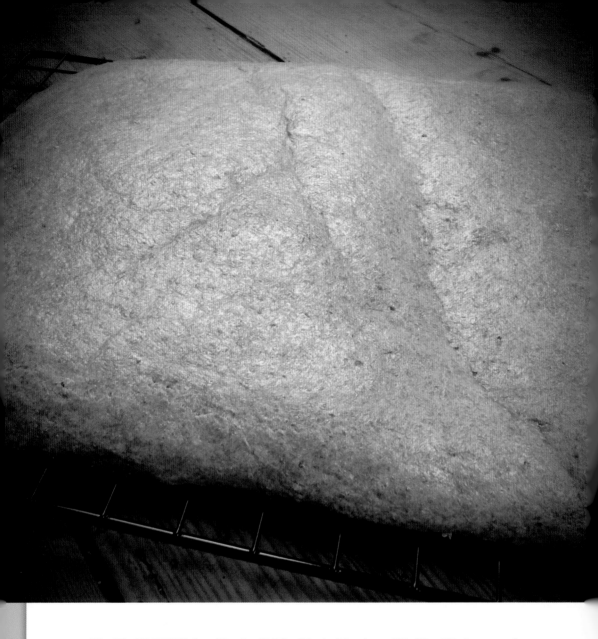

RECETA BASE PARA COCA - 1

DATOS NUTRICIONALES PARA 1 PORCIÓN							
GRASA		PROTEÍNA		CARBOS		CALORÍAS TOTALES	CALORÍAS DE GRASA
18 g	84 %	8 g	16 %	<1 g	0 %	194	162

La coca se elabora y consume en las Islas Baleares, la Comunidad de Valencia, en Cataluña, en Aragón, y en Andorra.

El término *coca* es originario del latín *cocta*.

Se dice que la coca se ideó gracias al resto de masa de pan que no había subido, y que se cocía plano y fino, tanto dulce como salado, cubierto con diferentes ingredientes, y que según cada región tenía diferentes tipos de guarnición, como el pescado, la carne, las verduras, las frutas, etc.

La receta de masa base para coca que os presento es una versión cetogénica, es decir, sin harina de trigo. A partir de aquí, podéis poner los ingredientes deseados por encima siempre que estén permitidos en la cocina cetogénica. Ideal para fiestas!! Se puede comer tanto fría como caliente, exquisita de las dos maneras.

*Nota: Esta base es ideal para sustituir el pan de molde de miga para sándwich, cortado a la medida deseada.

. . . . **INGREDIENTES: Para 1 coca de 25cm x 35cm (10 porciones)** . . . .

- ❀ 1/2 taza de agua
- ❀ 50 g de manteca de cerdo (a temperatura ambiente), o en su lugar aceite de oliva
- ❀ 1 cucharada de café de sal marina
- ❀ 10 g de levadura biológica para pastelería
- ❀ 250 g de huevos (bien batidos)
- ❀ 250 g de semillas de lino dorado recién molidas

. . . . **ELABORACIÓN:** . . . .

Precalentar el horno a 180 °C.

En un bol, poner las semillas de lino, la levadura, la sal y mezclar bien.

Añadir a esta mezcla, la manteca de cerdo, el agua, y los huevos bien batidos. Mezclar y dejar reposar unos 10 minutos.

Poner papel sulfurado en una bandeja de horno, y extender la masa, dando la forma de coca de 25cm x 35cm. Tiene que quedar una base fina.

Introducirla en el horno, en la parte central, y hornear durante 25 minutos.

Sacar del horno, y poner los ingredientes deseados por encima. El tiempo de cocción dependerá del tipo de alimento.

RECETA BASE PARA COCA - 2

DATOS NUTRICIONALES PARA 1 PORCIÓN							
GRASA		PROTEÍNA		CARBOS		CALORÍAS TOTALES	CALORÍAS DE GRASA
6 g	69 %	5 g	26 %	1 g	5 %	78	54

Base para coca elaborada con un ingrediente principal como la coliflor. Es muy importante seguir la receta, y respetar el secado del Florroz para obtener un resultado que os sorprenderá.

Como en la anterior base, los ingredientes que se utilizan para cubrir la coca, pueden ser los que más os apetezca, siempre y cuando estén permitidos en la dieta cetogénica.

La coca se puede comer tanto fría como caliente.

. . . . INGREDIENTES: Para 1 coca de 25cm x 35cm (10 porciones) . . . .

- 360 g de florroz
- 140 g de queso de queso de Mahón semicurado rallado
- 100 g de huevo batido

. . . . ELABORACIÓN: . . . .

Poner el florroz en una sartén a fuego medio e ir dando vueltas con una cuchara de madera hasta que elimine toda el agua, y quede seco con un ligero color tostado. Reservar y dejar enfriar.

En un bol poner el florroz, el queso rallado y el huevo batido.

Mezclar hasta obtener una masa homogénea, que no resulte pegajosa.

Cubrir una bandeja de horno con papel sulfurado para horno, y extender la masa con la mano hasta obtener la base de coca.

Hornear a 200 °C durante 20 minutos.

*Nota: Se puede sustituir el queso Mahón por queso de cabra curado.

COCA DE FERIA DE ONTINYENT

DATOS NUTRICIONALES PARA 1 PORCIÓN						
GRASA		PROTEÍNA		CARBOS		CALORÍAS TOTALES	CALORÍAS DE GRASA
37 g	76 %	23 g	21 %	3 g	3 %	437	333

Ontinyent es un municipio de la comunidad valenciana. Esta coca salada es la estrella gastronómica de la feria de este municipio que se celebra a mediados de noviembre, aunque hoy en día se puede consumir durante todo el año.

La base de coca que utilizaremos en esta versión cetogénica puede ser tanto la base 1 como la base 2, tal como os he explicado en la introducción de las cocas.

La coca de feria de Ontinyent es a base de carnes como la longaniza cruda, la morcilla, la cabeza de lomo y tocino magro, además de verduras como la alcachofa y las setas. En este caso níscalos, que en Ontinyent se llaman «Pebrasso». Claro está que podéis utilizar otro tipo de seta dependiendo del lugar que viváis y de las que tengáis a vuestro alcance.

Esta coca es excelente para un día de fiesta. Es una receta de antaño que no se debería olvidar, y que es perfectamente adaptable a la dieta cetogénica.

· · · · · · · · · · INGREDIENTES: 1 coca (6 porciones) · · · · · · · · · ·

- ❀ 6 salchichas de cerdo crudas
- ❀ 6 morcillas de tamaño pequeño
- ❀ 150 g de cabeza de lomo
- ❀ 150 g de tocino magro
- ❀ 150 g de alcachofas
- ❀ 6 níscalos (robellón)
- ❀ Un poco de aceite
- ❀ Pimienta y sal marina

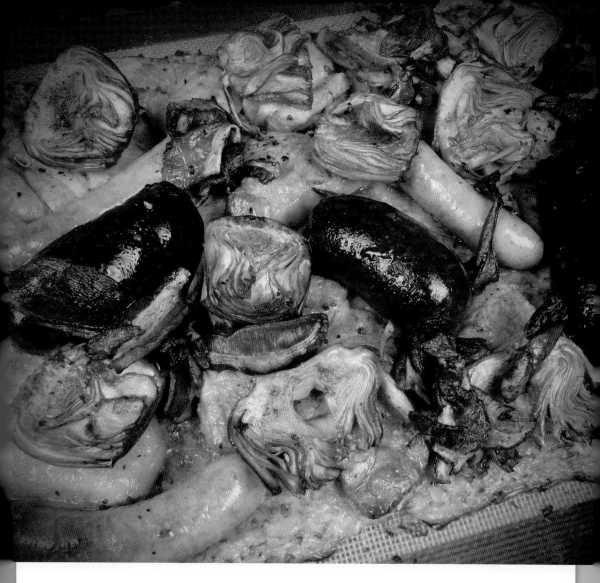

Elegir la masa de coca que más os guste y hornear siguiendo los tiempos y la temperatura de la receta escogida.

Mientras se hornea la base de coca, asar las carnes en una sartén con un poco de aceite y reservar. Con el resto del aceite que haya quedado, asar las verduras, y los níscalos. Sazonar al gusto. Una vez la coca esté hecha, sacar del horno, y colocar por encima las carnes y las verduras, para hornear otra vez durante 10 minutos.

*Nota: Los valores nutricionales solo son para las carnes y las verduras. No está contabilizada la base de coca.

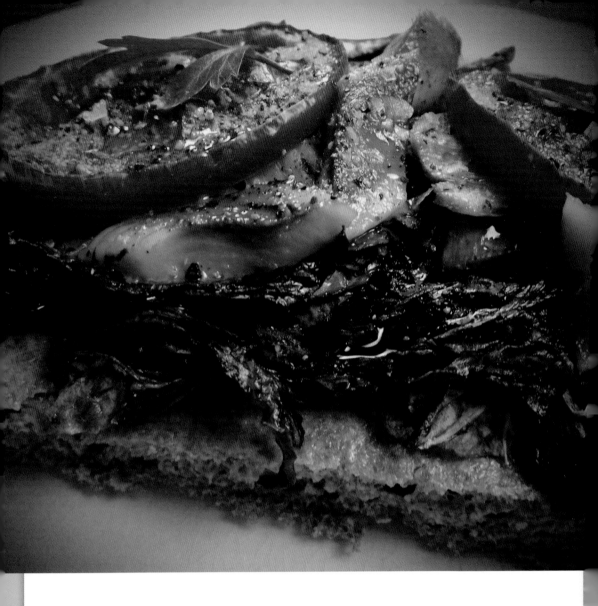

COCA MALLORQUINA
DE VERDURAS Y ARENQUES

DATOS NUTRICIONALES PARA 1 PORCIÓN						
GRASA		PROTEÍNA		CARBOS		CALORÍAS TOTALES	CALORÍAS DE GRASA
24 g	76 %	12 g	17 %	5 g	7 %	282	216

Las diferentes variedades de cocas mallorquinas son numerosas y extraordinarias. Preparadas con pimientos asados, pimientos verdes aliñados, cebollas, tomates, ajos, perejil, espinacas, acelgas, pescado, carne, sobrasada, dulces con frutas, etc.

Esta receta es una de mis favoritas, porque la mezcla del arenque salado en combinación con las acelgas, la cebolla y el tomate la convierte en un bocado exquisito.

Es de muy fácil elaboración, y con ingredientes aptos para la cocina cetogénica*.

.... INGREDIENTES: 8 porciones ....

- ❀ 400 g de acelgas troceadas
- ❀ 200 g de cebolleta
- ❀ 10 g de perejil
- ❀ 10 g de ajos laminados
- ❀ 300 g de tomates rojos, tipo pera, en rodajas
- ❀ 4 filetes de arenques, o en su lugar filetes de sardinas ahumadas
- ❀ 30 g de aceite de oliva virgen extra
- ❀ Pimentón dulce
- ❀ 1 coca base 1
- ❀ Sal marina

.... ELABORACIÓN: ....

Cocinar la masa de la coca 1, siguiendo la receta de la página 290.

Cortar las acelgas en trozos pequeños, la cebolla en juliana, el perejil picado y los ajos laminados.

En un bol grande poner las acelgas con un poco de sal, mezclar y apretar con las manos para que se ablanden. Añadir la cebolla y proceder de la misma manera. Añadir el perejil, los ajos laminados, el pimentón, el aceite de oliva y mezclar.

Esparcir las verduras por encima de la base de coca ya cocinada, colocar los tomates cortados a rodajas por encima, intercalándolos con los arenques cortados a trozos. Hornear a 180 °C durante 30 minutos.

*Nota: Si no os gusta el arenque, se puede sustituir por boquerones, o simplemente se puede omitir el pescado y usar solo las verduras.

MINICOCA MALLORQUINA DE TREMPÓ

DATOS NUTRICIONALES PARA 1 PORCIÓN						
GRASA		PROTEÍNA		CARBOS		CALORÍAS TOTALES	CALORÍAS DE GRASA
9 g	84 %	3 g	12 %	1 g	4 %	97	81

El Trempó es una ensalada típica de la gastronomía de Mallorca que se prepara con cebolleta, tomate y pimiento blanco, que es un tipo de pimiento que se parece al verde italiano y que es muy característico de la zona. Esta receta es una de las más típicas de Mallorca, y en todos los hornos y panaderías de la isla preparan esta exquisita coca de Trempó.

Esta coca se prepara normalmente con harina blanca, aceite, manteca de cerdo, agua y sal. La receta que os presento es una adaptación totalmente cetogénica, ya que la base que utilizo es la de coliflor. En la receta original las verduras se hornean al mismo tiempo que la masa base. En mi receta cetogénica primero aso las verduras al horno, para después colocarlas encima de la base de coca de coliflor previamente horneada. Ideal para ofrecer a los invitados en un día de fiesta. Espero que os animéis a probarla, porque es una auténtica delicia.

········· INGREDIENTES: 1 coca (24 mini porciones) ·········

- ❀ 1 base de coca de coliflor
- ❀ 150 g de pimiento blanco (en su lugar pimiento verde italiano)
- ❀ 150 g de cebolleta
- ❀ 250 g de tomates maduros tipo pera
- ❀ 5 g de ajo picado
- ❀ 5 g de perejil picado
- ❀ 2 cucharaditas de café de pimentón dulce
- ❀ Pimienta y sal marina

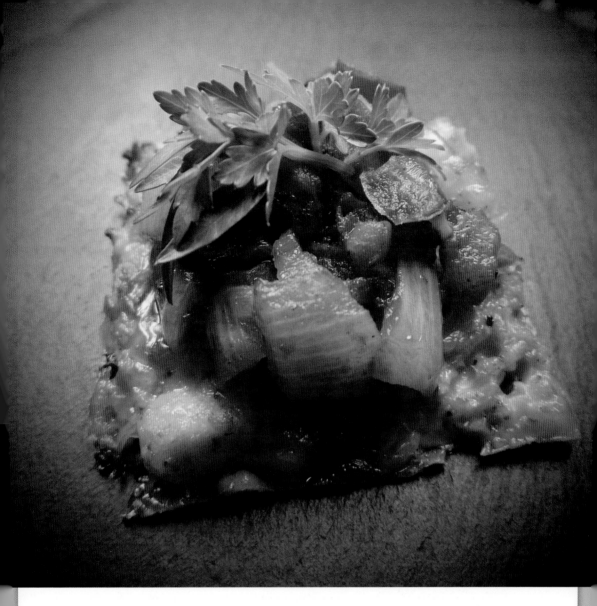

Hornear la base de coca de coliflor siguiendo la elaboración y tiempo de horneado expuesta en la receta.

Cortar todas las verduras en dados muy pequeños, mezclar en un bol junto el ajo picado, el perejil picado, el pimentón dulce, el aceite de oliva, la sal y la pimienta. Asar en una bandeja de horno a 180 °C, hasta que las verduras estén hechas, y cojan un bonito color dorado.

Repartir las verduras por encima de la base de coca y hornear unos diez minutos a 180 °C. Dejar enfriar antes de cortar las 24 porciones.

PANECILLOS DE HARINA DE COCO Y LINO

DATOS NUTRICIONALES PARA 1 PANECILLO							
GRASA		PROTEÍNA		CARBOS		CALORÍAS TOTALES	CALORÍAS DE GRASA
11 g	83 %	4 g	14 %	1 g	3 %	119	99

．．．．．．．．．．．．．．．．． INGREDIENTES: 12 panecillos ．．．．．．．．．．．．．．

- ❀ 50 g de harina de coco
- ❀ 40 g de semillas de lino molido
- ❀ 35 g de psyllium
- ❀ 10 g de levadura de pastelería sin gluten
- ❀ ¼ de cucharadita de café de sal marina
- ❀ 5 huevos medianos
- ❀ 75 g de ghee
- ❀ 50 g de agua tibia
- ❀ Un poco de aceite de coco

．．．．．．．．．．．．．．．．．．．．．． ELABORACIÓN: ．．．．．．．．．．．．．．．．．．．．

En un bol mezclar todos los ingredientes secos. En otro recipiente poner los huevos, y mezclar con un robot de varillas eléctrico, seguidamente el ghee deshecho al baño maría, mezclar bien y finalmente añadir el agua tibia. Una vez integrados añadir los alimentos secos y seguir mezclando hasta formar una masa. Untar nuestra manos con aceite de coco para poder trabajar bien la masa y no se nos pegue en los dedos.

Dividir la masa en doce partes iguales formando panecillos individuales y colocarlos en una bandeja de horno con un Silpat o papel de horno y hornear a 180 °C durante 35 minutos. Dejar enfriar encima de una rejilla antes de consumir. Se pueden congelar.

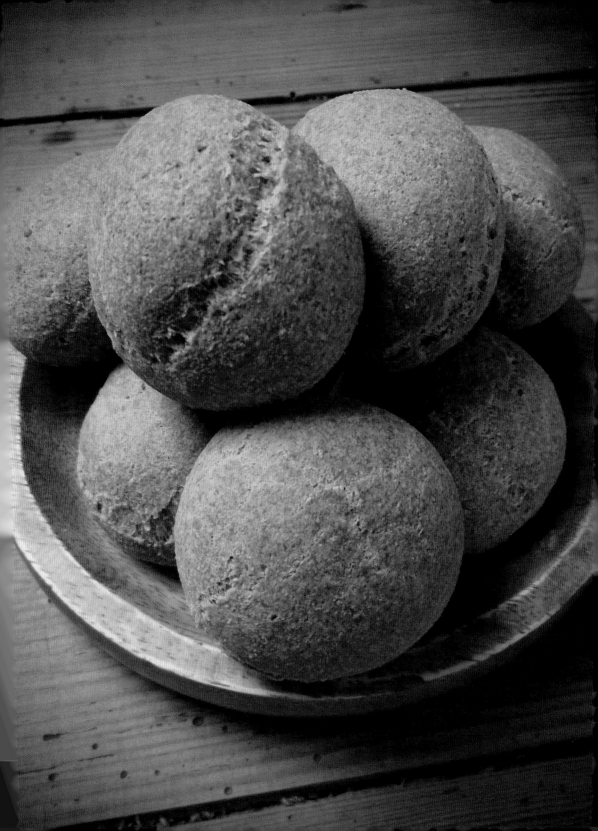

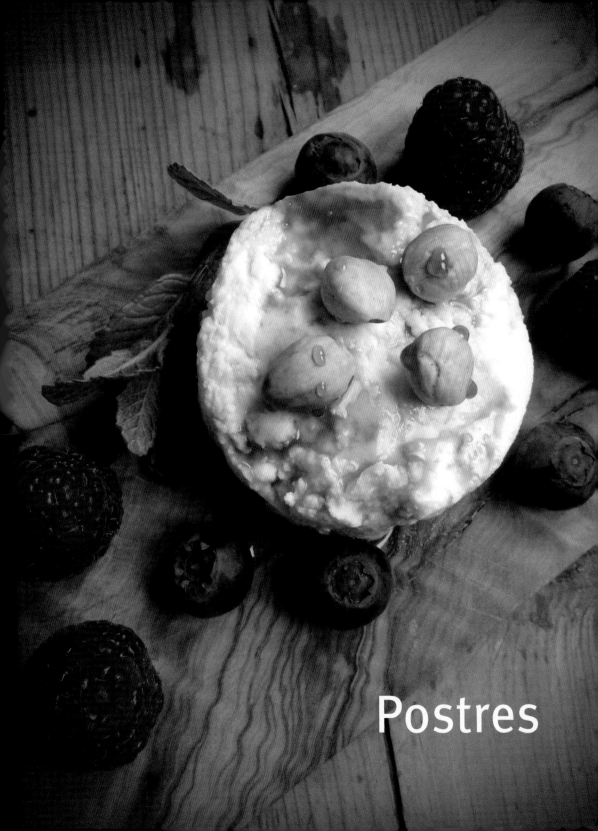

Postres

PASTEL DE CHOCOLATE

						DATOS NUTRICIONALES PARA 1 PERSONA	
GRASA		PROTEÍNA		CARBOS		CALORÍAS TOTALES	CALORÍAS DE GRASA
25 g	84 %	7 g	10 %	4 g	6 %	269	225

Este pastel de chocolate es sencillo y delicioso, y el resultado es muy ligero y esponjoso.

Ideal para amantes del chocolate, e increíblemente fácil de hacer. Perfecto para un postre cetogénico y que va a sorprender a los comensales que no están familiarizados con la cocina libre de harinas como la cetogénica. Podéis sustituir la mantequilla por el ghee.

· · · · · · · · · · **INGREDIENTES: 1 pastel (10 porciones)** · · · · · · · · · ·

- ❀ 4 huevos
- ❀ 125 g de almendra molida
- ❀ 125 g de chocolate, con un mínimo de 85 % de cacao
- ❀ 10 g de levadura ecológica para pastelería
- ❀ 125 g de mantequilla
- ❀ La ralladura de la piel de una naranja
- ❀ Cacao 100 % para espolvorear
- ❀ Frutos rojos para decorar

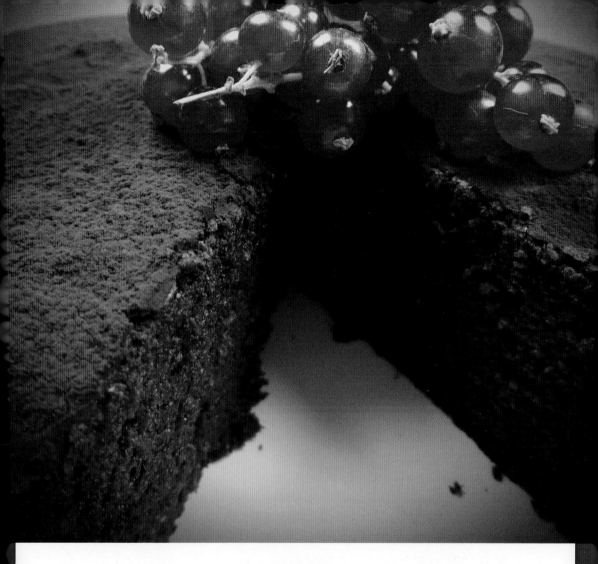

ELABORACIÓN:

Precalentar el horno a 170 °C.

Poner la mantequilla y el chocolate al baño maría, e ir mezclando con mucho cuidado hasta que estén los dos ingredientes bien integrados y deshechos.

Mezclar los huevos con la ayuda del batidor de varillas eléctrico, añadir la almendra, la levadura y la ralladura de naranja.

Cuando estos ingredientes estén bien mezclados, añadir con mucho cuidado el chocolate previamente mezclada con la mantequilla, y seguir mezclando.

Poner un poco de mantequilla en un molde, y echar la mezcla.

Lo ponemos en el horno 25 minutos. Dejar enfriar completamente.

Una vez frío, espolvorear con cacao, y decorar con frutos rojos.

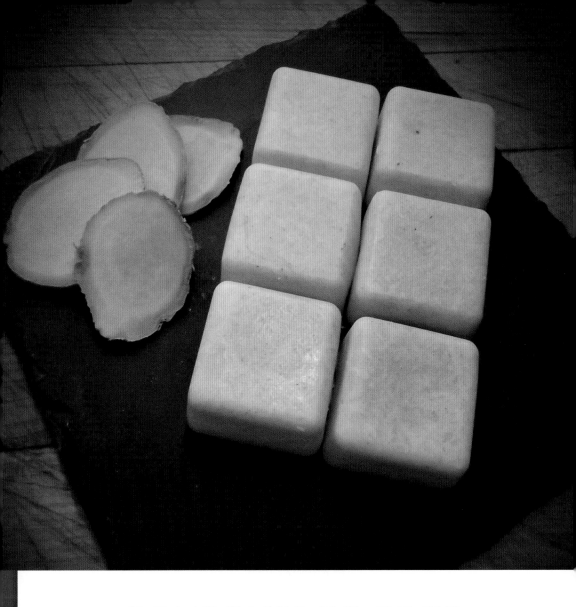

BOMBONES DE COCO
Y JENGIBRE

DATOS NUTRICIONALES PARA 1 BOMBÓN						
GRASA		PROTEÍNA		CARBOS		CALORÍAS TOTALES	CALORÍAS-GRASA
13 g	71 %	8 g	19 %	4 g	10 %	165	117

Este bombón es ideal para comer cuando aparece un antojo de azúcar o cuando tengáis sensación de hambre, sobre todo al principio de iniciar la dieta cetogénica, cuando se restringen los carbohidratos con alto índice glucémico.

Tanto la mantequilla de coco como el aceite de coco son grasas muy saludables que contienen triglicéridos de cadena media. Este pequeño tentempié será una buena forma de incrementar grasas a vuestra vida cetogénica, y sería ideal tenerlos siempre a mano. Son muy fáciles de elaborar y deliciosos.

Hay que tener en cuenta que los bombones se tendrán que almacenar en el frigorífico y en tarros de cristal.

INGREDIENTES: 10 bombones

- ❀ 75 g de mantequilla de coco
- ❀ 75 g de aceite de coco
- ❀ 25 g de coco rallado
- ❀ 5 g de Erythritol
- ❀ 1 g de jengibre en polvo

ELABORACIÓN:

En un bol, mezclar la mantequilla de coco y el aceite de coco junto el coco rallado, el jengibre en polvo y el Erythritol. Una vez bien mezclados, rellenar los moldes de silicona especiales para la elaboración de bombones, o moldes para elaborar hielo.

Poner el molde en el frigorífico durante 30 minutos como mínimo.

*Nota: El aceite de coco se solidifica por debajo de los 25 °C; por tanto, en invierno tendremos que ponerlo al baño maría para que quede líquido.

YOGUR GRIEGO CON AGUA DE AZAHAR

DATOS NUTRICIONALES PARA 1 PERSONA							
GRASA		PROTEÍNA		CARBOS		CALORÍAS TOTALES	CALORÍAS DE GRASA
11 g	71 %	4 g	12 %	6 g	17 %	139	99

El yogur griego es una versión más cremosa del yogur natural, al que se le ha eliminado la parte líquida de la leche, que es el suero, y por tanto queda eliminado una gran cantidad del azúcar que contiene (lactosa). Este proceso de filtrado cambia la textura y las propiedades nutricionales, sobre todo la cantidad de grasa y proteína que es mucho mayor que en un yogur normal, al mismo tiempo disminuyendo a menos de la mitad la cantidad de carbohidratos. Por esto aconsejo siempre a los practicantes de cetogénica, que si tienen que consumir yogur, que sea el griego.

El yogur griego es un alimento muy rico en probióticos y calcio, y una taza puede llegar a contener hasta un 18 %. En este postre combino el yogur con el agua de azahar, que es el producto que se obtiene a través de la destilación de la flor del naranjo amargo. Se trata de una flor con un aroma muy potente, y azahar significa «flor blanca» en árabe. Este agua, además de su utilización en preparaciones de postres, también tiene usos medicinales.

Esta receta la podríais considerar como un sorbete, así que podéis ver que la cetogénica tiene muchas alternativas.

. . . . **INGREDIENTES: 1 persona** . . . .

- ❀ 125 g de yogur griego
- ❀ 3 cucharadas soperas de Erythritol
- ❀ 2 cucharadas de café de agua de azahar
- ❀ 10 g de zumo de naranja ecológica
- ❀ 2 g de piel de naranja ecológica

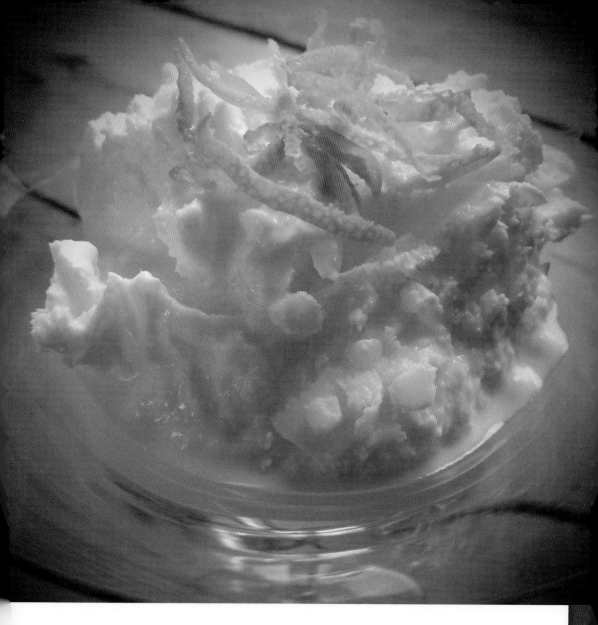

En un bol mezclar todos los ingredientes, exceptuando la piel de naranja.

Poner en el congelador entre 2 y 3 horas. Durante este tiempo ir mezclando de vez en cuando hasta que se obtenga la textura de un sorbete.

Servir en copas de cristal y decorar con la piel de naranja rallada.

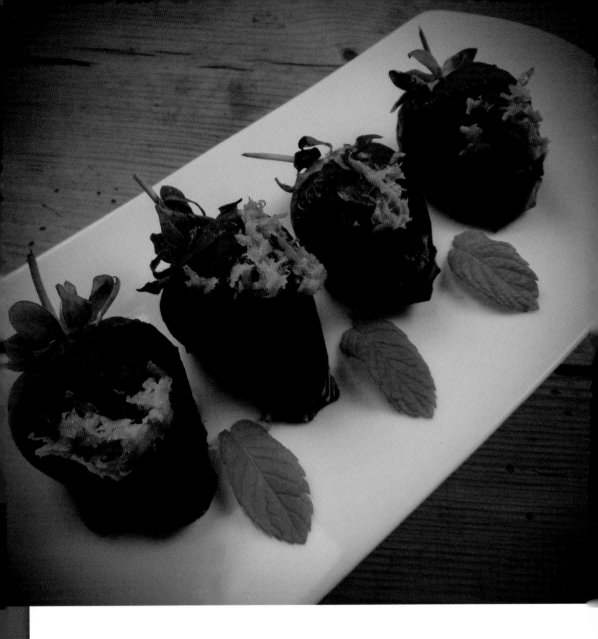

FRESAS ACHOCOLATADAS

DATOS NUTRICIONALES PARA 1 RACIÓN						
GRASA		PROTEÍNA		CARBOS		CALORÍAS TOTALES	CALORÍAS DE GRASA
10 g	71 %	3 g	10 %	6 g	19 %	126	90

En la dieta cetogénica, las bayas son las únicas frutas permitidas, ya que el resto contiene una gran cantidad de carbohidratos y es por esto que debemos alejarnos de ellas.

Las fresas ecológicas son la mejor opción para la realización de este dulce bocado, y lo podemos comer en cualquier momento del día como en un postre, o a media tarde con un té o un café.

Esta es una buena manera de consumir esta maravillosa fruta con tantos beneficios para nuestro organismo, y una receta muy sencilla de elaborar con la que vas a satisfacer estos momentos de necesidad de comer un dulce, o simplemente para sorprender a tus invitados.

ELABORACIÓN: 2 raciones

- 🌸 20 g de chocolate 85 %
- 🌸 5 g de aceite de coco
- 🌸 10 g de almendra tostada y pelada
- 🌸 120 g de fresas
- 🌸 5 g de ralladura de naranja

ELABORACIÓN:

En un bol, poner el chocolate y el aceite de coco, y deshacer al baño maría. Remover con una espátula de silicona pequeña, apartar y añadir las almendras tostadas y picadas en trozos pequeños; mezclar y dejar que se enfríe un poco.

Bañar las fresas y colocarlas encima de una bandeja con papel de horno y adornar con un poco de ralladura de naranja por encima.

Poner en el frigorífico durante unos 30 minutos.

MEL I MATÓ CETO

DATOS NUTRICIONALES PARA 1 MATÓ						
GRASA		PROTEÍNA		CARBOS		CALORÍAS TOTALES	CALORÍAS DE GRASA
20 g	60 %	14 g	19 %	16 g	21 %	300	180

Este es un postre muy popular en Cataluña, y de hecho esta receta ya aparece en libros de cocina medievales.

El *Mató* es un queso fresco, que tradicionalmente se hace de oveja o de cabra, pero también se utiliza la leche de vaca. Personalmente creo que el elaborado con leche de cabra es excelente. También se denomina *Brossat* en la Islas Baleares.

Al ser un queso fresco, debe de estar siempre en el frigorífico, y se debería consumir rápidamente en pocos días, porque al contener mucha agua puede facilitar la formación de bacterias y hongos.

La receta original se sirve con miel, y de ahí su nombre de *Mel i Mató* en catalán. Pero como la miel no está permitida en la dieta cetogénica, por su alto contenido en azúcar, la he sustituido por el sirope de Yacón. En mi receta, lo sirvo con avellanas tostadas, arándanos y frambuesas. Un postre ligero y fresco. Es un dulce ideal para una sobremesa cetogénica.

NOTA: Si no se encuentra *mató*, se puede sustituir por requesón, *brossat,* o *ricotta* italiano.

. . . .   **INGREDIENTES: 1 ración**   . . . .

- ❀ 100 g de mató
- ❀ 10 g de sirope de Yacón
- ❀ 10 g de avellanas tostadas
- ❀ 20 g de frambuesas
- ❀ 20 g de arándanos

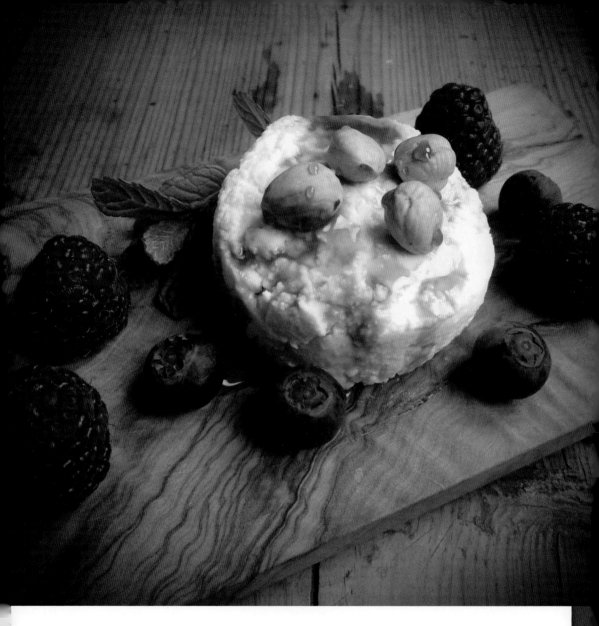

Servir el *mató* en un plato pequeño junto con las avellanas tostadas troceadas y el sirope de Yacón por encima.

Disponer los frutos de la bosque al lado del *mató*.

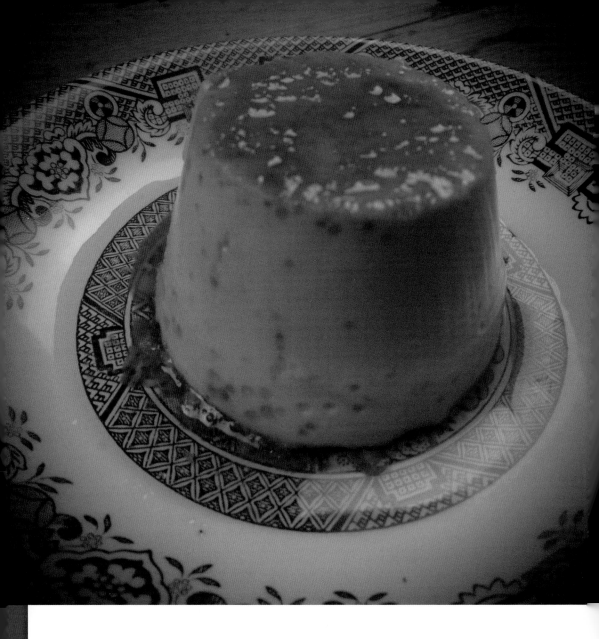

FLAN DE ACEITE DE OLIVA

DATOS NUTRICIONALES PARA 1 FLAN						
GRASA		PROTEÍNA		CARBOS		CALORÍAS TOTALES	CALORÍAS DE GRASA
16 g	80 %	6 g	13 %	3 g	7 %	180	144

Esta es una receta típica de Jaén, y que espero os sorprenderá tanto como me sorprendió a mí, pues pensaba que tendría demasiado sabor a aceite y no fue así. Su sabor es suave, recordando a los postres tradicionales.

Inmediatamente pensé que este flan sería ideal para presentarlo en este libro por su alto contenido en grasa, simplemente modificando los ingredientes para adaptarla a la cocina cetogénica, sustituyendo la leche de vaca por la leche de almendra, el azúcar por el Erythritol y el sirope de Yacón en lugar del caramelo.

Podéis tomarlo solo, pero también lo podríais tomar con un poco de nata montada.

. . . . INGREDIENTES: 6 flanes . . . .

❋ 250 g de leche de almendra sin azúcar

❋ 4 huevos grandes

❋ 50 g de aceite de oliva extra virgen Arbequina

❋ 3 cucharadas soperas de Erythritol

❋ 20 g de sirope de Yakón

❋ 2 trozos de piel de limón

❋ 1 trozo de canela en rama

. . . . ELABORACIÓN . . . .

En un cazo, poner la leche de almendra, la canela y la piel de limón. Cuando empiece a hervir, apartar del fuego y reservar unos 10 minutos cubierto.

En un bol, poner el Erythritol, los huevos y el aceite de oliva, y mezclarlo con un batidor de varillas manual. Colar la leche de almendra, y añadirla a la mezcla de huevos.

En la base de moldes para elaborar flan, repartir el sirope de Yakón. Verter la mezcla a partes iguales, colocar en una bandeja con agua y hornear al baño maría a 170 °C, durante 45 minutos.

Sacar del horno y dejar enfriar.

Desmoldar y servir a temperatura ambiente.

BAYAS CON YOGUR GRIEGO Y MASCARPONE

DATOS NUTRICIONALES PARA 1 PERSONA							
GRASA		PROTEÍNA		CARBOS		CALORÍAS TOTALES	CALORÍAS DE GRASA
29 g	82 %	9 g	12 %	5 g	6 %	317	261

Como he explicado al principio del libro, en la dieta cetogénica el consumo de fruta está restringido, y son solo las bayas que están permitidas, pero siempre en pequeñas porciones, y casi eliminándolas si la salud del paciente está muy comprometida y que se haya de restringir al máximo la cantidad de carbohidratos. Todo esto, siempre bajo la prescripción del médico. Si no es este vuestro caso, la cantidad que os presento en esta receta está perfectamente admitida.

El *mascarpone* y el yogur griego son unos de los pocos ingredientes que utilizo que no son autóctonos de nuestro país, aunque sí son mediterráneos, pero si lo hago es por su alto contenido en grasa. Claro está que recomiendo escoger los de alta calidad.

El *mascarpone* tiene 48 g de grasa por 100 g de peso, así que lo considero el queso estrella para la cetogénica. Es muy versátil en la cocina, pudiéndolo utilizar en todo tipo de platos. También lo es el yogur griego por su alto contenido en grasa y muy poca cantidad de carbohidrato.

Esta receta la presento como un postre, pero puede servir perfectamente para un desayuno. Espero que la disfrutéis porque está deliciosa.

. . . . **INGREDIENTES: 1 persona** . . . .

- ❀ 50 g de queso mascarpone
- ❀ 50 g de yogur griego
- ❀ 20 g de fresas
- ❀ 20 g de arándanos
- ❀ 20 g de frambuesas
- ❀ 20 g de moras
- ❀ ½ cucharada de café de Erythritol
- ❀ Un pellizco de canela en polvo

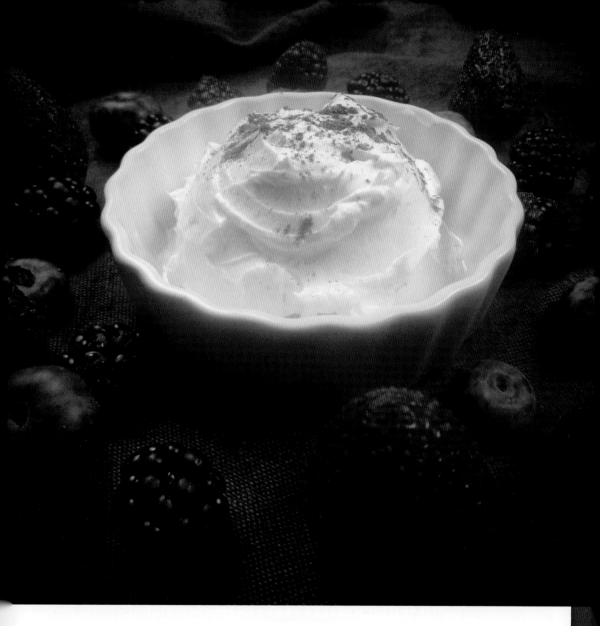

ELABORACIÓN

Mezclar el queso *mascarpone*, el yogur griego y el Erythritol con un batidor de mano manual pequeño, o con un tenedor.

Poner la mezcla en un recipiente acompañada de la bayas. Podéis utilizar la que mas os gusten, siempre quedará muy bonito por el colorido de las bayas.

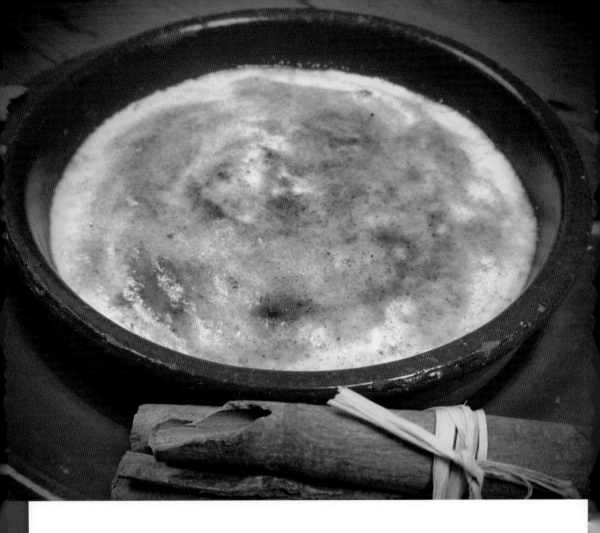

CREMA DE SANT JOSEP

DATOS NUTRICIONALES PARA 1 CREMA INDIVIDUAL						
GRASA		PROTEÍNA		CARBOS		CALORÍAS TOTALES	CALORÍAS DE GRASA
28 g	78 %	11 g	13 %	7 g	9 %	324	252

La crema de Sant Josep, también llamada crema catalana, es uno de los postres típicos de la cocina catalana. A mí me gusta mas llamarla de Sant Josep tal y como lo decía mi abuela. Antes, hace muchos años, cuando no se tenían tantos recursos y tanta variedad de postres, las fiestas familiares eran muy importantes.

Esta crema se consumía el 19 de Marzo, día de San José, para celebrar y dar la bienvenida a la llegada de la primavera. Sus ingredientes básicos son la leche y los huevos, y era lógico consumirla durante esta estación, ya que las vacas empezaban a tener más leche, y las gallinas ponían mas huevos.

Hoy en día se consume todo el año. Nuestras abuelas la servían en grandes bandejas, y aún recuerdo el aroma de la canela y la crema recién quemada. Ahora se sirve en pequeñas cazuelitas individuales para facilitar a los restaurantes el servirla individualmente.

En mi receta cetogénica he utilizado como espesante más cantidad de yemas de huevo y de crema de leche, y como edulcorante el Erytrhitol. Espero que la disfrutéis!!!

*Nota: No hay que confundir la crema de Sant Josep o catalana con la crème brûlée francesa. Son parecidas, pero en ingredientes y el modo de cocinar son diferentes.

.... INGREDIENTES: 4 cremas individuales ....

- ❀ 1/2 litro de leche de vaca ecológica (en su lugar se puede utilizar leche de almendra sin azúcar)
- ❀ 150 g de crema de leche entera ecológica (se puede prescindir si hay intolerancia a la lactosa)
- ❀ 6 yemas de huevo ecológicos

- ❀ 75 g de Erythritol
- ❀ 4 cucharadas de café de Erythritol+Monkfruit mezclado con 1/2 cucharadita de canela en polvo
- ❀ 1/2 ramita de canela
- ❀ La piel de medio limón

.... ELABORACIÓN: ....

En un cazo, poner la leche y la crema de leche juntas a la canela y la piel de limón, a fuego medio, y llevar a ebullición. Mientras tanto, poner las yemas de huevo con los 75 g de Erythritol, y mezclar bien con la ayuda de un batidor manual. Cuando la leche esté caliente, retirar las pieles de limón y la canela, y añadir a las yemas de huevo, mezclando con movimientos suaves.

Poner la crema al fuego, y remover continuamente. Cuando empiece a espesar, retirar del fuego y seguir removiendo durante unos minutos.

A continuación, repartir la crema en cazuelitas de barro pequeñas, y dejar que se enfríe completamente.

Antes de servir, poner 1 cucharada de café de Erythritol+Monfruit y canela por encima de cada crema, y quemar con el quemador especial para cremas, o un soplete de cocina.

MERMELADA DE FRAMBUESAS

	DATOS NUTRICIONALES PARA 1 RACIÓN DE 35 g						
GRASA		PROTEÍNA		CARBOS		CALORÍAS TOTALES	CALORÍAS DE GRASA
2 g	60 %	1 g	13 %	2 g	27 %	30	18

Una de las preguntas frecuentes de mis clientes, sobre todo las personas que la consumían regularmente, es si van a poder seguir comiendo mermeladas. ¿Qué buenos los desayunos con una tostada y mermelada, verdad? Pues aquí tenéis una adaptación cetogénica de la mermelada, elaborada con frambuesas y con semillas de chía.

Las semillas de chía proceden de la planta denominada *Salvia hispánica,* alimento que fue muy importante para los aztecas y los mayas. La palabra *chía* en maya significa «fuerza». Estas pequeñas semillas negras son un alimento cargado de nutrientes, como el calcio, el fósforo, el magnesio, las proteínas, el ácido graso omega 3, y no hay que olvidar su alto contenido en fibra.

Os animo a tomar y a disfrutar un desayuno o merienda con una tostada de pan cetogénico, mermelada de chía, y lo más importante, con una buena mantequilla ecológica.

Podéis sustituir las frambuesas por otro tipo de bayas. Se pueden almacenar en el frigorífico en tarros de cristal.

· **INGREDIENTES:** ·

- ❀ 300 g de frambuesas
- ❀ 40 g de semillas de chía
- ❀ ¼ de cucharadita de vainilla en polvo (en su lugar esencia)
- ❀ 100 g de agua templada
- ❀ 1 cucharada de café de Erythritol (opcional)

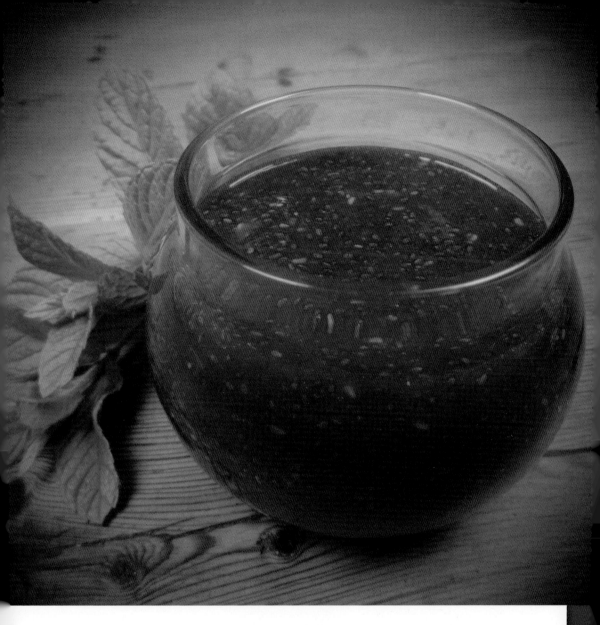

ELABORACIÓN:

En un bol mezclar las semillas de chía con el agua templada, y dejar reposar hasta que el agua forme un gel. Añadir las frambuesas, la vainilla y el Erythritol (opcional). Pasarlo al vaso de la batidora de brazo eléctrica (pimer), y batir hasta que quede una crema.

Se conserva cinco días en el frigorífico.

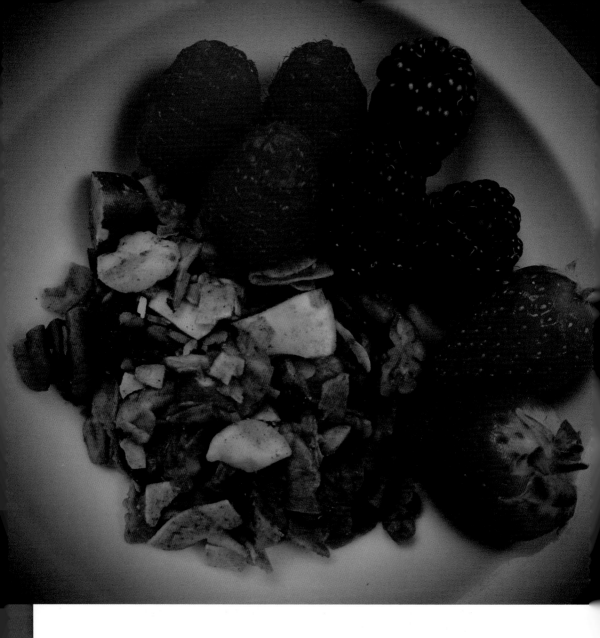

GRANOLA CETO

DATOS NUTRICIONALES PARA 50 g						
GRASA		**PROTEÍNA**		**CARBOS**		**CALORÍAS TOTALES**	**CALORÍAS DE GRASA**
30 g	88 %	5 g	7 %	4 g	5 %	306	270

Esta es una receta de granola adaptada a la dieta cetogénica con un resultado crujiente y excepcional, pero, debido a su gran aporte calórico, lo deberemos tomar con moderación. Hago este comentario, porque es tan bueno, que puede ser adictivo. Se puede comer como un tentempié, o con ensaladas, y sobre todo para nuestros desayunos cetogénicos, acompañado de leche de almendra sin azúcar, de coco, de yogur griego o Kéfir, y acompañado de unas bayas.

Pero… habrá que activar las semillas, y este proceso lo realizaremos mediante el remojo de las semillas durante varias horas. Esto hará que la semilla despierte y empiece a absorber el agua, lo que hará que se inactiven unos antinutrientes (inhibidores enzimáticos) como el ácido fítico y los taninos, que son los que hacen que al consumir semillas, muchas veces nos produzcan digestiones pesadas. Cuando se realiza la desactivación estos antinutrientes, quedarán en el agua favoreciendo la digestión y la absorción de todos sus nutrientes.

INGREDIENTES:

- ❀ 50 g de almendras crudas sin piel
- ❀ 50 g de nueces de Brasil crudas
- ❀ 50 g de nueces pecanas crudas
- ❀ 50 g de nueces de macadamias crudas
- ❀ 50 g de nueces crudas
- ❀ 25 g de semillas de girasol crudas

- ❀ 25 g de semillas de calabaza crudas
- ❀ 100 g de coco en láminas deshidratado
- ❀ Una cucharada sopera de canela en polvo
- ❀ 50 g de aceite de coco
- ❀ 20 g de sirope de Yakón

ELABORACIÓN

Precalentar el horno a 120 °C.

Las semillas deberán estar previamente activadas por un mínimo de 8 horas, y si no tenéis tiempo, 2 horas en agua tibia. Colar y secar las semillas con un paño, o papel de cocina, y con un cuchillo las iremos troceando.

Poner las semillas en un bol junto a las láminas, el aceite de coco, y el sirope de Yakón. Mezclar bien con una espátula, y repartir encima de un Silpat o papel sulfurizado.

Hornear unos 40 minutos o hasta que veamos que el cetogranola tome un bonito color dorado, y su textura sea crujiente. Retirar y dejar enfriar antes de almacenar en tarros de cristal

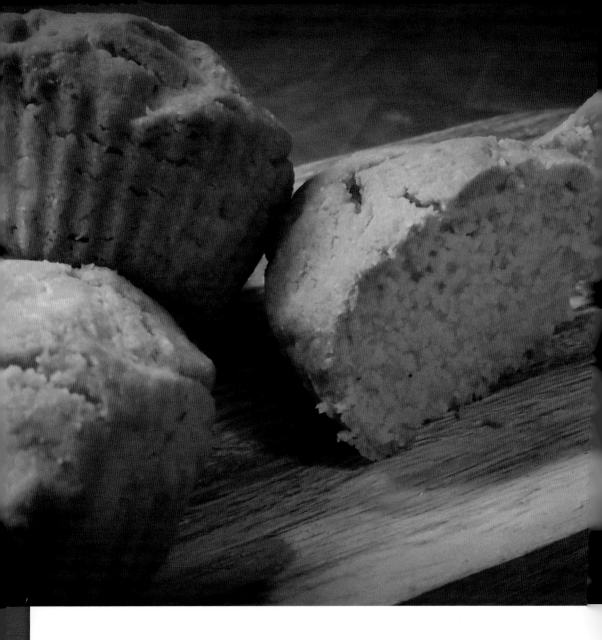

MAGDALENAS

DATOS NUTRICIONALES PARA 1 MAGDALENA						
GRASA		PROTEÍNA		CARBOS		CALORÍAS TOTALES	CALORÍAS DE GRASA
26 g	87 %	6 g	9 %	3 g	4 %	270	234

Una de las preocupaciones de mis clientes es la de no poder consumir magdalenas para desayunar con un café con leche, y no me extraña, porque no hay nada como el aroma de una magdalena recién salida del horno envuelta en su papel rizado.

Aquí os presento una versión cetogénica muy sencilla y que os llevará muy poco tiempo en la cocina. Estas magdalenas se pueden conservar varios días en perfecto estado dentro de un tarro de cristal, o caja de galletas.

INGREDIENTES: 10 magdalenas

- ❀ 100 g de harina de almendra
- ❀ 80 g de harina de coco
- ❀ 60 g de mantequilla de macadamia
- ❀ 180 g de mantequilla, o ghee
- ❀ 2 huevos medianos (aproximadamente 100 g)
- ❀ 15 g de Erythritol
- ❀ 5 g de levadura para pastelería
- ❀ 8 g de vinagre de manzana
- ❀ 5 g de canela en polvo

ELABORACIÓN:

Precalentar el horno a 180 °C

Poner la mantequilla al baño maría hasta que quede líquida.

Apartar del fuego, y añadir la harina de almendra, la harina de coco y mantequilla de macadamia.

Mezclar bien con una batidora de repostería. Una vez mezclado, añadir el resto de los ingredientes y seguir mezclando.

Formar una bola. Pesar y repartir en 10 moldes individuales para magdalenas, de papel o de silicona.

Hornear durante 25 minutos.

Dejar enfriar antes de desmoldar.

MOUSSE DE CHOCOLATE

DATOS NUTRICIONALES PARA 1 RACIÓN DE 100g						
GRASA		PROTEÍNA		CARBOS		CALORÍAS TOTALES	CALORÍAS DE GRASA
29 g	88 %	5 g	7 %	4 g	5 %	297	261

Este postre se puede servir en cualquier ocasión. El *mousse* de chocolate tiene muchas variantes, y esta receta es una de ellas. Elaborado a partir de yemas de huevo, Erythritol, mantequilla y leche de coco.

Siempre recomiendo utilizar chocolate de máxima calidad, si lo que queréis es convertir un postre normal a extraordinario, y os aseguro que marca la diferencia. Al igual que la mantequilla que ha de ser de buena calidad, y a poder ser ecológica, y que dará una textura muy cremosa al resultado.

Este *mousse* lo puedes comer solo, acompañado de una tarta, o de galletas cetogénicas, junto a un bol de bayas, o con un poco de nata montada sin azúcar por encima.

Un postre cetogénico suave y muy sencillo de preparar, y que estoy segura va a satisfacer a los paladares mas dulces. ¡¡¡Feliz y dulce postre!!!

.... **INGREDIENTES: 6 raciones de 100g** ....

- ❀ 1 lata de leche de coco ecológica
- ❀ 4 yemas de huevo de tamaño grande
- ❀ 100 g de chocolate 95 %
- ❀ 25 g de mantequilla
- ❀ 30 g de Erythritol
- ❀ 1 café corto o una cápsula de café
- ❀ Esencia de naranja (opcional)

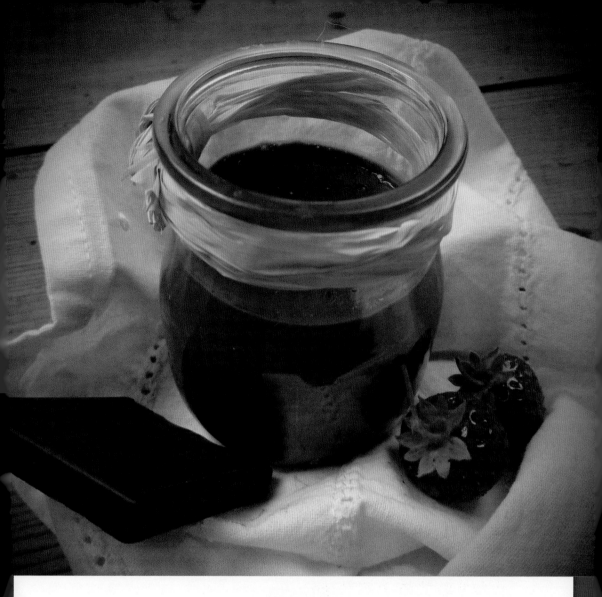

En un cazo a fuego medio-bajo, poner la leche de coco junto a las yemas de huevo, y empezar a remover sin parar. Cuando el huevo esté bien integrado, aña-dir la mantequilla a temperatura ambiente y el Erythritol. Seguir mezclando hasta obtener una crema ligera (este paso tomará un tiempo).

En una batidora de vaso, poner el chocolate en trozos junto al café y la esen-cia de naranja (opcional) y añadir la crema. Batir hasta obtener una crema suave y untuosa.

Repartir en tarros de cristal y reservar en el frigorífico como mínimo 2 horas antes de consumir.

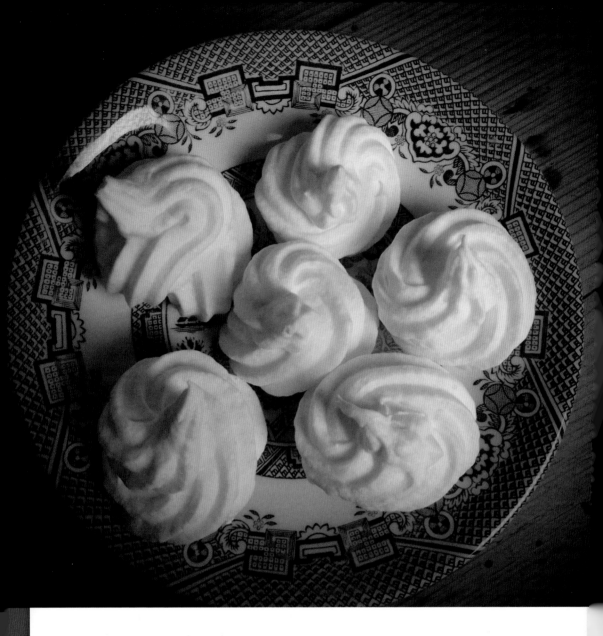

MINIMERENGUES CETO

DATOS NUTRICIONALES PARA 5 MINI-MERENGUES

GRASA		PROTEÍNA		CARBOS		CALORÍAS TOTALES	CALORÍAS DE GRASA
<0 g	0 %	2,50 g	100 %	<0 g	0 %	10	0

El merengue es un postre perfectamente adaptable a la dieta cetogénica, y hay diferentes formas de prepararlo. Esta receta es una de las maneras más sencillas. Lo ideal es elaborarlo cuando tengáis claras que os sobren de preparaciones donde solo se hayan utilizado las yemas.

Para esta versión cetogénica he sustituido el azúcar por el Erythritol.

Este delicioso postre se elabora a partir de claras de huevo batidos hasta formar picos duros. Es muy importante que las claras estén a temperatura ambiente y limpias, o sea sin ningún residuo de yema de huevo; de lo contrario, no se nos formarían los picos. Las claras se pueden batir con un batidor manual, pero recomiendo hacerlo con un batidor de varillas eléctrico.

Espero que disfrutéis de este pequeño capricho.

.... **INGREDIENTES: 30 mini-merengues** ....

- ❀ 120 g de claras de huevo
- ❀ ¼ de cucharadita de cremor tartar
- ❀ ¼ de cucharadita de vinagre de manzana
- ❀ 2 cucharaditas de café de goma xantana
- ❀ ½ taza de Erythritol

.... **ELABORACIÓN:** ....

En un bol, poner las claras de huevo junto el cremor tartar, y empezar a batir con las varillas. Cuando las claras empiecen a tener un color blanco, añadir el vinagre de manzana y la goma xantana; seguir batiendo unos dos minutos, y en este momento incorporar el Erythritol poco a poco, y seguir trabajando hasta obtener unos picos blandos.

Encima de una bandeja de horno poner una hoja de papel de horno o un silpat, y con la ayuda de una manga pastelera ir formando los minimerengues.

Hornear a 100 °C durante 60 minutos.

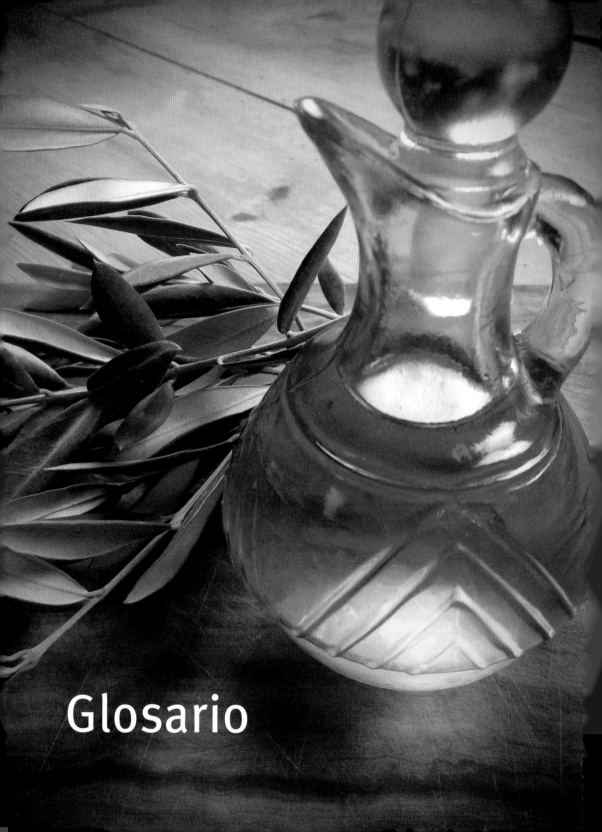

Glosario

Aceite de coco

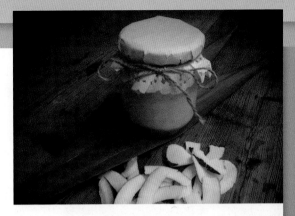

El aceite de coco es mágicamente súperbeneficioso para la salud. Contiene un componente llamado ácido láurico, que tiene propiedades curativas milagrosas, entre ellas: antivíricos, antibacteriales y regenerativas.

El aceite de coco contiene triglicéridos de cadena media, se digiere más rápidamente que otros tipos de grasa, y se metaboliza más rápido en el hígado. Por lo tanto, aporta energía mas rápida, y con menos depósitos en el cuerpo y tejidos.

Estos triglicéridos de cadena media se metabolizan, y crean cetonas que se producen cuando se descomponen las grasas para uso energético.

En la cocina, el aceite de coco es muy versátil y muy estable a la hora de cocinar. Esto significa que se puede utilizar a temperaturas altas, ya que seguirá manteniendo todas sus propiedades.

Los usos del aceite de coco pueden ser: para freír, saltear, estofar, rehogar, aliñar, y por supuesto en el uso de la pastelería, y en sustitución de la mantequilla o Ghee.

Aceite de oliva virgen

«LA ESTRELLA DE LA DIETA MEDITERRÁNEA»
ZUMO EXPRIMIDO DEL FRUTO DE LA ACEITUNA

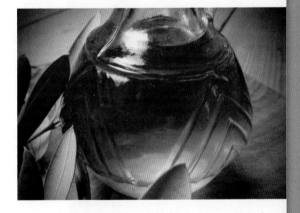

El aceite de oliva virgen es la grasa estrella de la dieta mediterránea. No solo es delicioso, sino que tiene unos beneficios extraordinarios para la salud.

Es un producto de tradición milenaria, y sin él no podríamos elaborar la mayor parte de los platos de la dieta mediterránea.

Constituye una gran fuente de polifenoles, encargados de evitar la arteriosclerosis.

El aceite de oliva tiene grandes cantidades de ácidos grasos monoinsaturados, los cuales ayudan a controlar el LDL (colesterol malo) y al mismo tiempo ayudan a mantener el HDL (colesterol bueno).

El aceite de oliva tiene propiedades antiinflamatorias y anticoagulatorias, es excelente para un corazón sano y una buena circulación.

El aceite de oliva tiene increíbles propiedades anticancerígenas, es el único que se consume tal y como se exprime de su fruto. Es un placer el poder estar en una almazara y saborear este excelente zumo recién exprimido.

Gastronómicamente hablando, los usos del aceite de oliva virgen son muchos: **en crudo:** para conservar, aliñar, adobar y para emulsionar; **cocinado:** para estofar, saltear, freír, asar, confitar, escabechar y rehogar.

*Nota del autor:

A diferencia de otros libros dedicados a la dieta cetogénica, donde el aceite de oliva no está muy presente, en este libro le doy un papel protagonista.

Ha estado siempre presente en los fogones de mi abuela, y aún recuerdo cuando me mandaba a por aceite, con un recipiente, a la bodega de la casa donde había una gran tinaja de barro llena de aceite de oliva de cosecha propia. Nunca olvidaré aquel aroma al levantar la tapa de madera. También era muy presente en los fogones de la cocina de mi madre, una gran cocinera.

No entiendo la cocina sin aceite de oliva extra virgen, he crecido con «Él».

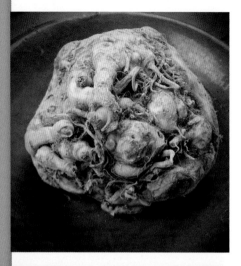

Apionabo

El apionabo es una raíz que pertenece a la familia del apio, una hortaliza muy apreciada en zonas como Francia y Holanda, donde se cultiva desde el siglo XVIII. Su sabor es muy delicado, y se puede consumir tanto crudo como cocido. Este vegetal se cultiva en invierno, pero hoy en día lo podéis encontrar durante todo el año. Aunque su aspecto es muy rústico, y no muy agradable a la vista, es exquisito.

Para la dieta cetogénica es perfecto, porque se convierte en un gran sustituto de la patata, ya que su textura es muy parecida, sin el inconveniente del contenido en almidón que no está permitido en cetogénica.

Se puede utilizar en todo tipo de platos como en un estofado, los potajes, los platos al vapor, la receta de tortilla española, en puré, o para sustituir a las patatas fritas. En relación con sus propiedades nutricionales, el apionabo contiene grandes cantidades de potasio, de calcio, de fósforo y de vitamina C.

Chayote

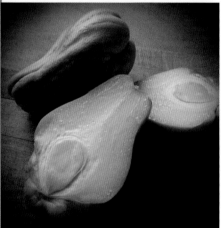

El chayote es un fruto originario de Centroamérica, pero que se emplea como si fuese una hortaliza.

Tiene diferentes nombres tales como chayota, tayota y muchas más.

El chayote tiene excelentes propiedades: contiene vitamina C, es una gran fuente de fibra, antiinflamatorio y, sobre todo, ayuda a controlar los niveles de azúcar.

¿Para qué utilizaremos el chayote en la cocina cetogénica?

Como sustituto de la PATATA. Lo utilizaremos en lugar de la patata para elaborar la tortilla española, pero también para todo tipo de guisos, y frito, tipo «patatas fritas», como patatas bravas, hervido, al horno etc, etc…

El chayote solo tiene 2 g de hidratos de carbono por 100 g de porción.

Cremor tartar

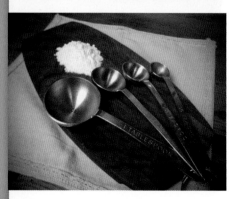

El cremor tartar, también conocido como bitartrato potásico, es un producto natural en forma de polvo blanco, muy fino y sin ningún sabor.

El bitartrato potásico se cristaliza en las barricas de vino durante la fermentación del zumo de las uvas, y puede precipitarse del vino dentro de las botellas.

Esta forma de cristal es también conocido como tartárico, el cual se almacena y purifica para producir este polvo blanco, utilizado muy frecuentemente en cocina y pastelería.

En la cocina cetogénica nos servirá para montar claras de huevo, y nata mucho más firmes, merengues, bizcochos…

Erythritol*

El Erythritol es un polialcohol que se produce de una forma natural a partir de frutas fermentadas; contiene muy pocas calorías, 0,25 por gramo, frente a las 4 calorías del azúcar normal y posee un índice glucémico de 0 frente a los 60 del azúcar.

Nuestras papilas gustativas detectan a este polialcohol como un sabor dulce.

No es un alcohol, por lo que el hígado no lo metaboliza como un azúcar que sería transformado en glucosa para ser utilizado como combustible por las células. El sabor dulce de este polialcohol se caracteriza por no activar el páncreas, y por lo tanto no se producirá insulina como ocurre con la glucosa.

Es una excelente alternativa al azúcar para las elaboraciones de postres y pastelería.

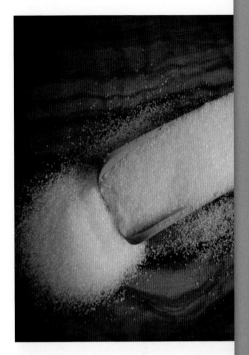

*En la dieta cetogénica no deberíamos abusar de estas alternativas al azúcar, pero sí usar en momentos especiales, ya que se supone que no es cada día.

Aconsejo el empezar a acostumbrarse a tomar solo lo dulce que proviene del alimento; por ejemplo: las almendras de por sí ya son dulces.

Un grato favor para nuestra salud *(N. del A.)*.

Ghee

El ghee es la mantequilla purificada, también llamada «Oro líquido», tan apreciado en la India por sus cualidades terapéuticas. Forma parte de la alimentación hindú desde tiempos inmemorables y se encuentra en los antiguos textos de la ciencia ayurvédica.

Dulce, tanto antes como después de la digestión; frío cuando se digiere, untuoso y nutritivo. Es muy recomendable para las personas intolerantes a la lactosa. Al ghee se le elimina la caseína (proteína de la leche).

Contiene hasta un 3% de aceite linoleico, elemento al que se le atribuyen propiedades anti cancerígenas; contiene hasta un 27% de aceite monoinsaturado, que está asociado a la prevención del cáncer y enfermedades cardíacas. Su consumo no aumenta el colesterol.

El ghee no es susceptible de oxigenación, por lo que su caducidad es prolongada, y no es necesario guardarlo en la nevera. Es ideal para introducirla en la cocina cetogénica.

Por ejemplo, en pastelería en sustitución de la mantequilla, y en todas las recetas que deseemos, sobre todo en guisos, tortillas, etc.

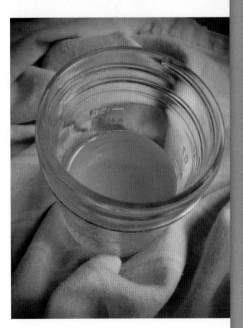

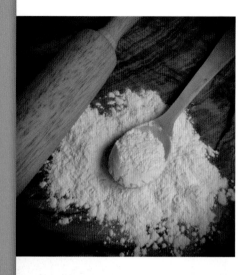

Goma xantana

La goma xantana se hace a través de la fermentación de la glucosa de una bacteria procedente de la col, conocida como *xantomas campestris,* y se presenta en forma de un polvo blanco muy fino.

La goma xantana tiene muchos usos, tanto en cocina moderna como en cocina tradicional, y va a ser un excelente ingrediente en la cocina cetogénica, ya que es ideal para espesar líquidos, salsas, estofados, purés, postres, etc.

Se procede al igual que cuando se usa cualquier espesante como la harina, o la Maizena (harina de maíz). Para evitar grumos, la mezclaremos con agua fría antes de añadir al plato elegido.

Tiene un sabor neutro, lo que ayuda a no enmascarar el sabor del plato.

La cantidad de Xantana que necesitaremos dependerá del plato, pero es mínima; por ejemplo, para un estofado, un 1/4 de cucharadita sería suficiente (es muy importante usar cucharas medidoras).

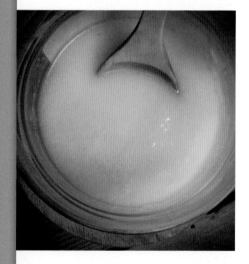

Grasa de oca

La grasa de oca es muy sabrosa, con un color blanco o grisáceo, dependiendo del animal del que haya sido extraída. Su olor tiene que ser limpio, y hay que desechar la que tenga el olor picante o rancio.

Es muy alta en ácido linoléico, un ácido esencial, que entre los múltiples beneficios destaca la prevención de la enfermedad cardiovascular, y por sus efectos beneficiosos sobre el colesterol bueno.

En la cocina su capacidad para resistir al calor es muy alta, y con su sabor particular hace que sea un excelente aceite para cocinar. Se recomienda para las preparaciones de carnes, guisos, verduras salteadas, tortillas, para hornear y sobre todo para confitar (en la cocina francesa es muy arraigada).

Se puede encontrar grasa de Oca en tiendas especializadas, y se guarda durante mucho tiempo en el frigorífico, e incluso se puede congelar.

Harina de almendra

La harina de almendra (almendra molida) es una de las mejores alternativas para sustituir a la harina convencional. Resulta esencial para todas las personas que siguen una dieta cetogénica o una baja en carbohidratos, con la que podremos elaborar exquisitos panes, galletas, pasteles, o tartas.

Una de las ventajas de usar este tipo de harina es que no nos va a producir picos elevados de insulina. Muy nutritiva, y con un alto contenido en proteína y fibra, sin olvidar los minerales como el magnesio y el potasio, y las vitaminas.

Hoy en día la almendra molida se puede encontrar en tiendas especializadas, tanto molidas sin piel como con piel. Personalmente prefiero las molidas sin piel, creo que el resultado de un horneado es mucho mejor, tanto por su textura como para su sabor.

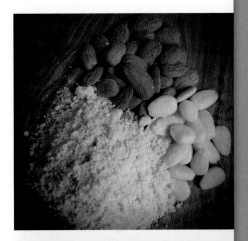

Harina de coco

La harina de coco se elabora a partir de la pulpa del coco después de desgrasarlo y secarlo por presión, y es en este paso donde se extrae el aceite de coco. Después del secado, se tritura hasta obtener un polvo muy fino parecido a la harina de trigo. Las características de la harina de coco son extraordinarias, y son ideales para un estilo de vida cetogénico. Contiene mucha fibra, es muy rica en proteínas, y muy baja en carbohidratos, con un índice glucémico de 35, lo que la convierte en una de las harinas estrella para la elaboración tanto de pastelería como de pan cetogénico. Otra característica es la capacidad de la harina de coco para absorber y retener mucha humedad, favoreciendo una textura muy suave a todo tipo de horneados. El sabor de la harina de coco no es muy apreciable al paladar, pero sí muy delicado, y ligeramente dulce.

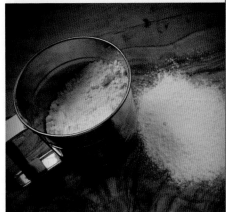

Harina de Konjac

El «Konjac» es una raíz utilizada en la alimentación japonesa desde hace más de 2000 años. En Asia es tan conocido como el arroz.

Los japoneses lo preparan de diversas formas, una de ellas siendo los fideos llamados «Shirataki».

La raíz de Konjac pertenece a la familia de las fibras solubles llamadas glucomananos. No contiene ni proteína, ni grasa, ni almidón, y la utilizaremos como espesante.

Antes de añadirlo a un guiso, una salsa o una crema se ha de mezclar en un líquido que esté frío. De lo contrario, si lo mezclásemos en caliente, se formarían grumos. Hay que resaltar que su sabor es neutro.

Es un perfecto sustituto de cualquier harina y otros almidones glutinosos.

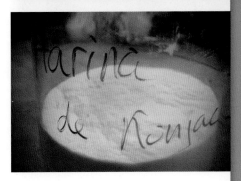

La harina de Konjac es, por ejemplo, 10 veces más espesante que la fécula de maíz, con lo que tendríamos suficiente con muy poca cantidad.

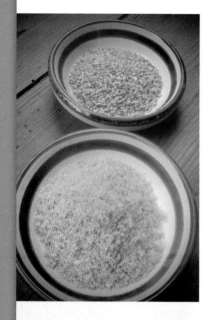

Harina de lino

La semilla de lino, también llamada linaza, se utiliza como fuente de fibra, de aceite, y para usos medicinales y culinarios. Sus propiedades son múltiples debido a su alto contenido de ácidos grasos Omega-3, de proteínas, de vitaminas, y de fibra soluble e insoluble.

El ácido linoleico presente en las semillas de lino puede ayudar al control de los niveles de azúcar en sangre. La harina de linaza, que es la semilla del lino molida, se usa en la dieta cetogénica, y en la dieta baja en carbohidratos como sustituto de las harinas convencionales como la de trigo, la de maíz, la de arroz, o la de garbanzo.

Con esta semilla podremos elaborar deliciosas recetas de pan, de galletas, de panecillos, y de pastelería. Todo esto gracias a la elasticidad similar que nos puede ofrecer el gluten.

La harina de lino absorbe y retiene mucha humedad, favoreciendo una textura muy suave en todo tipo de horneados; en el mercado se puede encontrar el lino molido, pero recomiendo molerlo siempre en el momento de elaborar la receta.

Otra recomendación es la de almacenar las semillas de lino en el frigorífico, ya que tienden a oxidarse muy rápidamente, y también servirá para conservar todas sus propiedades nutricionales.

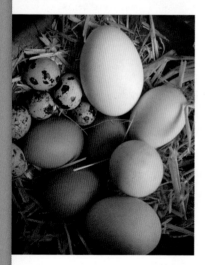

Huevos

Los huevos son uno de los alimentos estrella de la dieta cetogénica.

Muy saludables por su alto contenido en nutrientes, y muy versátiles en la cocina. Desafortunadamente, hay personas que son intolerantes a los huevos, pero si se tiene un sistema digestivo saludable, deberían formar parte de nuestro estilo de vida cetogénico.

Son muy pobres en carbohidratos, pero muy ricos en grasas saludables y proteínas de una excelente calidad. Se las llaman proteínas completas, ya que contienen 22 aminoácidos esenciales, de los cuales se destacan nueve, que el cuerpo no puede producir. Los huevos también contienen minerales como el fósforo, el hierro y el selenio, y no hay que olvidar sus vitaminas del tipo A y del grupo B.

Personalmente, aconsejo consumir huevos ecológicos. Esto quiere decir que las gallinas ponedoras habrán disfrutado de una alimentación sin sustancias químicas, libres de estar continuamente con luz artificial y viviendo en jaulas sin espacio suficiente.

En la cocina cetogénica los podemos preparar de muchas maneras: en tortilla, fritos con un buen aceite de oliva virgen extra o aceite de coco, escalfados, hervidos (duros), mollet, como parte de un guiso, revueltos, formando parte de sopas de invierno, en cremas, en salsas, en pasteles o en gratinados. Asimismo, es muy usual tomarlo como parte del desayuno, una buena manera de empezar el día.

No hay que olvidar que no solo se pueden utilizar los huevos de gallinas, y habría que acostumbrarse a consumir también los huevos de oca, de pato y de codorniz, que también son excelentes al paladar.

Manteca de cerdo

Desde hace mucho tiempo la manteca de cerdo ha desaparecido casi de la cocina mediterránea. En tiempo de nuestras abuelas estaba en todos los asados, estofados, etc. Siempre mezclaban una parte de aceite de oliva y otra de manteca de cerdo. ¡¡Y qué platos tan ricos!! He de decir que yo nunca he dejado de utilizarla, pues es una grasa muy saludable y versátil para cocinar, y estable a la hora de calentarla.

Las grasas saturadas tienen enlaces simples entre todas las moléculas de carbono de la cadena de ácido graso, y por lo tanto son las más estables al calor.

La manteca de cerdo tiene un sabor muy neutro.

Es excelente para estofados, salteado de verduras, almendras horneadas, cocas, pastelería, etc.

En la cocina mallorquina está presente en casi todos sus guisos. Muy rica en vitamina D.

Es aconsejable adquirir la manteca de cerdo en una tienda de confianza, ya que algunas marcas provienen de cerdos cargados de antibióticos, mal alimentados y que viven en cautividad, y por lo tanto estos se deben de evitar.

Hoy en día se puede encontrar manteca de cerdo ibérico.

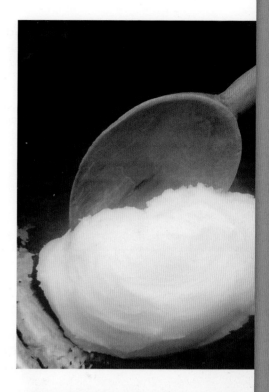

Mantequilla

La mantequilla es una excelente fuente de vitamina A, y una gran fuente de energía. Muy rica en nutrientes, proporcionan una gran sensación de saciedad, lo que la hace idónea para los que optan por un estilo de vida cetogénico. La vitamina D de la mantequilla es esencial para la absorción del calcio; es una fuente de yodo, en una forma que se absorbe muy bien, y que junto a la vitamina A tiene un efecto regulador del sistema hormonal, y gran fuente de selenio, ácidos grasos y ácidos linoleicos (de cadena corta y media).

La mantequilla debería de ser cruda, y de preferencia ecológica, proveniente de vacas que coman hierba y vivan en libertad.

En la cocina es muy versátil y muy recomendable para la cocina cetogénica, ya que se puede utilizar en todos los platos dando un sabor excelente. Personalmente, y gastronómicamente hablando, la considero toda una experiencia gourmet.

Se puede utilizar tanto salada y dulce.

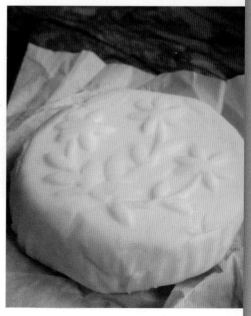

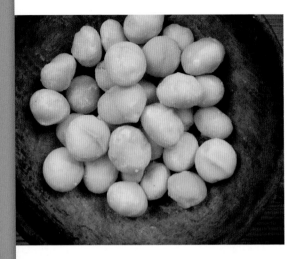

Nueces de macadamia

La nueces de macadamia tienen un alto valor nutricional. Son las que tienen el contenido más alto en ácidos grasos, un 75 % por cada nuez, y es por esto que tienen un papel muy importante dentro de la dieta cetogénica por el efecto de saciedad que proporciona. Se podría decir que es la reina de las nueces.

Su sabor es muy dulce y cremoso, y en cocina las podemos utilizar en aperitivos, en galletas, en helados, en la elaboración de mantequilla, de panes, de salsas, en ensaladas o como tentempié.

Recomiendo almacenar las nueces de macadamia en un tarro de cristal, en el frigorífico, porque por su alto contenido en ácidos grasos tiene tendencia a oxidarse a temperatura ambiente.

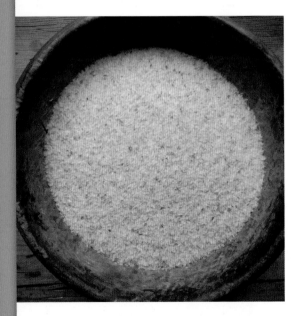

(Cáscara de) Psyllium

El Psyllium es la semilla de una planta procedente de la India, y que desde hace miles de años, se utiliza en la medicina ayurvédica.

La cáscara de esta semilla más conocida por su nombre inglés, *Psyllium Husk*, contiene un alto contenido en fibra soluble al agua, glucósidos, y mucílagos.

La fibra de Psyllium no se digiere, y funciona en los intestinos como una esponja, absorbiendo el exceso de agua, lo cual ayudará a una limpieza de desechos.

Cuando empezamos a trabajar con pan y pastelería cetogénica, nos encontramos con grandes problemas, y es que al no usar gluten, las masas no ligan, son acuosas y pegajosas, y la masa no sube al hornearla, lo que puede desanimar muchísimo. El gluten ayuda a que las masas se horneen uniformemente y crezcan, pero ya sabemos que es un ingrediente no permitido en cetogénica. La buena noticia es que tenemos el Psyllium que nos servirá como sustituto del gluten.

El Psyllium nos ayudará a «pegar» la masa, y a hacer subir la preparación cuando se hornee. Es muy importante que usemos un Psyllium muy fino, y esto varía según las marcas. Si fuese necesario, se puede moler un poco más fino con un molinillo de café. Es recomendable usar las cantidades que se especifican en las recetas.

Semillas de cáñamo peladas

Las semillas de cáñamo pertenecen a la misma planta del cannabis, y es por esto que muchas personas no saben que estas semillas son aptas para el consumo. Si tú, lector, eres una de estas personas, tienes que saber que las semillas de cáñamo poseen un excelente valor nutricional.

Destacan por su alto contenido en proteína vegetal muy completa, ácidos grasos omega 3 y omega 6, y una cantidad muy considerable de fibra, de hierro, y de magnesio. ¡¡Todo un superalimento!!

En cetogénica las semillas de cáñamo se convierten en una deliciosa opción para incluirla en numerosos platos, sobre todo en el desayuno. Tanto su textura como su sabor hacen que estas semillas sea muy apetecibles y agradables de consumir.

Se pueden utilizar en batidos, para añadir a un yogur, en elaboración de galletas y de panes, o simplemente en una ensalada o una sopa.

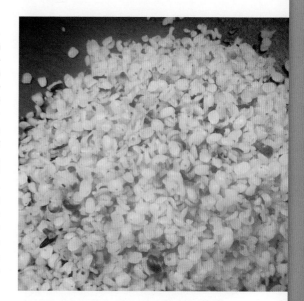

Sirope de Yacón

El Yacón es un tubérculo muy apreciado desde hace muchos años por las culturas nativas del Perú, parecido en su forma al moniato, y con sabor de manzana.

El sirope se extrae de las raíces del Yacón.

Es un edulcorante de muy bajo índice glucémico, con la mitad de las calorías del azúcar, y una alta cantidad de inulina. Su sabor es parecido a la melaza.

La inulina es un azúcar complejo que se descompone lentamente en Fructooligosacáridos: FOS. Los efectos saludables atribuidos a los FOS son la capacidad que tienen para modificar la composición de la microflora del colon, por lo cual también se denominan prebióticos.

El Yacón es un edulcorante muy indicado para diabéticos, y para aquellos que quieran reducir el consumo de azúcar. Su sabor dulce no afecta los niveles de azúcar en sangre.

Ideal para endulzar todo tipo de postres.

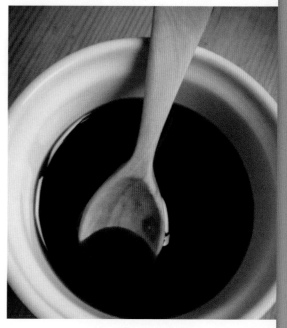

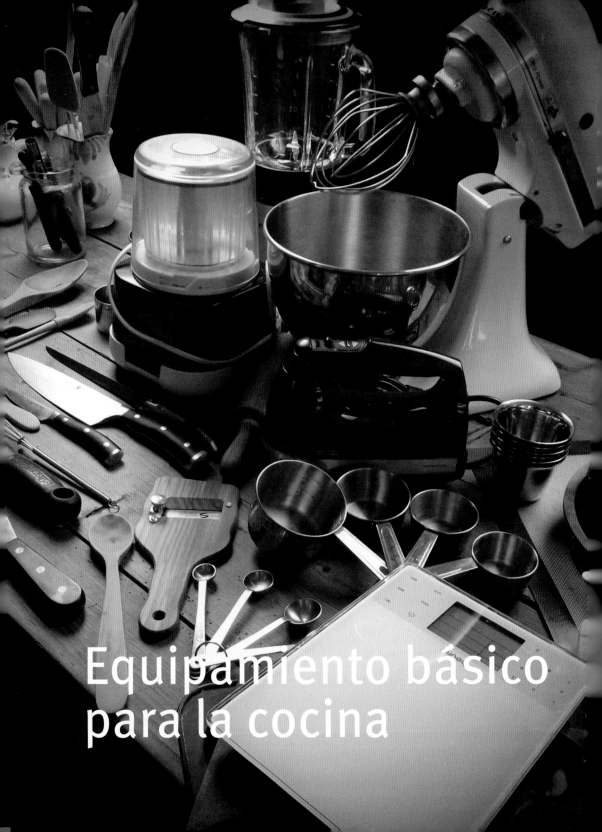

Equipamiento básico para la cocina

A la hora de cocinar, es muy importante tener unos utensilios básicos. Esto no quiere decir tener aparatos complicados, ni gastar mucho dinero, y siempre recomiendo simplificar y no obsesionarse.

Pero sí es cierto que en la cocina cetogénica tendremos que ampliar un poco el equipamiento de nuestra cocina, para que vuestro estilo de vida cetogénico sea más fácil y atrayente.

Esta lista es orientativa, y os puede ayudar a seguir algunas pautas en el momento de empezar en el delicioso mundo de la cocina cetogénica.

- **Balanza de cocina de precisión:** La balanza de cocina es un utensilio indispensable para la dieta cetogénica, puesto que siempre vais a estar pesando los alimentos. En el mercado también podéis encontrar balanzas pequeñas con una precisión de 0,01 g.
- **Cuchillos:** Tener unos buenos cuchillos es fundamental en el arte de «cocinar». Recomiendo dos cuchillos, uno grande con una hoja de unos 20 cm, y otro pequeño de unos 10 cm. Con estos dos cuchillos debería ser suficiente. Es muy importante mantenerlos siempre muy bien afilados. En el mercado encontraréis buenos afiladores manuales.
- **Procesador de alimentos:** El procesador de alimentos va a ser de gran ayuda en la preparación de los alimentos. Con él vais a poder cortar vegetales en rodajas, rallar (esencial para la elaboración del Florroz), triturar, hacer masas para tartas, panes y galletas cetogénicas, salsas, etc.
En el mercado hay diferentes marcas y modelos y por supuesto diferentes precios.
- **Batidora de mano eléctrica (pimer):** Con la batidora de mano, podréis elaborar purés, salsas, mayonesas, triturar todo tipo de alimentos tanto crudos o cocinados, emulsionar líquidos... En el mercado existen modelos con cuchillas multiusos.
- **Batidora de varillas eléctrica:** La batidora de varillas os permitirá todo tipo de preparaciones, tanto en batido lento, como en batido rápido.
Ideal para montar claras, nata, batidos, salsas, masas con levadura, etc. Batidora indispensable para la cocina cetogénica.
- **Batidor de varillas de mano:** Este batidor es ideal para la elaboración de salsas, o batir huevos. Su material puede ser tanto de acero inoxidable como de silicona, o incluso de madera. Sería ideal tener dos medidas, uno de 28 cm, y otro pequeño de 22 cm, lo que nos permitirá mezclar cantidades muy pequeñas.
- **Amasadora:** La amasadora es de una gran ayuda para la preparación de cremas, de masas, para todo tipo de mezclas, para montar natas o claras de huevo, etc. La ventaja de una amasadora es que nos facilita el trabajo que manualmente no podríamos conseguir. Por ejemplo: una mezcla que necesite como mínimo 5 minutos de trabajo a alta velocidad. En el mercado encontrareis diferentes modelos y marcas con diferentes características y precios. La elección será muy personal.
- **Olla eléctrica de cocción lenta:** La olla de cocción lenta nos ofrece una cocción a baja temperatura, difícil de conseguir con otros tipos de cocción. Esta olla nos va a permitir un tiempo más largo de cocción, y al mismo tiempo permitirá que todos los jugos de verduras y carnes mantengan su alto aporte nutricional. Es ideal para realizar los caldos de huesos tan importantes en la dieta cetogénica, que son caldos que precisan de muchas horas de cocción. Hay diferentes modelos y precios. Recomiendo escoger la más grande.

- **Deshidratador:** El deshidratador no es un utensilio imprescindible, pero sí lo recomiendo encarecidamente, porque le vais a dar mucha utilidad, desde hacer galletas o chips de verdura, de bayas, semillas, deshidratar carne, pescado tal como podéis ver en la receta de este libro.

  En el mercado, tenéis muchas ofertas, desde muy caras para los deshidratadores profesionales, a más económicos para utilizar en casa. Yo tengo uno pequeño con cinco bandejas, y no os podéis imaginar el uso que le doy.

- **Sartenes, ollas, parrillas:** Las sartenes, ollas y parrillas son los utensilios indispensables para una cocina, y por esto es muy importante invertir un dinero en un menaje de alta calidad: sartenes ecológicas sin teflón, parrillas de hierro fundido, ollas antiadherentes libres de PFOA y metales pesados, y que están disponibles tanto para vitrocerámica y para gas.

- **Moldes de silicona:** Los moldes de silicona son imprescindibles, ya que vais a utilizarlos muchísimo, y recomiendo tenerlos de diferentes tamaños con los que podréis hornear magdalenas, tartas, panes, aperitivos cetogénicos, y para la elaboración de helados.

- **Tela para hornear «silpat»:** El silpat es una tela de cocción antiadherente ideal para todo tipo de horneado. Tiene una larga vida, puesto que puede resistir cerca de 2000 cocciones, lo que la hace muy económica en comparación con el papel de horno, otra de las ventajas es su fácil limpieza. Lo recomiendo especialmente.

- **Cucharas y tazas medidoras:** Las cucharas y las tazas medidoras son accesorios muy importantes, y a la vez muy prácticos, para elaborar las recetas cetogénicas, y que se pueden utilizar tanto con alimentos sólidos como líquidos. Cada cuchara tiene marcada una medida, desde una cucharada sopera a una cucharadita de café, lo que nos permitirá ser muy precisos con las medidas indicadas en las recetas. Lo mismo ocurre con las tazas, que también están marcadas con medidas y nos servirán para medir volúmenes. Las hay de diferentes diseños, pueden ser redondas o alargadas, y también las hay de diferentes materiales. Personalmente prefiero las de acero inoxidable a las de plástico.

- **Espátulas pequeñas:** Las espátulas son de gran utilidad en la cocina cetogénica. Como sabéis, los pesos de los alimentos son muy importantes en la elaboración de una receta, ya que hay que respetar los macros, y es muy importante no desperdiciar ningún resto de alimento. Las espátulas son idóneas para este cometido, y recomiendo que tengáis un par de ellas en vuestra.

- **Ralladores microplane:** Los ralladores Microplane son muy fáciles de utilizar, y los considero una herramienta indispensable en la cocina. Son de un material de alta calidad, con unas cuchillas que tienen un filo perfecto, y los hay de diferentes medidas. Recomiendo dos tipos: uno con las cuchillas muy finas, lo que facilita el rallar alimento duros como el chocolate, virutas de coco, quesos muy secos, nuez moscada, cítricos, ajo, frutos secos, etc.., y un segundo con las cuchillas mas gruesas que será ideal para zanahoria, calabacín, coliflor (Florroz) queso, etc.

Como he comentado al principio de este capítulo, esto sería un equipamiento que recomiendo, y que podéis ir ampliando a vuestro gusto. La cocina se ha de convertir en un laboratorio de salud, así que vale la pena que poco a poco vayáis invirtiendo un poco de dinero, y al mismo tiempo os aseguro que os va a facilitar el trabajo entre fogones, y disfrutareis muchísimo.

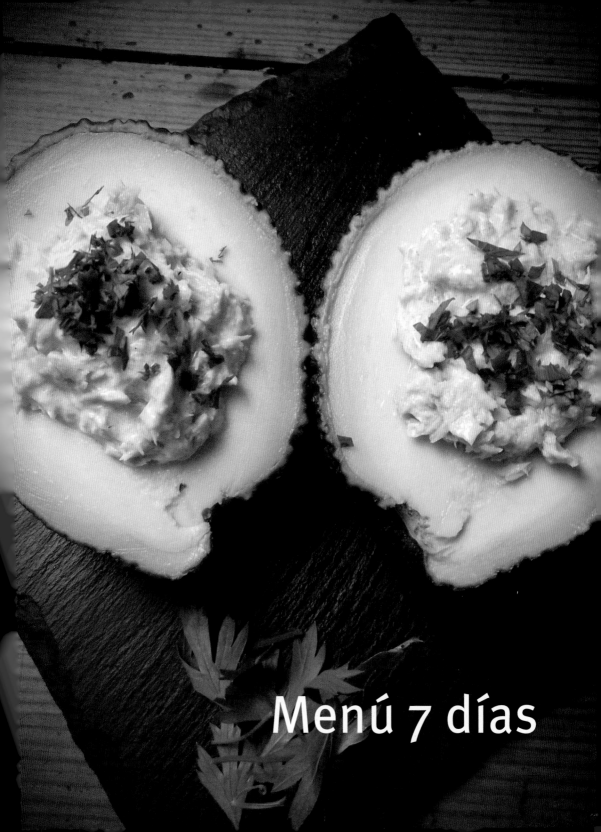

Menú 7 días

Con este código QR se puede descargar un
menú-Cetogénico-Modelo-de-7-Días con las siguientes características
de macronutrientes:

1.600 calorías, 50 g de proteína, 20 g de carbohidratos, y 147 g de grasa.

Este es un ejemplo de menú semanal personalizado que elaboro.

https://www.ketocurian.com/wp-content/uploads/2019/04/
Menú-Modelo-7-D%C3%ADas.pdf

ATENCIÓN:

La dieta cetogénica es una terapia médica, y debe estar supervisada y
autorizada por un médico especialista, ya que esta dieta tiene que ser
individualizada y basada en las condiciones médicas que el paciente
precise, con unas relaciones de macronutrientes y cantidad calórica
especificada por el médico. Este Menú-Modelo tampoco tiene
en cuenta los problemas relacionados con, por ejemplo, la lactosa,
alergias a frutos secos, u otras intolerancias que le puedan afectar.

Índice de recetas

Otros datos de interés

Web de Alicia Artigas:
https://www.ketocurian.com
Contacto: medchef@ketocurian.com

Web del Dr. Santos Martín:
http://www.clinicadrsantos.com
Contacto: info@clinicadrsantos.com

Enlaces a información de interés:

Web en inglés del Dr. Dominic d'Agostino, Universidad de Tampa, Florida.
Mucha información y enlaces sobre todos los aspectos de la dieta cetogénica:

https://www.ketonutrition.org

Asociación Glut1.
Web en castellano:

https://asglutdiece.org

Web en inglés del Dr. Thomas Seyfried, en la Universidad de Boston.
Eminencia en la investigación sobre el cancer como enfermedad metabólica:

https://tomseyfried.com

The Charlie Foundation. Para el tratamiento de la epilepsia infantil con la dieta cetogénica.
Web en inglés:

https://charliefoundation.org

Matthews Friends. Organización especializada en Terapias Médicas con la Dieta Cetogénica.
Web en inglés.

https://charliefoundation.org

Asociación Glut1-Enfermedades que responden a la Dieta Cetogénica.
Web en castellano:

https://asglutdiece.org